国家科学技术学术著作出版基金资助出版

肝动态流域理论

——解剖到临床

刘 荣 著

科学出版社

北 京

内 容 简 介

　　肝动态流域理论是当代肝解剖学的最新进展，自其创立以来便受到肝外科学界的广泛关注。该理论参照河流流域的特点，将肝解剖从静态树干型进化为动态流域型理论，解释了临床中难以用传统肝解剖理论解释的不合理现象。本书共分为7章，系统地介绍了在传统肝解剖理论背景下，肝动态流域理论的提出和发展过程，以及其对肝外科的现实指导意义。

　　本书可供解剖学者和肝外科医师参考学习，使读者进一步理解肝动态流域理论，开阔专业视野。

图书在版编目（CIP）数据

肝动态流域理论：解剖到临床 / 刘荣著 . -- 北京：科学出版社，2024.6
ISBN 978-7-03-078341-7

Ⅰ . ①肝⋯　Ⅱ . ①刘⋯　Ⅲ . ①肝—局部解剖学—研究②肝疾病—外科学—研究　Ⅳ . ① R322.4 ② R657.3

中国国家版本馆 CIP 数据核字（2024）第 064729 号

责任编辑：王海燕　肖　芳 / 责任校对：张　娟
责任印制：师艳茹 / 封面设计：牛　君

科 学 出 版 社 出版
北京东黄城根北街 16 号
邮政编码：100717
http://www.sciencep.com

北京汇瑞嘉合文化发展有限公司印刷
科学出版社发行　各地新华书店经销
*
2024 年 6 月第　一　版　开本：787×1092　1/16
2024 年 6 月第一次印刷　印张：11 3/4
字数：226 000
定价：149.00 元
（如有印装质量问题，我社负责调换）

前　言

　　肝解剖学的发展历史悠久，已有多种肝分段方法被相继提出，目前形成了以 Couinaud、Healey 等肝内管道分段法为代表的肝段解剖学理论。肝段解剖学强调将肝段视为独立的解剖和功能单位，使肝的解剖更容易理解，其衍生出的解剖性肝切除技术以肝段切除为基础操作，手术方法也相对固定。长期以来，肝外科医师严格按照肝段解剖学理论和解剖性肝切除技术进行临床实践，肝脏外科在开腹和微创领域都取得了长足的发展。

　　然而，我在临床工作中发现诸多临床现象无法用肝段解剖学理论做出解释，例如，离断一侧肝蒂后，肝表面缺血线通常会逐渐向拟切除侧推移；类似的，吲哚菁绿（ICG）荧光染色时，半肝染色界线也容易渗透、扩散；联合肝离断及门静脉结扎后，肝实质增生速度和程度明显高于单纯门静脉结扎；半肝切除联合肝中静脉切除术中，肝中静脉引流区的淤血可以迅速恢复。诸如此类情况，提示了"独立"肝段的肝蒂被阻断后，肝段仍然存在某些血流供应。因此，我开始重新思考传统肝段解剖的理论基础，也就是以肝内管道为基础的分段方法。Couinaud、Healey 等前辈研究肝的解剖时，通常使用尸体肝和肝内管道铸型标本，肝内已无血液流动，受限于当时的科学技术，用这些标本仅能观察到具有相当管径的肝内管道结构，而那些管径极小或是在特定条件下才会开放的管道则难以观察到，因此，传统的肝段解剖将肝认为是静态的树干样的分段解剖结构。当肝病灶与主要的肝静脉或肝蒂关系密切，需联合切除主要的肝静脉或肝蒂时，静态的肝段解剖学理论和解剖性肝切除技术要求将这些脉管和其所支配的肝段完整切除，这种治疗原则有可能使残余肝体积不足或肝功能不佳的患者失去手术机会。

　　肝作为人体最大的实质器官，具有双重入肝血流系统，血液流速和流量也会随着人体神经体液调节发生变化。结合临床中与肝段解剖学相悖的各个现象，我参照河流流域的特点，纳入时间第四维的概念，提出了"肝动态流域理论"。该理论建立在临床观察和动物研究的基础上，是突出了肝内部血管网络化及肝结构功能动态平衡特点的流域型理论，势必将为肝病的研究及诊治带来许多新机遇。首先，该理论为医学研究提供了新的理论基础和方法论，突破了传统肝血流研究的局限性，使我们能够更深入地了解肝血流网络化及互联性在生理和病理条件下的动态特征；其次，该理论有助于促进学科间合作，作为一个跨学科理论，它将解剖学、生理学、病理学、地理学、历史学和哲学等结合在一起，旨在更全面地理解生理及病理状态下肝功能和结构的变化；与解剖性肝切除单纯追求解剖性切除，或者以肿瘤为中心、切缘优先的局部切除不同，肝动态流域学理论生出的靶域切除技术在保证肝功能的前提下将肿瘤所在区域的所属流域全部切除（包括其中的血管），从而能够在保证肿瘤根治性切除的同时使残余肝得到充分的血供和血液回流。该理论可能改变肝病的诊治模式，由该理论衍生出的多种内、外科技术将对目前肝病的诊治模式形成冲击，有望使肝病尤其是肝恶性肿瘤患者的生存期进一步延长，获得最优结局。

虽然肝动态流域理论是新的肝解剖理论，但并不是对传统肝分段解剖的否定和推翻。正如"动态"二字所描述的一样，在常态时，肝保持基本稳定的分段解剖结构，而在病理状态或手术操作时，肝内的管道结构解剖会随之发生变化，段与段之间寻求达到动态的血流平衡。不仅是肝内管道解剖结构的动态变化，我们在将"肝动态流域理论"应用于临床实践时，也应"动态"应用其衍生出的恶性肿瘤靶域切除、分流补偿、肝流域限流等技术。

随着医学的发展，我们对肝解剖也将经历实践、认识、再实践、再认识的动态往复过程。希望读者在阅读本书之后，在未来的临床工作和科学研究中能对肝动态流域理论进行进一步探索和发展。

本书是在科室所有人员的共同努力下完成的，尤其是汪洋对本书的编著做了很多工作，书中报道的内容也离不开所有肝胆外科医生的支持，在此对所有参与人员表示衷心的感谢！

刘　荣

解放军总医院第一医学中心肝胆胰外科医学部主任

国际胰腺微创手术指导委员会创始委员

世界临床机器人外科学会执行委员

中国研究型医院学会智能医学专业委员会主任委员

中国研究型医院学会微创外科学专业委员会常务副主任委员兼秘书长

中国医师协会医学机器人医师分会副会长

目 录

第1章　肝解剖发展史及思考

第一节　肝解剖学发展简史

外科的发展需要解剖学的推动，肝解剖学的发展历经数百年，从最初的形态学研究到中期的利用尸体肝铸型腐蚀模型、肝内血管灌注、胆管造影技术的肝内解剖研究，再到现代的数字减影血管造影（digital subtraction angiography，DSA）、3D 立体成像技术，目前国际上已形成了一套成熟的肝解剖学理论，其中以 Couinaud 提出的"肝八段法"最为外科医师广泛接受。

肝解剖学的发展史可以追溯到古代，当时人们就已经开始探索肝的结构和功能。

一、古埃及时期

古埃及医学文献已经记录了对肝和其他内脏器官的认识。《埃德温·史密斯纸草书》（*Edwin Smith Papyrus*）是古埃及的一部医学文献。它是现存最古老的关于外科学的文献之一，包含 48 个外科病例以及相应的诊断和治疗方法。《埃德温·史密斯纸草书》中关于肝的详细描述和治疗方法的信息有限，其中关于肝的认识主要集中在宗教仪式和防腐处理方面，如木乃伊制作过程中的内脏处理。虽然，古埃及人对肝的理解不如我们现在所知道的那么详细，但《埃德温·史密斯纸草书》确实在古埃及时期为人体结构和外科手术的研究提供了珍贵的见证。这部著作反映了古埃及人对人体解剖学的早期认识，包括对肝的描述。然而，要了解古埃及人对肝的详细认识，我们可能需要结合其他古埃及文献和考古发现。在防腐处理过程中，古埃及人会将死者的内脏移除并分别保存。因此，他们比较了解肝的位置和形状。与此同时，古埃及医师还意识到肝在身体健康中具有重要作用，尽管这方面的知识可能相对有限。因为古埃及医学很大程度上依赖于神秘主义和宗教信仰，所以限制了他们对解剖学的深入研究。尽管如此，古埃及医学也有对实际治疗方法的探索，包括草药治疗、外科手术等。我们应该认识到，古埃及时期的医学知识和技术与现代医学相比具有很大的局限性。然而，这些早期的实践和发现为后来的医学发展奠定了基础，为今天我们对肝解剖学的深入了解提供了宝贵的历史背景。

二、古希腊时期

希波克拉底（Hippocrates）被认为是西方医学之父。在他的著作《内科学》中，提到关于肝的一些知识。然而，需要注意的是，希波克拉底关于肝的描述和理解在很大程度上受到当时的科学技术水平和医学知识的局限。在《内科学》中，希波克拉底认为肝是人体最重要的器官之一，参与许多重要的生理过程。他提到，肝负责产生胆汁，而胆汁在消化过程中具有重要作用。此外，希波克拉底还指出肝与血液的关系，认为肝是制造和储存血液的场所。这表明希波克拉底已意识到肝在人体代谢、营养和生长方面的重要性。虽然希波克拉底的理论在很大程度上只是基于观察和经验，而不是实验和解剖学，但他的一些观点在某种程度上与现代对肝功能的理解相一致。例如，现代医学证实，肝确实在胆汁的生成、血液循环和多种代谢过程中发挥关键作用。然而，我们必须认识到，希波克拉底的肝理论在某些方面可能不完全准确，部分观点已经被后来的医学研究所纠正。例如，他认为肝是制造和储存血液的场所，这与现代的红骨髓是血细胞生成场所的认识不符。总之，希波克拉底在《内科学》中关于肝的描述和理解在某些方面是有益的，但也存在局限性。随着医学知识的不断发展，我们对肝的认识已经远远超越了希波克拉底时代的水平。但他的观察和经验为后来的医学家们提供了研究基础，后代医学家在此基础上不断发展和完善了与肝相关的知识。目前，我们对肝解剖学和生理学的了解已经取得了长足的进步。

亚里士多德（Aristotle）是古希腊著名的哲学家和生物学家。在他的许多著作中，有一部名为《动物志》（*De Partibus Animalium*）的书讨论了动物的解剖学和生理学，其中也包括对肝的讨论。由于当时的医学和生物学的知识有限，他的描述和理解可能在某些方面与现代科学的观点不完全一致。以下是亚里士多德关于肝的一些观察和描述。

1. 肝的位置和形状　亚里士多德注意到肝位于腹腔内，靠近脊柱，且呈现多角形。他描述了肝的颜色、质地和外观，并指出不同动物的肝结构可能存在差异。

2. 血液和肝的关系　亚里士多德认为肝与血液的生成有关。他认为，肝是血液产生的地方，血液经由肝进入体内循环。这与现代医学的红骨髓是血细胞生成场所的认识不符。

3. 肝的生理功能　亚里士多德提到了肝在消化过程中的作用。他认为，肝参与了胆汁的产生，胆汁则在消化和吸收过程中发挥关键作用。这与现代医学对肝在胆汁生成和分泌方面的认识相符。

4.肝在疾病中的作用　亚里士多德注意到，肝可能受到某些疾病的影响，这会导致胆汁的异常积累。虽然他没有详细讨论肝病的病因和治疗方法，但这一观察表明他认识到肝在疾病的发生发展中可能发挥重要作用。

需要强调的是，亚里士多德的观点主要基于观察和经验，而非现代意义上的实验证据。虽然他关于肝的一些描述和理解与现代科学观点不完全一致，但他的著作为后来的生物学和医学研究奠定了基础，使得后代学者能够更深入地研究和了解肝脏解剖。

三、古罗马时期

盖伦（Galen）是古罗马时期著名的希腊医学家和哲学家，他对解剖学的研究具有很大的贡献。

盖伦最重要的成就是他建立了血液的运动理论和对 3 种灵魂理论的发展。大约在公元前 5 世纪后期，毕达哥拉斯学派的非罗劳斯认为人体具有 3 种灵魂：①生长灵魂，这是人、动物和植物所共有的，在人体它位于脐部；②动物灵魂，这是人和动物所共有的，它位于心脏，主管感觉和运动；③理性灵性灵魂，这只有人才具备，位于脑部，主管智慧。亚里士多德则分别称这 3 种灵魂为生殖灵魂、感觉灵魂及理性灵魂。植物只有生殖灵魂，动物有前两种灵魂，只有人才具备 3 种灵魂。盖伦则把这 3 种灵魂的说法与人体的解剖学、生理学知识创造性地结合起来，提出了所谓"自然灵气""生命灵气""动物灵气"的理论。他认为这 3 种灵气在人体分别位于消化系统、呼吸系统和神经系统。它们都发源于一个被称为"纽玛"的中心灵气。这种"纽玛"存在于空气中，人体通过呼吸，吸进"纽玛"从而获得活动。

盖伦认为肝是有机体生命的源泉，是血液活动的中心。已被消化的营养物质由肠道送入肝，乳糜状的营养物质在肝转变成深色的静脉血并带有自然灵气。带有自然灵气的血液从肝出发，沿着静脉系统分布到全身。它将营养物质送至身体各部位，并随之被吸收。肝不停地制造血液，血液也不停地被送至身体各部位，而不做循环的运动。盖伦认为心脏右边是静脉系统的主要分支。从肝出来进入心脏右边（右心室）的血液，有一部分自右心室进入肺，再从肺转入左心室。另有部分血液，盖伦认为它可以通过所谓心脏间隔小孔进入左心室。流经肺部而进入左心室的血液，排除了废气、废物并获得了生命灵气，从而成为颜色鲜红的动脉血。带有生命灵气的动脉血，通过动脉系统分布到全身，使人能够有感觉和进行各种活动，有一部分动脉血经动脉进入大脑，在这里动脉血又获得了动物灵气，并通过神经系统分布到全身。盖伦认为血液无论是在静脉还是动脉中，都是以单程直线运动方式往返活动的，它犹如潮汐一样一涨一落，朝着一个方向运动，而不是做循环的运动。

在他的著作中，盖伦提到肝是一个重要的器官，具有许多关键功能。他的观点是基于古希腊医学理论，特别是四元素（火、水、土、空气）和4种体液（黄胆汁、黑胆汁、血液、黏液）的理论。在这些理论中，肝被认为与血液的产生和循环密切相关。盖伦认为肝在人体生命维持过程中具有中心地位。盖伦根据他的观察和解剖实践得出了以下关于肝脏的一些结论：①血液生成。盖伦认为肝是血液生成的主要场所。他相信营养物质通过消化过程进入肝，然后在肝中转化为血液。然而，现代科学研究表明，血液生成主要发生在骨髓中，而非肝。②淋巴系统。盖伦注意到肝与人体的淋巴系统有关。他认为肝通过淋巴系统将营养物质和血液分配给全身。③体液平衡。根据4种体液理论，盖伦认为肝在维持体液平衡方面起着关键作用。他认为肝负责产生和调节黄胆汁，这种体液与消化和新陈代谢有关。盖伦还认为，肝与黑胆汁的产生也有一定关联，黑胆汁被认为与忧郁和抑郁症状有关。④解毒功能。尽管盖伦没有明确提到现代解剖学中肝的解毒作用，但他确实认为肝在清除体内有害物质方面起到关键作用。在他的理论中，肝通过处理和排放体液，从而帮助维持人体健康。⑤能量储存。盖伦在他的著作中没有详细描述肝的能量储存功能，但他确实注意到肝在新陈代谢过程中起着重要作用。

然而，盖伦的观点和理论主要基于他当时所掌握的知识，而非现代解剖学和生物学的发现。尽管如此，盖伦的研究仍为后世医学和生物学的发展奠定了基础。

四、文艺复兴时期

安德烈亚斯·维萨里（Andreas Vesalius）是一位杰出的解剖学家，他的著作《人体结构》（*De Humani Corporis Fabrica*）被认为是现代解剖学的奠基之作。在这部巨著中，维萨里详细描述了人体的各个器官，包括肝。

虽然我们不能得到《人体结构》中关于肝的详细描述的完整翻译，但可以概括一些维萨里关于肝的描述和观察。以下是一些关键点：①维萨里观察到肝是一个大而坚实的脏器，位于腹腔的右上部分，紧邻膈肌，颜色偏暗。他注意到肝表面的形状和纹理，以及它如何与周围的结构相互联系。②他描述了肝的功能，认为肝是负责产生胆汁的主要器官。胆汁在消化过程中发挥重要作用，有助于分解脂肪。维萨里详细描述了胆汁如何从肝流入胆囊，然后通过胆管进入肠道以参与消化过程。③维萨里描述了肝的血管系统，包括从肠道来的门静脉，以及从心脏来的肝动脉。他解释了门静脉如何将营养物质输送到肝，而肝动脉则负责输送氧气和其他必要的物质。此外，他还提到了肝内的静脉系统，特别是肝静脉，它将血液从肝返回到心脏。④在《人体结构》中，维萨里还讨论了肝的解剖学分区，即肝叶。他描述了肝的主要叶和次要叶，以及它们之间的关系。⑤维萨里还探讨了肝的微观结构。虽然当时的技术有限，无法像现代显微镜那样观察到更详细的细胞结构，但他仍注意到肝中的一些特殊结构。此外，维萨里对比了不同动物的肝，以便更好地理解人类肝的特点。他研究了哺乳动物、鸟类和爬行动物的肝，观察它们的解剖结构和功能特点。他还讨论了肝在疾病和损伤中的表现。维萨里描述了肝可能发生的一些病变，如肝硬化、肝炎和肝脓肿，以及外伤和手术对肝的影响。他提出了一些治疗肝病的方法，包括控制饮食和药物治疗。

总的来说，《人体结构》是一部革命性的解剖学著作，对人体结构和功能的理解产生了深远的影响。维萨里对肝的详细描述，不仅揭示了肝的基本结构和功能，还为后来的医学研究提供了重要的参考和启示。

五、近现代

近代对于肝解剖的探索始于 15 世纪末，那时主要是从形态学上研究肝的外部形态，并没有涉及肝内解剖及血管、胆管解剖。

1654 年，英国科学家 Glisson 首次精确描述了肝血管的解剖，拉开了肝解剖学研究的序幕，他最著名的著作是 1654 年发表的《肝脏解剖学结构》，在其中他提出了许多关于肝的结构和功能的新观点：① Glisson 对肝的解剖学结构进行了详细描述，他研究了肝的大小、形状、重量、颜色、质地等方面的特征，描绘了肝的形态和结构。他还研究了肝的血管、胆管和神经分布等细节。② Glisson 提出了"肝包膜"（Glisson's capsule）的概念。肝包膜是一层外壳，包裹着肝，是由结缔组织构成的。他认为这一结构对肝的保护和支持至关重要，同时也使得肝能够与周围的器官和组织分离开来。③ Glisson 发现肝是由许多类似"小脏器"组成的。他称这些小脏器为"肝叶"（hepatic lobules），并描述了它们的形态和位置。这一概念对后来对肝的研究和理解产生了深远的影响。④他还对肝的血管系统进行了研究，特别是肝动脉和门静脉。他认为门静脉输送的血液中含有养分和氧气，肝动脉输送的血液则提供肝的氧气需求。他还揭示了肝动脉和门静脉在肝内部如何分支，并最终汇合成肝静脉的过程。⑤ Glisson 还研究了肝病和损伤的特征，例如肝硬化、肝炎和肝癌等。他提出了一些治疗肝病的方法，如采用药物治疗和控制饮食等。

19 世纪末时，Rex（1888）和 Cantlie（1898）首次提出了左、右半肝的概念，将肝解剖带入了一个新的时代。基于门静脉左、右分支的解剖学特征，德国科学家 Rex 提出左、右半肝的界线是胆囊床与下腔静脉左缘的连线，左、右半肝又由两侧的矢状裂进一步分为两部分；而英国科学家 Cantlie 也在同时期利用肝内血管注射技术发现了门静脉左、右分支与左、右半肝之间的关系，并进一步预测可以通过结扎门静脉分支来控制肝切除时的出血这一理念。因此，为纪念 Rex 和 Cantlie 对现代解剖学的贡献，左、右半肝之间的分界线称为"Rex–Cantlie线"。

解剖学的发展总是伴随着外科学的发展，随着外科医师对肝解剖的初步认识，1909年 Von Haberer 通过结扎左肝动脉切除肝左叶，1910 年 Wendel 在肝门处结扎右侧肝入肝血管及右侧肝管，并沿"Rex–Cantlie 线"切除肝右叶，解剖学与外科学的结合共同推动了肝外科的发展。

肝作为一个整体的实质性器官，血流丰富，通过常规外科手段研究其内部解剖则相对困难。1951 年，瑞典科学家 Hjortsjö 通过肝脏管道铸型腐蚀标本和胆管造影的方法，研究了 10 例肝的内部解剖，提出了肝动脉及胆管呈节段性分布，并根据门静脉一级分支将肝分为左、右半肝，左半肝根据镰状韧带及矢状裂分为内侧部和外侧部，外侧部又通过段间裂分为背外侧部及腹外侧部，右半肝则分为背尾侧部、中部、腹头侧部，一共 6 个肝段；段间裂中存在肝静脉，引流相应区域。

同一时期，美国科学家 Healey 和 Schroy 的进一步研究也证实了 Hjortsjö 的结果，他们进一步提出了肝的分段命名系统：根据 Rex–Cantlie 线将肝分为左肝和右肝，右肝以右段间裂分为前段和后段，左肝根据左段间裂分为内侧段和外侧段，每个肝段又根据胆管引流情况分为上区和下区。

1954 年，法国科学家 Couinaud 根据门静脉左、右支的次级属支分布，提出了"Couinaud 分段法"，Couinaud 认为每个肝段均有独立的 Glisson 系统分支，以肝内门静脉走行分支为基础，以肝静脉 3 条主要分支为分区界线，二者相互交错，将肝分为 2 个半肝、4 个扇区和 8 个肝段，将尾状叶作为 I 段，并按顺时针方向依次将各个肝段命名为 I ～ VIII 段（图 1-1）。

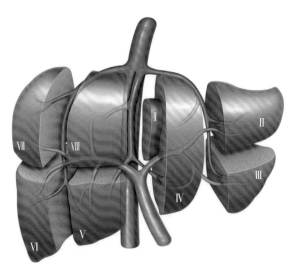

图 1-1　Couinaud 分段法

1982 年，法国学者 Bismuth 对"Couinaud 分段法"提出了几点校正意见：①体外研究的肝标本与体内的肝解剖位置有所不同，右半肝的两部分在体内应该为前后关系，建议将其重新命名为右前叶和右后叶；②就左半肝而言，Bismuth 认为，Couinaud 将左半肝划分为左外叶（Ⅱ 段）与左内叶（Ⅲ、Ⅳ 段）的方法与其本人描述的"每个肝段含有门静脉的 1 条主要分支"的肝分段方法相矛盾，遂根据门静脉左支的分支情况提出，左半肝仅包含 2 个肝段，即 Ⅱ 段为一个独立的肝段，Ⅲ 段和Ⅳ段 2 个"半肝段"为一个独立的肝段。Bismuth 分段法将肝分为 2 个半肝、3 个肝叶（右后叶、右前叶与左叶）和 8 个肝段（图 1-2）。

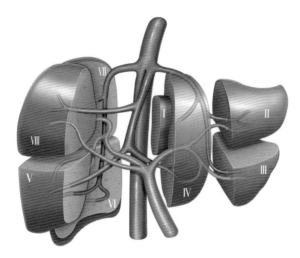

图 1-2　Bismuth 改良"Couinaud 分段法"

日本的 Takasaki 在 1986 年曾提出过与 Couinaud 不同的肝段分类方法，与"Couinaud 分段法"不同之处在于：①入肝门静脉分为 3 个分支，即门静脉右支、门静脉中支和门静脉左支；②出肝的肝静脉分为 2 个分支，即肝右静脉及肝中静脉，肝左静脉作为肝中静脉的属支存在。因此，他把肝分为 4 个部分，即肝左段、肝中段、肝右段和尾叶段，前 3 段每段体积约为 30%，尾叶段约为 10%。每支门静脉二级分支又可进一步分为 6 ～ 8 支三级分支，将肝段分为更小的"锥形单元"，每个锥形单元的基底均位于肝表面，尖部均朝向肝门，是可安全手术切除的最小肝单元。这种分段法的缺点之一是没有将肝重要的解剖结构——肝圆韧带纳入其中（图 1-3）。

肝段解剖学作为目前的主流，对当代的肝外科产生了主要的影响，同时也引起了许多问题。

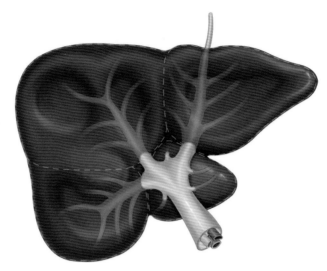

图 1-3 **Takasaki 分段法**

第二节 肝解剖学的问题及思考

一、肝段解剖学对肝外科的影响

总结前人在肝解剖学上做出的贡献及近些年解剖性肝切除的流行，可以发现几个特点：①所有的肝解剖模型、血管胆道模型都是静止的体外模型；②各国的学者利用肝表面和内部的各种解剖学标志，努力将肝分割为多个独立的功能单位即肝段，每个肝段具有独立的供血和引流通道。

随着肝解剖学的发展，肝外科的方向也由非解剖性肝切除向解剖性肝切除、精准性肝切除转变。日本学者 Makuuchi 将解剖性肝切除定义为"系统性地沿着门静脉将一个肝段（包括此肝段门静脉主干及其分支支配的肝组织及动脉、胆管）完整切除"，他也是解剖性肝切除的推广者，首先使用术中超声引导下精细肝蒂解剖和肝段亚甲蓝染色等方法施行解剖性肝切除。

若以"Couinaud 分段法"为基础，从理论上分析，解剖性肝切除具备以下几个特点：①肝细胞癌及肝转移癌的肝内转移主要沿肝段的门静脉播散，肝内胆管结石也主要沿结石胆管主干呈肝段性分布，行解剖性肝切除理论上可以将病变切除得更彻底；②肝段与肝段之间理论上存在无血管区，沿肝段边缘离断肝实质可以更好地控制术中出血；③不同的肝段之间基本没有相互联系，作为独立的功能单位，若某一肝段切除不完整，隶属的残余肝段则可能因为供血不足或流出受阻发生缺血坏死或淤血等表现，倘若完整切除某一肝段，周围的肝段则不会因此受到影响。

当前临床肝胆外科医师对解剖性肝切除日益推崇，把解剖性肝切除作为一种外科技术水平的体现，追求对于肝段的精细解剖，涌现出多种多样的手术方法，如早期的超声引导下门静脉栓塞染色、Glisson 鞘外解剖离断，现行推广的吲哚菁绿（indocyanine green，ICG）荧光显影下肝段切除和循肝静脉肝切除术等。追求精准解剖性肝切除固然能够提高手术医师的术中解剖还原能力及操作技巧，但不能否认的是过度追求精准切除也会带来许多临床问题，如手术时间延长、肝门阻断时间延长、术后肝功能异常发生比例升高、手术学习曲线延长。更重要的是，患者是否能够因为解剖性肝切除获益，目前的研究并没有得出一致性结论。而从临床经验来看，在术中出血、手术时间及术后并发症发生率等方面，解剖性肝切除甚至处于相对劣势。解剖性肝切除是否真的具备足够的临床价值，是否能够给患者带来足够的获益，目前尚需大规模临床数据进一步探究。

二、肝段解剖学的问题与思考

在肝段解剖学及解剖性肝切除的概念推广以来，笔者也在临床上进行了大量的解剖性肝切除的实践，并将其与腹腔镜技术相结合，于 2005 年提出了腹腔镜下解剖性肝切除的概念，通过提前解剖及阻断入肝血流、选择性处理肝静脉等方法，在一定程度上减少了术中的出血量，预防气体栓塞，使手术安全性得以提升。然而，随着临床实践的增多，出现了很多无法用肝段解剖学合理解释的现象，这引起了笔者的思考。

1. 联合肝分割和门静脉结扎的分阶段肝切除术（associating liver partition and portal vein ligation for staged hepatectomy，ALPPS）一期术后肝体积增大的问题　ALPPS 是一种用于切除侧肝体积较大、保留侧肝体积较小可能无法满足机体需求时的一种分段式术式。ALPPS 一期手术术中结扎预切除侧门静脉，保留预切除侧肝动脉，离断肝实质，待保留侧肝体积增生至术后能够满足机体需要后行二期手术，离断切除侧动脉、胆管、肝静脉等，游离肝周韧带，切除病变侧肝。研究显示，ALPPS 手术在一期术后，肝体积在 7 d 内最多能增大 80%，从而满足术后机体的需要，使手术的安全性大大提高；相似地，传统的门静脉栓塞及单纯门静脉结扎术，却只能使保留侧肝体积最多增大 46%，且时间需要延长至 2 周以上。这两种手术的区别在于肝实质的离断，ALPPS 选择的肝离断面为段与段之间的间隙，从肝段解剖学来分析，肝段作为独立的功能单位，相互之间应该并无重要联系，不应该产生如此明显的一期术后区别，肝段之间是否存在某种联系，肝段解剖学并未提及。

2. 全肝血流阻断与半肝血流阻断的效果问题　在解剖性半肝切除过程中，可采用全肝血流阻断法或将左、右肝门游离后采用半肝血流阻断法控血。从 Couinaud 分段法角度分析，半肝切除的断面在Ⅲ / Ⅷ段与Ⅳ段之间，此间隙理论上应无联系，因此两种阻断方法的阻断效果理应相同。然而，在大量的临床实践中发现，全肝血流阻断后断面基本无出血，倘若只采用半肝血流阻断，切除过程中断面的出血量明显多于全肝血流阻断，这与肝段分段法的理论相矛盾，且肝段之间似乎还存在着某种血流上的联系。

3. 肝动脉栓塞后的肝血供问题　在某些特殊情况下，可能需要栓塞肝总动脉或左肝 / 右肝动脉。若术中未对肝十二指肠韧带清扫、未对肝周韧带充分游离的情况下，在栓塞肝总动脉后，肝总动脉血流完全阻塞，肝会出现一个明显缺血的阶段，然而肝缺血的程度会随时间延长而减轻，从而达到一个再平衡状态；在这个过程中，肝动脉的血流主要靠肝周韧带内的小动脉开放供血（如膈下动脉、肾上腺动脉、胃左动脉、肝十二指肠韧带内的微小动脉等），这些小血管本身是肝为了实现从失衡状态到再平衡状态这个过程预留的潜在通路。而行左肝动脉或右肝动脉栓塞术后造影复查，即使是清扫过肝十二指肠韧带，游离了肝周韧带，仍可见栓塞侧的远端动脉恢复供血，血流并非从栓塞动脉流入及肝周韧带小动脉流入，这与肝段解剖学理论不符。

4. 肝静脉闭塞后引流区域的血液回流问题　肝静脉作为肝段血流的流出道，引流相邻肝段的回流血液，肝右静脉走行在Ⅴ / Ⅷ段及Ⅵ / Ⅶ段之间，肝中静脉走行在Ⅴ / Ⅷ与Ⅳ段之间，从解剖位置看，Ⅴ / Ⅷ段的部分血流可以通过肝右静脉和肝中静脉回流，而Ⅵ / Ⅶ段的血流理论上只能通过肝右静脉回流。临床上，Ⅶ段肿瘤侵犯肝右静脉主干时，若要保留Ⅵ段，为保证肿瘤切除完整，需要对肝右静脉进行切除重建甚至主干切除，重建后的肝右静脉在术后短期内血流通畅，大多在1周左右闭塞，然而保留的Ⅵ段并没有出现淤血的情况，潜在的流出道会开放，使肝的血液回流形成一个新的平衡状态。

从门静脉、肝动脉、肝静脉及肝血流阻断效果这几个方面来看，传统解剖学的肝段之间似乎并不是没有联系，将肝段作为肝独立的功能单位无法解释很多临床现象。在入肝血流或出肝血流通道改变的情况下，原有的肝整体流入 / 流出平衡被打破，部分肝实质可能出现缺血、淤血的情况并造成一定的肝损伤，肝为形成新的平衡，必将做出适应性调整，最明显的即是血流状态的改变，这种改变在肝段解剖学中没有描述并暂时无法解释。

三、肝动态流域理论的设想

外科手术的实施需要解剖学作为基础指导，肝段解剖学的提出极大地推动了肝外科的发展，而作为外科医师也不得不面对肝段解剖学无法解释的现象。目前的肝段解剖学可以以"树干"结构形容，大树的主干为门静脉，树干上直接分出的分支为段门静脉，肝段由段门静脉直接供血，肝段之间无交通支。经过大量的临床实践及总结，笔者认为，不能忽略肝段与肝段之间的相互联系，更应该将肝作为一个整体去解剖分析。相比于类似"树干型"的肝段理论，肝内血液的流入与流出，更像是河流流经土地并最终入海的过程，河流周边的土地由相邻的支流共同灌溉，不同支流对此区域的灌溉量与其和此区域的距离相关。一旦某支流出现阻塞，引起区域供水不足时，此区域的其他支流会发生适应性改变，以满足此区域的灌溉需求；倘若某支流阻塞，会引起区域的短时间淤水状态，但随着其他支流的适应性改变，度过此时间窗后，此区域的水分亦可以通过相邻的其他支流引流，最终达到一个新的平衡状态（图 1-4）。

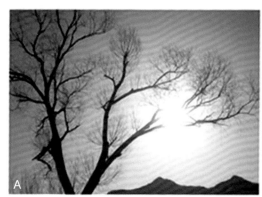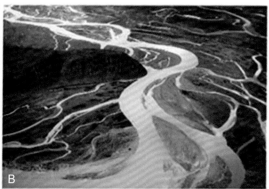

图 1-4　"树干型"（A）与"流域型"（B）

肝的"动态流域理论"结合了肝段解剖学的分区优势，同时引入了动态和流域的概念，能对很多目前无法理解的临床现象加以解释，用来阐释肝的分区解剖更为合适。

主要参考文献

刘荣，胡明根，2007.腹腔镜肝段叶切除的难点与对策.中国普外基础与临床杂志，14(5):510-511.

刘荣，黄志强，周宇新，等，2005.腹腔镜解剖性肝切除技术研究.肝胆外科杂志，13(2):96-98.

BERARDI G，IGARASHI K, LI C J, et al., 2019. Parenchymal sparing anatomical liver resections with full laparoscopic approach: description of technique and short-term results. Ann Surg, 2021(4).

BHAYANI N H，RAMAN S S, LU D S, et al., 2011. Magnetic resonance imaging of hepatocellular carcinoma: An update. World Journal of Gastroenterology, 17(42): 4465-4474.

BISMUTH H，1982.Surgical anatomy and anatomical surgery of the liver. World J Surg, 6(1):3-9.

CANTLIE J，1898. On a new arrangement of the right and left lobes of the liver. J Anat Physiol, 32:4-10.

CIESLAK K P, KELLEY L L, SUEN J Y，2014. Anatomy of the liver. Otolaryngologic Clinics of North America, 47(2): 165-176.

COUINAUD C，1954.Anatomic principles of left and right regulated hepatectomy: technics. J Chir (Paris), 70(12):933-966.

COUINAUD C,1989. Surgical anatomy of the liver revisited. Journal of Gastrointestinal Surgery, 14(2): 189-

200.

DEMATTEO R P, SHAH A N, FONG Y, et al., 2000. Results of hepatic resection for sarcoma metastatic to liver. Annals of Surgery, 231(4): 500-505.

Drake R L, Vogl W, Mitchell A W M,2015. Gray's anatomy for students. 3rd ed. New York: Churchill Livingstone.

Fasel J H D, Huysmans, T A M, 2020. Anatomy of the liver and its vasculature. Surgery (Oxford), 38(3): 118-125.

HEALY J C,2006. The liver: Anatomy and histology. Clinics in Liver Disease, 10(1): 1-13.

HEALEY J E, SCHROY P C,1953. Anatomy of the biliary ducts within the human liver; analysis of the prevailing pattern of branchings and the major variations of the biliary ducts. AMA Arch Surg, 66(5):599-616.

HJORTSJO C H,1951. The topography of the intrahepatic duct systems. Acta Anat (Basel), 11(4):599-615.

INOUE Y, ARITA J, SAKAMOTO T, et al., 2015. Anatomical liver resections guided by 3-Dimensional parenchymal staining using fusion indocyanine green fl uorescence imaging. Ann Surg, 262(1):105-111.

KIM P N, CHOI D, LEE J K, 2015. Radiologic anatomy of the liver: An updated review. Korean Journal of Radiology, 16(4): 678-687.

KONERU B, DAGHER N N, 2019. Liver anatomy. Surgical Clinics of North America, 99(2): 211-220.

KUNTE V G, 1951. Rickets: described fi rst by Glisson in 1650. Antiseptic, 48(8):663-678.

MADOFF D C, HICKS M E, VAUTHEY J N, 2004. Portal vein embolization: Rationale, technique, and future directions. Annals of Surgery, 240(3): 530-540.

MAKUUCHI M,1985. Ultrasonicaly guided subsegmentectomy. Surg Gynecol Obstet, 161(4): 346-350.

MAKUUCHI M, HASEGAWA H, YAMAZAKI S, et al., 1985. Four new hepatectomy procedures for resection of the right hepatic vein and preservation of the inferior right hepatic vein. Surgery, 97(3): 339-349.

MAZZAFERRO V, LLOVET J M, MICELI R, et al.,2009. Predicting survival after liver transplantation in patients with hepatocellular carcinoma beyond the Milan criteria: a retrospective, exploratory analysis. Lancet Oncol, 10(1):35-43.

MOORE K L, DALLEY A F, AGUR A M R, 2014. Clinically oriented anatomy. 7th ed. Philadelphia: Lippincott Williams & Wilkins.

NAGORNEY D M, DONOHUE J H, FARNELL M B, et al., 1999. Outcomes after curative resections of cholangiocarcinoma. Archives of Surgery, 134(10): 1088-1093.

NAKAMURA H, OTA S, NARUMIYA S, et al., 2003. Anatomy of the hepatic hilar area: The plate system. Journal of Hepato-Biliary-Pancreatic Surgery, 10(5): 368-371.

NETTER F H, 2014. Atlas of human anatomy. 6th ed. Philadelphia: Saunders/ Elsevier.

REX H, 1888. Beitrage zur Morphologie der Saugerleber. Morph Jahrb, 14:517-616.

ROAYAIE S, OBEIDAT K, SPOSITO C, et al., 2013. Resection of hepatocellular cancer ≤ 2 cm: results from two Western centers. Hepatology, 57(4): 1426-1435.

SEGURA-SAMPEDRO J J, JIMÉNEZ-RODRÍGUEZ R M, ROLDÁN-VALADEZ E, 2018. Vascular anatomy of the liver: A review. Clinical Anatomy, 31(4): 530-542.

SHINDOH J, HASEGAWA K, KOKUDO N, 2015. Anatomic resection of hepatocellular carcinoma: a step forward for the precise resection of the tumor-bearing portal territory of the liver. Ann Surg, 261(5):e145.

SNELL R S, 2012. Clinical anatomy by systems. 6th ed. Philadelphia: Lippincott Williams & Wilkins.

SOARES F F, DE OLIVEIRA I R, TEIXEIRA S V, et al., 2019. Segmental anatomy of the liver: A review on embryogenesis, functional anatomy, and surgical applications. Annals of Hepato-Biliary-Pancreatic Surgery, 23(3): 205-215.

STANDRING S, (Ed.), 2016. Gray's anatomy: The anatomical basis of clinical practice. 41st ed. New York: Elsevier.

TAKASAKI K, 1986. Newly developed systematized hepatectomy by Glissonean pedicle transection method. Shujutsu, 40: 7-14.

TAKASAKI K, 1998. Glissonean pedicle transection method for hepatic resection: a new concept of liver segmentation. Hepatobiliary Pancreat Surg, 5(3): 286-291.

TORZILLI G, MAKUUCHI M, 2004. Ultrasound-guided finger compression in liver subsegmentectomy for hepatocellular carcinoma. Surg Endosc, 18(1): 136-139.

TZENG C D, VAUTHEY J N, 2018. Evaluation of new classifications for liver surgery: can anatomic granularity predict both complexity and outcomes of hepatic resection? Ann Surg, 267(1): 24-25.

YANG J, TAO HS, CAI W, et al., 2018. Accuracy of actual resected liver volume in anatomical liver resections guided by 3-dimensional parenchymal staining using fusion indocyanine green fluorescence imaging. J Surg Oncol, 118(7): 1081-1087.

第2章 肝手术进化史

第一节 肝手术的探索

肝是体内最大的实质脏器，位于上腹部深部，受下胸廓的保护，并且血流丰富，因此一向被视为外科手术的"禁区"。随着肝外科相关研究的不断发展及技术的进步，肝手术逐渐成为常规手术，其并发症与病死率逐渐下降。然而，肝手术技术的发展却经历了漫长的阶段。

早期阶段，肝外科仅能进行一些简单的处理，如肝脓肿引流和肝外伤缝合止血等，其中最常见的疾病为肝外伤，常由战争等因素引起，与此同时，频繁战争造成了大量肝外伤病例，这些病例促进了肝外科经验的积累与技术的进步。

根据 Dagradi 等的记载，Berta 于 1716 年实施了第一例部分肝切除术，该患者因右季肋部刀伤行右侧突出腹壁外部分肝切除术。在 19 世纪，随着麻醉技术的出现和抗菌理念的推广，外科学得到了长足发展。然而，由于肝血管丰富，组织脆弱难以缝合，肝外科的发展仍受到限制，外科医师对于大范围肝实质损伤仍无法处理。另一方面，基础研究不断进步，研究人员通过动物实验确立了实验性肝切除术的原则，并且证实肝切除术后肝再生现象，这些研究为临床上应用肝切除术治疗疾病提供了依据。1886 年 Lius 实施了 1 例肝左叶实质肿瘤切除术，术后病理诊断为肝腺瘤，然而患者由于手术中出现难以控制的出血而死亡。德国外科医师 Langenbuch 成功施行了肝实体肿瘤切除术，然而术后当天因患者严重大出血行二次手术，术中结扎肝出血处，患者术后经过较长时间才得以恢复。到 19 世纪 90 年代，Tittany 报道了 1 例行肝肿块切除术的病例，术后病理诊断为结石所致的炎性肿块。1892 年，Keen 施行 1 例肝右叶边缘部囊性肿瘤切除术，在此基础上于 1897 年实施了 1 例肝血管瘤切除术，并于 1899 年首先成功切除肝左外叶肝癌。在肝手术过程中，Keen 采用血管结扎和电烙技术，从而减少了肝手术大出血的风险。

在 20 世纪，Cattell 于 1940 年报道了成功切除直肠癌肝转移癌病例。1943 年，Wangensteen 报道了 1 例胃癌根治术联合肝左外叶切除术病例。1951 年 Ogilvie 报道了 1

例因直肠癌肝转移行肝切除术的病例，并在手术技巧（如钝性分离肝实质等）方面做了大量工作。他建议用血管钳分离肝实质，对于所遇到的血管予以钳夹、切断等操作，其中许多手术操作技巧沿用至今。

我国早期没有肝切除术的相关报道，直至 1958 年，裘法祖、夏穗生教授报道了肝部分切除术；孟宪民教授等报道了肝广泛切除术；同年，黄志强院士首先报道通过肝左外叶切除术和肝右叶切除术治疗肝内胆管结石 2 例患者，自此开始应用肝切除术治疗肝良性疾病，扩大了肝切除术在临床上的应用范围。1961 年，王成恩教授回顾国内报道的因肝细胞肝癌行肝叶切除术的 21 例患者，其中手术因素相关死亡率为 33.3%。在肝切除术发展过程中，许多专家为技术的发展做出了重要贡献，例如，吴孟超院士改进了肝切除手术技术，简化了手术操作，使该技术可以迅速推广；王成恩教授报道了原位肝切除，从而使肝切除术更加符合肿瘤学治疗原则；汤钊猷、余业勤教授在小肝癌切除方面做了许多工作；陈孝平院士等报道了系统性肝段切除术，并且介绍了超声引导下肝切除术的经验；黄志强院士总结了我国早期原发性肝癌肝切除术的经验，将其归结为：肝癌合并肝硬化时肝切除量应＜50%，广泛的肝切除术应慎重开展，肝衰竭是手术死亡的主要原因，远期治疗效果似与肝切除量不成比例，肝硬化患者应做较保守的肝切除术。

近年来，随着现代医学影像技术飞速发展，术前肝体积测算、吲哚菁绿排泄试验等肝储备功能评估技术不断完善，以及多种肝血流控制技术的不断优化，肝切除术的精度逐渐提高，手术指征不断扩大，曾经被视为不可能完成的手术（如巨大肝肿瘤切除术、联合血管切除重建的肝肿瘤切除术等）也能够安全进行。在早期，外科医师只能通过超声、计算机断层扫描（computed comography，CT）或磁共振成像（magnetic resonance imaging，MRI）等二维影像技术对肝病变进行初步评估，但其判断准确性相对有限。近年来，随着精准医学概念的提出，人们对肝外科有了更高要求。三维可视化重建技术可以对患者病灶和肝组织切除范围进行精确定量评估，同时可以评估肿瘤周围肝脉管系统分布特点，明确有无解剖变异。另外，三维可视化重建技术可以通过计算机软件模拟出肝切除层面并计算出残肝体积，从而进行个体化的评估和手术规划。在手术过程中，三维可视化重建技术所生成的肝立体图像，可以帮助外科医师避开重要血管、主要胆管等关键部位，辅助手术医师选择合适的手术路径及手术方式，在完整、彻底清除肿瘤等病变组织的同时，缩短手术时间，减少了出血、胆瘘等严重并发症的发生。

回顾肝切除术的发展历程，其手术种类及手术范围不断扩大，同时患者预后越来越好，肝外科手术的围手术期死亡率已经从 20 世纪的约 10% 下降到当前的 1% 左右，因肝癌行肝切除术的患者其 5 年生存率从 20 世纪 70 年代的约 16% 升高到现在的近 50%。同时，随着多学科联合治疗的理念不断推广，肝切除术与消融治疗、介入治疗、靶向治疗等多种治疗方式一起，为肝肿瘤患者提供了更加有效的治疗手段，从而为患者带来更多的获益。

外科微创化是外科的一个重要发展方向，常见的技术有腹腔镜技术和机器人技术。1987 年，Mouret 成功实施了腹腔镜下胆囊切除术。随着经验的积累和技术的进步，腹腔镜手术逐渐在腹腔和盆腔器官中开展，1991 年 Reich 等首次报道了腹腔镜下肝切除术，1993 年 Wayand 等报道了第一例腹腔镜下肝转移癌切除术，揭开了腹腔镜下手术治疗肝恶性肿瘤的序幕。在我国，1994 年周伟平教授报道了腹腔镜下肝右叶下段肝细胞肝癌切除术。1996 年李朝龙教授报道了 4 例腹腔镜下肝切除术，但由于腹腔镜设备较为昂贵等条件限制，同时缺乏有效的血流阻断技术，我国腹腔镜下肝切除手术发展缓慢。2008 年，笔者团队报道了单中心完成实施的 123 例腹腔镜下肝切除术，其中完全性腹腔镜下肝切除 93 例。随着技术的发展，腹腔镜下肝切除报道的病例数越来越多，腹腔镜手术在肝癌治疗中的作用已经从早期诊断分期发展到治疗性肝切除，治疗范围从以良性病变为主发展到恶性肿瘤切除，并且手术范围和难度逐渐增大，切除范围从早期的边缘、简单的部分切除逐渐发展到半肝切除、扩大半肝切除术和 ALPPS 术，技术的发展和经验的积累逐渐扩大了腹腔镜下肝切除术的手术适应证。一项纳入 26 项研究包含 1687 例患者的荟萃分析显示，腹腔镜下肝切除术手术时间相对较长，然而腹腔镜下肝切除术患者的肿瘤学结局与开放肝切除术相比无显著性差异。另外，腹腔镜下肝切除术有许多优点，腹腔镜下肝切除术手术创伤小，特别是对于一些特定部位的肿瘤，如位于肝左外叶的肿瘤，腹腔镜下肝左外叶切除可以减少术中失血量，减少术后并发症发生率以及缩短患者术后住院时间。

在 2008 年第一届国际腹腔镜下肝切除会议上，与会专家起草了第一份关于腹腔镜下肝切除手术的共识，总结了腹腔镜下肝切除术的相关研究报道，肯定了腹腔镜下肝切除术的有效性和较高的安全性。该共识的发表确立了腹腔镜下肝切除术在肝外科手术中的重要地位。随着时间推移，技术的进步以及许多学者在腹腔镜下肝切除术领域的不断探索，在第二届国际腹腔镜下肝切除会议上，以腹腔镜下肝左外叶切除术为代表的手术方式成为腹腔镜下肝切除术的标准手术方式。肝左外叶有易于游离，与主要血管结构无紧密联系，不需要常规进行肝门解剖等特点，因此可以充分发挥腹腔镜下微创手术的优势。在 2016 年，一项纳入 9527 例的腹腔镜下肝切除术的荟萃分析显示，对于经过选择的病例和经验丰富的外科医师来说，腹腔镜下肝切除术的安全性越来越高，并且与开腹肝切除术相比，腹腔镜下肝切除术可以改善患者的短期预后。腹腔镜下肝切除术依靠其手术创伤小、并发症少、术后恢复快等优点在肝胆胰外科领域飞速发展。目前从技术上讲已经基本可以完成各个类型的肝切除术，在未来，随着腹腔镜下肝切除术不断规范及多中心研究的开展，腹腔镜下肝切除术的有效性将会得到进一步证实，同时腹腔镜手术可以和开腹手术相辅相成。临床医师可根据患者的肝质量、肿瘤位置选择合适的手术方式，从而使患者获得更大益处。

　　然而，腹腔镜下肝切除术也存在局限性，较长的手术器械放大了手部震颤，腹腔镜下手术器械关节不灵活，其旋转度和弯曲度较小。与开腹手术相比，腹腔镜下手术操作活动度较低，另外 2D 屏幕缺少空间层次感，从而增加了腹腔镜下手术操作（如游离、缝合、打结、止血等）的难度，导致腹腔镜下手术学习周期更长，这种局限性也限制了该技术的广泛应用。

　　机器人手术系统的出现促进了微创外科的进一步发展，达芬奇手术系统拥有高清晰度的 3D 放大视野，放大倍数为 10 ～ 15 倍；同时机械臂的应用消除了镜头的细微晃动，有利于手术医师更好地执行手术计划。机器人手臂拥有 7 个自由度，并且可以过滤手术医师的手颤，这些优势使得毗邻肝门和大血管的肝肿瘤以及需要胆道血管重建和淋巴结清扫的复杂肝切除术不再被视为绝对禁忌证，并且保证了手术的精准进行。机器人系统更加符合人体工程学特性，手术医师可以坐姿进行操作，通过操作足下踏板进行机器人视野的缩放和移动，这些设计延缓了手术医师的生理疲劳感。2003 年 Giulianotti 报道了全世界首例机器人辅助腹腔镜下肝切除术；2013 年 Chan 等报道了 27 例机器人肝切除术的结果，显示了机器人手术系统应用于肝外科的良、恶性病变是可行和安全的。一项包括开腹肝切除、腹腔镜下肝切除和机器人肝切除的开放网络荟萃分析显示，机器人组和腹腔镜组拥有相似的生存率，同时其短期结局（如术中出血、术后严重并发症发生率及住院时间）与腹腔镜组相近，但是，机器人组的手术时间和钳夹时间较长。2019 年，一项纳入 9 项回顾性研究的荟萃分析显示，机器人肝切除术组与开腹肝切除术组相比拥有较短的住院时间，较低的术后并发症风险，但是机器人肝切除术组手术时间往往较长。机器人手术系统在肝外科的应用范围不断增加，其安全性、有效性不断得到证实。目前其远期肿瘤学效果及成本问题仍需进一步研究。基于目前机器人肝切除术的发展现状，以及随着手术医师手术技术熟练程度的提高、手术器械的改进、手术技术的完善，以机器人手术系统为代表的微创外科技术将会得到更大发展，肝切除术也将会迈入新的阶段。

第二节　非解剖性肝切除术

　　肝切除术是肝细胞肝癌的主要治疗手段，对于无肝硬化患者，即使实施大范围肝切除术，其发生严重并发症的概率也相对较低，然而对于失代偿性肝硬化患者，往往需要考虑肝移植手术。对于代偿性肝硬化患者，医师需要仔细评估患者的基本情况，从而减少治疗相关并发症的发生风险。日本医疗机构通常用吲哚菁绿残留率来评估患者是否适合肝切除术，欧美地区常通过门静脉压力和胆红素水平判断患者有无肝切除术禁忌。根据肝切除范围是否考虑肝 Couinard 节段结构，可以将肝切除术分为非解剖性肝切除术（non-anatomic resection, NAR）和解剖性肝切除术（anatomic resection, AR）。

非解剖性肝切除术也称为肝实质保留切除术，该手术方式要求完整切除肿瘤，不考虑肝内解剖。非解剖性肝切除术的切除范围按肿瘤边界来确定，一般要求切缘至少为1cm，其肝切除涉及范围与解剖性肝切除相比更小，手术方式不涉及肝段和肝叶解剖。其手术方式包括限制性肝切除或肝剜除，相对较少的肝切除面积可以在一定程度上降低患者肝切除术后肝衰竭的可能性，因此部分有慢性肝病、肝硬化的患者可在该手术方式中获益。非解剖性肝切除术一般需要用 Pringle 法阻断第一肝门或半肝阻断，同时也需要顾及肝内胆管的解剖学特点，从而减少残余肝供血和胆汁引流障碍及对肝功能的损害。通常来说，非解剖性肝切除术常应用于周围或浅表病变，同时病变一般跨越多个节段的边界。

非解剖性肝切除术主要适用于右肝，这是由于右肝体积大，同时肝硬化时更常见肝左叶的纤维化及肝组织缩小，因此应尽可能保留更多的肝功能性组织。目前非解剖性肝切除术的主要问题是与解剖性肝切除术相比，其肿瘤复发率是否会更高。目前许多研究开展了非解剖性肝切除术与解剖性肝切除术的病例对照研究。2009 年 Ken 等报道了 267例因肝细胞肝癌行肝切除术患者，该研究显示存在门静脉侵犯的患者中，非解剖性肝切除是肝细胞肝癌患者的不良预后因素，因此笔者认为针对这类患者，建议进行解剖性肝切除术。Shimada 等和 Zhong 等团队报道了类似的结果。2013 年 Fan 等回顾分析 161 例接受根治性肝切除术的孤立性小肝癌患者，Fan 等认为对于甲胎蛋白＞ 100μg/L 的孤立性小肝癌患者，非解剖性肝切除术的总生存率和无病生存率较解剖性肝切除术低。2014 年一项来自中国和意大利的多中心病例对照研究将其纳入的 543 例患者进行 1∶1 倾向性评分匹配，该研究认为非解剖性肝切除术不会恶化高 / 中分化肿瘤和无血管浸润肿瘤的复发率，但是，解剖性肝切除术可以降低低分化肿瘤和微血管肿瘤的早期复发率，从而提高总体生存率。2015 年，一项日本研究纳入了因肝癌行肝切除术的 1102 例患者，其中非解剖性肝切除术组 525 例，解剖性肝切除术组 577 例，并进行倾向性评分匹配。该研究显示，非解剖性肝切除术组与解剖性肝切除术组相比，无复发率、总生存率、术后 2 年内的早期复发率均无差别，因此笔者认为，肝切除方法对肝癌复发和生存无明显影响。另一项 2020 年纳入 546 名患者的病例对照研究显示，对于伴微血管侵犯的肝细胞肝癌患者，非解剖性肝切除术对无复发生存率和总生存率没有影响。2021 年一项纳入 12 篇文章的荟萃分析总结，对于伴微血管浸润且肝功能良好的肝细胞肝癌患者，更推荐进行解剖性肝切除术。

非解剖性肝切除术是基于肿瘤位置、大小和生长模式等因素来设计肝切除方案的。

相比于解剖性肝切除术，非解剖性肝切除术具有以下优势：①应用更广泛。非解剖性肝切除术适用于各种肝肿瘤，包括原发性肝癌、转移性肝癌、肝内胆管癌等，且对多个部位的肝病变可以同时切除。②减少手术时间。非解剖性肝切除术的手术时间较短，因为它可以仅切除患病的肝叶，不必对整个肝进行切除。③保留有效肝组织。根据研究，非解剖性肝切除术的肝切除量较少，即患者保留了更多的健康肝组织。④术后康复较快。非解剖性肝切除术的手术创伤较小，患者术后疼痛和恢复时间也较短。

目前解剖性肝切除术和非解剖性肝切除术对患者预后影响的相关研究尚无定论，因此应根据病例特点和医疗团队实践经验，选择针对性的手术方式，力求为患者带来更多获益。

第三节　解剖性肝切除术

一、解剖性肝切除术的历史沿革

肝外科的发展其实离不开外科手术与肝解剖的有机结合。由于对肝解剖缺乏认识，20 世纪 40 年代以前的肝切除均为非解剖性的局部切除。当肝的解剖结构逐渐明晰后，20 世纪 50 年代中期，Goldsmith 和 Woodburne 强调肝切除术应严格遵循肝的解剖，提出了规则性肝切除术。1957 年 Couinand 提出的肝功能性分段成为解剖性肝切除术发生发展的重要里程碑。Couinaud 分段法认为，可依据门静脉或肝动脉和胆管系统在肝内的分布，将肝分为 8 个段，每段都是功能和解剖相对独立的单位。依托于经典的 Couinaud 分段法，1985 年 Makuuchi 教授首次提出解剖性肝切除术（anatomic resection，AR）概念，将其定义为系统性地沿着门静脉将相应肝段以及所属的门静脉分支支配的区域连同动脉一并切除，包括肝叶、肝段等的切除术。相比于较早的非解剖性肝切除术，解剖性肝切除术能在一定程度上更好地达到 R0 切除的目的。Makuuchi 教授是世界范围内 AR 的先行者和推广者，为了显示肝段边界，率先使用术中超声引导下精细肝蒂解剖和肝段亚甲蓝染色等方法进行 AR。自此 AR 得到了长足的发展，尤其在肝硬化发病较少的欧美地区逐渐推广开来。时至今日，肝外科医师普遍接受 AR 的理论，除因肝细胞癌和肝转移癌沿相应肝段门静脉分支在荷瘤肝段内播散，以及肝胆管结石病呈沿病变胆管树在肝内区段性分布等特征，造成理论上 AR 有更好的疾病根治性外，还由于在 AR 过程中解剖结构显露彻底，手术观赏性较高，既对手术操作的要求更高，又被外科医师视为一种自我外科技术水平的体现。目前肝胆外科学界对 AR 总体呈日益推崇的态度，很多医师在条件允许的情况下会首先选择 AR。

二、解剖性肝切除术的适应证

首先应说明的是，无论是何种手术，对于不同的外科医师、医疗团队及疾病进展阶段，其手术适应证和禁忌证都是相对的，应根据实际情况来选择相应的病例，力争最大程度地发挥该技术的优势，最小化疾病风险，追求患者预后最优化。

AR 可应用于位于肝 I～Ⅷ段的肝良性肿瘤、原发性肝细胞癌、胆管细胞癌、胆囊癌、各类继发性肿瘤和活体肝移植中供体的肝切除。且已有在腹腔镜及机器人下完成几乎所有肝病变部位解剖性切除的报道。

但应注意的是，因 AR 对解剖结构显露要求严格，病变大小应以不影响第 1、第 2 肝门的解剖为准。一般来说良性病变的直径最好不超过 15cm，恶性肿瘤不超过 10cm。但在实际手术操作过程中，外生性肿瘤即使超过 10cm 或更大，一般也不会影响手术操作，而紧邻第 2 肝门附近的肿瘤即使只有 5cm，但因为紧贴肝静脉根部，也应在切除时对是否应用 AR 审慎抉择；而囊性肿瘤、血管瘤等良性病变在减压或控制血流后可以明显缩小、变软，适应证可进一步放宽。同时，我国约 86.5% 的肝癌患者多伴有肝硬化或慢性肝炎，如恶性肿瘤患者同时肝硬化较严重，因此，过多非肿瘤性肝组织的切除，可能会导致术后肝衰竭等并发症的发生，这类患者更应慎重选择行 AR。

三、解剖性肝切除术的技术要点

（一）手术平面的确定

解剖性肝切除术中相应肝段的切除是否做到完全而精确，最重要的就是确定切除界线。现在临床上主要应用方法如下。

1. 直视下确认法　主要是指利用待切除肝段、肝叶入肝血流阻断法，结合缺血线及表面解剖标志肉眼初步明确切肝表面界线。该方式临床应用较为广泛，其相应肝段、肝叶血流阻断的方式主要包括 Glission 鞘内解剖法和 Glission 鞘外解剖法两种方式。

（1）Glission 鞘内解剖法：主要是指将相应肝段、肝叶的 Glission 鞘打开，将待切除肝段的肝动脉及门静脉分支解剖出来并分别结扎，待肝实质表面有明显缺血线形成时，逐步离断相应肝段、肝叶的肝实质，通过肝内解剖标志肝静脉逐步确定整个切除平面。Glission 鞘内解剖法能将鞘内结构更加清晰地分离出来，可以较为准确地处理可能出现的肝蒂解剖变异，同时应用范围较广，各肝段、肝叶切除手术均可予以应用，但因为操作步骤较多，容易造成术中门静脉或肝动脉的副损伤，一旦发生，就会导致术中大量出血，造成微创手术的中转开腹甚至危及患者生命的情况出现。

（2）Glission 鞘外解剖法：由 Takasaki 于 1998 年提出，是指通过解剖肝实质，打开肝实质与 Glission 鞘间的间隙，将相应肝段 Glission 鞘结扎或直接离断（一般情况下使用切割闭合器），再通过肝实质表面的缺血线完成相应肝段的切除。已有大量临床研究提示采用 Glission 鞘外解剖法在对应肝段切除后的术中并发症发生率、残肝功能和术后肝再生方面的效果并不次于 Glission 鞘内解剖法。且 Glission 鞘外解剖法明显耗时更短，操作简便，在微创解剖性肝切除术中应用更为广泛。但 Glission 鞘外解剖法并非更适合初学者。为避免肝内解剖结构可能的变异，施行 Glission 鞘外解剖法的患者需要有充分的影像学资料以及由对解剖性肝切除术操作经验非常丰富的医师来执行。同时，Glission 鞘外解剖法也并非适用于所有术式，需要进行肝门淋巴结清扫的患者需打开 Glission 鞘，涉及肝Ⅵ、Ⅶ段解剖性切除的部分患者 Rouviere 沟的位置较为隐匿，难以快速显露右后叶 Glission 蒂或需切除较多肝实质才可显露，此时 Glission 鞘内解剖法更为适合。

直视下确认法在临床运用较为广泛，其主要优势在于简便易行，不需要借助任何医疗器械，但其缺点除较为依赖手术医师的个人手术技巧外，其结扎相应血管后，缺血线在患者肝硬化较重时直视下并不明显，从而造成切除的界线不准确的情况发生。

2. 目标肝段染色法　20 世纪 70 年代，ICG 被发现在结合蛋白质的情况下在 750～810nm 激发荧光，发射峰值为 840nm。在此波段下，仅有少量光可被水及血红蛋白吸收，ICG 结合蛋白后发出的荧光可以透过 5～10mm 的组织，且 ICG 相比传统染色剂，如与曾应用较广泛的亚甲蓝相比，具有无毒、由肝特异性摄取并经胆道排泄、在肝滞留时间长、无肠肝循环等优良特性。利用 ICG 指导 AR 由 Aoki 等首次报道以来，近年来开始逐渐取代目标肝区段门静脉穿刺染色法并广泛应用于指导肝解剖性切除术，尤其是微创手术。ICG 染色技术包括对待切除肝段的正染和反染，肝蒂分支较少、易于穿刺的肝段，一般采用正染法；而肝蒂分支多的肝段，反染的效果更明确。对于正染、反染的技术，国内肝外科医师已能熟练掌握并运用，而 ICG 染色法的主要问题在于其显影时间长达几小时，荧光区域将在一定程度上影响术者对肝灌注情况的了解，同时对其边界的灌注也无法进行量化。

3. 术前三维重建技术　随着医学影像学的不断发展和计算机技术的进步，术前结合 MRI 制作的肝三维重建模型可以帮助肝胆外科医师在术前了解肿瘤与主要血管之间的关系，以及计算切除后的残肝体积，使得各区段的边界趋于形象化，尽可能地做到防患于未然。虚拟现实技术（virtual reality，VR）的发展，还可以将重建完成的三维模型于术中投射在腹腔镜或机器人手术显示屏上，以及保存在可携带的智能设备（如 VR 眼镜）上供开腹手术时使用，手术医师可随时调出模型与术中情况进行比对，规划与调整手术入路。术前三维重建技术结合 VR 技术在肝胆外科当中也已经投入应用，目前仍需解决术中呼吸及心跳等运动导致投射模型变形及不稳定而影响术中实时对照的问题。

（二）标志肝静脉的显露与处理

通过肝表面缺血线、肝段染色边界或三维重建技术可以初步确定目标肝段的切除边界。但随着肝实质切除的逐步进行，缺血线在实质内部显现并不明显，且术中渗血等突发情况会导致术野模糊，仅通过肝表面的标志无法做到准确的解剖性肝切除。因此，肝实质的离断过程需遵循从染色肝段边界向标志肝静脉的方向实施，这样可以避免术中切除路线偏移的错误。

提出 AR 的 Makuuchi 也认为肝静脉是各肝段划分的标志，AR 是以显露相应肝蒂及肝段标志性静脉为边界切除肝实质为核心的手术。例如肝右前叶的解剖性切除过程中，需显露肝中静脉、肝右静脉以确定切除边界，同时显露 V、Ⅷ 段肝蒂。切除过程中肝静脉的定位常需借助术中超声（intraoperative ultrasonography，IOUS）。IOUS 同样由 Makuuchi 及 Fukuda 于 20 世纪 70 年代及 80 年代首先应用于肝外科及腹腔镜下肝切除术，其操作快速便捷、实时显像、无创伤的优势使术中超声在明确肝内病灶、有无转移灶、病灶与血管相互关系和肝静脉的位置时得到广泛应用。由于肝静脉间隙是一个相对无血管的区域，沿该间隙离断肝实质同时可明显减少术中出血，该方法已在 AR 领域得到较为广泛的认可。

由于大部分的肝切除手术大出血病例源于肝静脉汇入下腔静脉位置处理不当，且解剖性肝切除术要求循肝静脉进行肝实质的离断，肝静脉壁薄且布满筛孔，极易出血，因此在手术过程中应注意避免撕脱相应肝静脉。除避免过度牵拉、翻转肝外，还应在术中与麻醉团队积极配合，一方面维持良好的低中心静脉压，减少小筛孔和细小静脉分支的出血；另一方面，一旦发生大量出血，足够的麻醉深度可以避免患者呼吸加深、加快引发空气栓塞。而对于出血静脉的处理，需要离断的小分支可采用双极电凝直接凝闭，无法凝闭的分支则采用无损伤钳夹闭静脉，停止出血后使用吸引器吸净术野内的血液，同时使用超声刀等器械切除分支静脉周围的肝组织，待目标静脉走行显露后再使用生物夹夹闭。对于肝静脉主干的撕裂出血，需要在控制血管出血的同时迅速清理术野，使用合适规格的 Prolene 线缝合出血点。

四、解剖性肝切除术的发展与局限性

解剖性肝切除术在近年来得到迅速的发展，其在一定程度上使得肝外科手术趋于精细化及标准化，同时也带动了术中超声引导及 ICG 荧光显影等术中显像定位技术的发展。但正如前文所提到的，患者预后是评价医疗干预质量最重要的标准，过分强调手术技巧及术中解剖精细程度在无法带来更好的预后的同时也引发了很多临床问题。在同行眼中，AR 的应用不仅意味着患者是否需要，甚至更多时候肝段切除做得"精细"与否直接代表手术团队乃至一家医院肝外科医疗技术水平的高低，从而严重背离了 AR 实际的临床价值。但从实际临床效果来看，由于各研究间的异质性较大，已有多项对比 AR 及非解剖性肝切除术的荟萃分析对两者长期生存方面的表现结论并不一致，反而 AR 在手术时间、术中出血、术后并发症发生率等方面相比非解剖性肝切除术处于劣势，其中不乏肝门阻断时间较长、术中确定切除边界及止血操作时间较长等原因而导致。同时，随着肝外科医师对肝解剖学理解和肿瘤学了解的不断深入，各类研究发现了越来越多的传统 Couinaud 分段无法解释的现象，譬如在肝胆外科同行较为熟悉的解剖性半肝切除过程中，全肝血流阻断的效果要优于半肝血流阻断；部分患者在左肝动脉、门静脉左支离断后，保留的左内叶在复查过程中没有出现缺血、萎缩，仍完好保留；还有发展迅速的联合肝分割和门静脉结扎的分阶段肝切除术（即 ALPPS 术），在行一期手术时单纯结扎切除侧门静脉且不离段肝实质的患者，其一期手术后保留侧肝增生显著慢于门静脉结扎联合肝实质离断的患者。以上种种在临床诊疗当中遇到的实例，相信除了笔者外，各位同行也有可能发现很多类似的现象，这些现象提示了肝内部实际的血管走行及分布可能不像我们传统观念认为的"树干"式结构，各 Couinaud 肝段间也并不是相对独立的功能单位。有研究证实，在肝癌患者的各供血血管及外周循环中均可检测到循环肿瘤细胞（circulating tumor cell，CTC），另一项研究也提到了 AR 相比 NAR，可能术前 CTC 数值较低的患者更能获益，而 CTC 数值较高的患者选择手术方式时要首先考虑手术风险及预后。同时，肝肿瘤的血管新生并不限制于所在肝段，这些血管可能来自其他肝段甚至肝外血管（如膈下动脉、肋间动脉）。这样一来，刻板追求切除边界是否"精准"的解剖性肝切除术，其对于肿瘤根治性切除方面的理论优势就不复存在，同时其需要过多切除非肿瘤组织、手术时间延长等特点决定了 AR 的概念和推广应予以弱化，同时肝的解剖结构及肝恶性肿瘤的外科根治手段等问题亟待新的理论出现，重新建立认识。

主要参考文献

蔡秀军，彭淑牖，虞洪，等，2014. 完全腹腔镜下行 ALPPS 治疗伴肝硬化的原发性肝癌可行性临床探讨. 中国实用外科杂志，34(7):637-640.

陈孝平，张万广，2021. 中国腹腔镜肝癌手术 20 年回顾与展望. 中华普外科手术学杂志（电子版），15(4): 355-358.

胡明根，刘荣，罗英，等，2008. 腹腔镜肝切除治疗肝细胞癌 123 例临床分析. 中华外科杂志，(23):1774-1776.

李朝龙，邹衍泰，于晓园，等，1996. 腹腔镜肝肿瘤切除. 现代临床普通外科 (1):29-30.

刘荣，2019. "预后控制"策略中的干预目标制订和干预时机选择. 中华腔镜外科杂志：电子版，12(1): 34-36.

刘荣，黄志强，周宁新，等，2005. 腹腔镜解剖性肝切除技术研究. 肝胆外科杂志 (2): 96-98.

刘荣，赵国栋，2018. 肝脏解剖：从尸体静态解剖学下的树干理论到临床潜能形态学下的流域学说. 中华腔镜外科杂志（电子版），11(5): 257-260, ISTIC, 2019.

张伟，陈孝平，2021. 机器人手术系统在肝脏外科中的应用 . 中华消化外科杂志， 20(2):143-148.

周伟平，孙志宏，吴孟超，等，1994. 经腹腔镜肝叶切除首例报道 . 肝胆外科杂志 (2):82.

ABU HILAL M, DI FABIO F, TENG M J, et al., 2009. Single-port laparoscopic right hepatectomy. The American Journal of Surgery, 198(1): e14-e16.

ALOIA T A, VAUTHEY J N, LOYER E M, et al., 2006. Solitary colorectal liver metastasis: resection determines outcome. Archives of Surgery, 141(5): 460-466.

BELGHITI J, NOUN R, ZANTE E, et al.,1992. Portal triad clamping or hepatic vascular exclusion for major liver resection: A controlled study. Annals of Surgery, 216(4): 463-471.

BELGHITI J, HIRAMATSU K, BENOIST S, et al., 2000. Seven hundred forty-seven hepatectomies in the 1990s: An update to evaluate the actual risk of liver resection. Journal of the American College of Surgeons, 191(1): 38-46.

BLUMGART L H, 1984. Liver surgery for metastatic colorectal cancer. The New England Journal of Medicine, 310(9): 597-598.

BROUQUET A, ABDALLA E K, KOPETZ S, et al., 2011. High survival rate after two-stage resection of advanced colorectal liver metastases: Response-based selection and complete resection defi ne outcome. Journal of Clinical Oncology, 29(8): 1083-1090.

CAPUSSOTTI L, MURATORE A, AMISANO M, et al., 2000. Liver resection for hepatocellular carcinoma on cirrhosis: analysis of mortality, morbidity and survival—a European single center experience. Journal of Hepatology, 32(6): 992-997.

CHAN O C, TANG C N, LAI E C, et al., 2011. Robotic hepatobiliary and pancreatic surgery: a cohort study. J Hepatobiliary Pancreat Sci, 18(4): 471-480.

CHEN T H, CHEN C J, HU R H, 2015. Laparoscopic liver surgery for hepatocellular carcinoma. World Journal of Gastroenterology, 21(41): 11867-11875.

CHENG Q L, CHEN J W, LIU Z J, et al., 2012. Outcomes of anatomical versus non-anatomical resection for hepatocellular carcinoma: A systematic review and meta-analysis. Asian Journal of Surgery, 35(1): 1-9.

CHERQUI D, HUSSON E, HAMMOUD R, et al., 2000. Laparoscopic liver resections: A feasibility study in 30 patients. Annals of Surgery, 232(6): 753-762.

CHEUNG T T, POON R T, YUEN W K, et al., 2011. Outcome of non-anatomical resection versus anatomical resection for hepatocellular carcinoma. World Journal of Surgery, 35(2): 380-387.

CHO J Y, HAN H S, YOON Y S, et al., 2008. Total laparoscopic liver resection for hepatocellular carcinoma located in all segments of the liver. Surgical Endoscopy, 22(7): 1818-1827.

CIRIA R, CHERQUI D, GELLER D A, et al., 2016. Comparative short-term benefits of laparoscopic liver resection: 9000 cases and climbing. Ann Surg, 263(4): 761-777.

CLAVIEN P A, PETROWSKY H, 2007. Dealing with complications in the intensive care unit after liver resection. HPB, 9(5): 371-376.

COUINAUD C, 1957. Le Foie.Etudes anatomiqes et chirugicales.Paris:Masson & Cie: 284-289.

CUCCHETTI A, ERCOLANI G, VIVARELLI M, et al., 2007. Is portal hypertension a contraindication to hepatic resection? Annals of Surgery, 246(3): 476-482.

CUCCHETTI A, QIAO GL, CESCON M, et al., 2014. Anatomic versus nonanatomic resection in cirrhotic patients with early hepatocellular carcinoma. Surgery,155(3): 512-521.

FAN L F, ZHAO W C, YANG N, et al.,2013. Alpha-fetoprotein: the predictor of microvascular invasion in solitary small hepatocellular carcinoma and criterion for anatomic or non-anatomic hepatic resection.

Hepatogastroenterology, 60(124): 825-836.

FARGES O, MALASSAGNE B, FLEJOU J F, et al.,1999. Risk of major liver resection in patients with underlying chronic liver disease: A reappraisal. Annals of Surgery, 229(2): 210-215.

GAVRILIDIS P, ROBERTS K J, ALDRIGHETTI L, et al., 2020. A comparison between robotic, laparoscopic and open hepatectomy: a systematic review and network meta-analysis. Eur J Surg Oncol, 46(7): 1214-1224.

GIULIANOTTI P C, CORATTI A, ANGELINI M, et al., 2003. Robotics in general surgery: personal experience in a large community hospital. Arch Surg, 138(7): 777-784.

GOODSMITH N A, WOODBURNE R T, 1957. The surgical anatomy pertaining to liver resection. Surg Gynecol Obstet, 105: 310-318.

GUGLIELMI A, RUZZENENTE A, CONCI S, et al., 2011. How much remnant is enough in liver resection? Digestive Surgery, 28(3): 196-201.

HALLS M C, ALSEIDI A, BERARDI G, et al., 2016. A comparison of the learning curves of laparoscopic liver surgeons in differing stages of the IDEAL paradigm of surgical innovation: Standing on the shoulders of pioneers. Surgical Endoscopy, 30(5): 1975-1983.

HASEGAWA K, KOKUDO N, IMAMURA H, et al., 2005. Prognostic impact of anatomic resection for hepatocellular carcinoma. Annals of Surgery, 242(2): 252-259.

HEMMING A W, REED A I, HOWARD R J, et al., 2002. Preoperative portal vein embolization for extended hepatectomy. Annals of Surgery, 236(6): 703-711.

HIDAKA M, EGUCHI S, OKUDA K, et al., 2020. Impact of anatomical resection for hepatocellular carcinoma with microportal invasion (vp1): A multi-institutional study by the kyushu study group of liver surgery. Ann Surg, 271(2): 339-346.

HUANG J, XU M, WU J, et al., 2006. Laparoscopic hepatectomy: A report of 26 cases. Chinese Medical Journal, 119(6): 483-486.

IMAMURA H, SEYAMA Y, KOKUDO N, et al., 2003. One thousand fifty-six hepatectomies without mortality in 8 years. Archives of Surgery, 138(11): 1198-1206.

ITO T, TAKADA Y, UEDA M, et al., 2003. Extended hepatectomy for hilar cholangiocarcinoma with left hepatic artery preservation. Surgery, 133(4): 376-382.

JARNAGIN W R, GONEN M, FONG Y, et al., Improvement in perioperative outcome after hepatic resection: Analysis of 1803 consecutive cases over the past decade. Annals of Surgery, 236(4): 397-406.

JARNAGIN W R, GONEN M, FONG Y, et al., 2003. Improvement in perioperative outcome after hepatic resection: Analysis of 1803 consecutive cases over the past decade. Annals of Surgery, 238(5): 720-730.

KIM Y K, PARK J W, KIM S H, et al., 2011. Nonanatomic resection versus major hepatectomy for solitary hepatocellular carcinoma without macroscopic vascular invasion: Propensity score analysis. World Journal of Surgery, 35(9): 2079-2086.

LORTAT-JACOB J L, 1957. Surgery of the liver. In: Billingham CE, Ed. Saunders: Current Problems in Surgery: 1-47.

MACHADO M A, HERMAN P, MACHADO M C, 2008. Hepatic anatomy: implications for liver surgery. Clinics in Liver Disease, 12(3): 429-450.

MAKUUCHI M, THAI B L, TAKAYASU K, et al.,1990. Preoperative portal embolization to increase safety of major hepatectomy for hilar bile duct carcinoma: A preliminary report. Surger y, 107(5): 521-527.

MATSUMOTO T, KUBOTA K, AOKI T, et al., 2016. Clinical impact of anatomical liver resection for hepatocellular carcinoma with pathologically proven portal vein invasion. World J Surg, 40(2): 402-411.

MIRNEZAMI R, MIRNEZAMI A H, CHANDRAKUMARAN K, et al., 2011. Short- and long-term outcomes after laparoscopic and open hepatic resection: Systematic review and meta-analysis. HPB, 13(5): 295-308.

MORISE Z, KAWABE N, 2015. Laparoscopic major hepatectomy: Current status and future perspectives. Hepatobiliary & Pancreatic Diseases International,14(2): 125-131.

NGUYEN K T, GAMBLIN T C, GELLER D A, 2009. World review of laparoscopic liver resection-2804 patients. Ann Surg, 250(5): 831-841.

PRINGLE J H, 1908.Notes on the arrest of hepatic hemorrhage due to trauma. Annals of Surgery, 48(4): 541-549.

RATTI F, CIPRIANI F, ARIOTTI R, et al., 2019. Laparoscopic liver resection: Is the learning curve worth the effort? A systematic review and meta-analysis. HPB, 21(7): 829-840.

REDDY S K, MARSH J W, VARMA M K, et al., 2007. Hepatic resection for hepatocellular carcinoma: Anatomic versus nonanatomic resection. Journal of the American College of Surgeons, 205(5): 676-683.

REICH H, MCGLYNN F, DECAPRIO J, et al., 1991. Laparoscopic excision of benign liver lesions. Obstet Gynecol, 78(5 Pt 2): 956-958.

ROAYAIE S, JIBARA G, TABRIZIAN P, et al., 2015. The role of hepatic resection in the treatment of hepatocellular cancer. Hepatology, 62(2): 440-451.

SERRABLO A, ALVAREZ-PÉREZ J A, GARCÍA-SESMA A, et al., 2005. Nonanatomical hepatic resection versus anatomical hepatic resection: A comparative study. World Journal of Surgery, 29(8): 1036-1040.

SHIMADA S, KAMIYAMA T, YOKOO H, et al., 2017. Clinicopathological characteristics of hepatocellular carcinoma with microscopic portal venous invasion and the role of anatomical liver resection in these Cases. World J Surg, 41(8): 2087-2094.

SHIRABE K, KAJIYAMA K, HARIMOTO N, et al., 2009. Prognosis of hepatocellular carcinoma accompanied by microscopic portal vein invasion. World J Gastroenterol, 15(21): 2632-2637.

SUN Z, LI Z, SHI X L, et al., 2021. Anatomic versus non-anatomic resection of hepatocellular carcinoma with microvascular invasion: A systematic review and meta-analysis. Asian J Surg, 44(9): 1143-1150.

TAKASAKI K, 1998. Glissonean pedicle transection method for hepatic resection: a new concept of liver segmentation. Journal of Hepato-Biliary-Pancreatic Sciences, 5(3): 286-291.

TRANCHART H, DI GIURO G, LAINAS P, et al., 2016. Laparoscopic resection for hepatocellular carcinoma: A matched pair comparative study. Journal of Gastrointestinal Surgery, 20(2): 379-385.

WAKABAYASHI G, CHERQUI D, GELLER D A, et al., 2015. Laparoscopic hepatectomy is theoretically better than open hepatectomy: Preparing for the 2nd International Consensus Conference on Laparoscopic Liver Resection. Journal of Hepato-Biliary-Pancreatic Sciences, 22(11): 723-731.

WANG W D, CHEN X L, LIANG H Y, et al.,2017. Comparison of robotic and laparoscopic liver resection for hepatocellular carcinoma: A retrospective comparative study. International Journal of Surgery, 48: 137-141.

WIGGERS J K, KOERKAMP B G, CIESLAK K P, et al., 2018. Postoperative liver failure risk score: Identifying patients with resectable perihilar cholangiocarcinoma who can benefit from portal vein embolization. Journal of the American College of Surgeons, 227(2): 191-200.

WU L, YANG Y, SI X, et al., 2016. A meta-analysis of the short-term outcomes of robotic and laparoscopic liver resection for hepatocellular carcinoma. World Journal of Surgical Oncology, 14(1): 1-9.

YAMAMOTO Y, IKOMA H, MORIMURA R, et al., 2016. A comparison of right- and leftsided hepatectomy in laparoscopic hepatectomy for hepatocellular carcinoma. World Journal of Surgical Oncology, 14(1): 1-9, 19.

ZHONG X P, ZHANG Y F, MEI J, et al., 2019. Anatomical versus non-anatomical resection for hepatocellular carcinoma with microscope vascular invasion: a propensity score matching analysis. J Cancer, 10(17): 3950-3957.

第 3 章　肝动态流域理论中的重要因素

第一节　时间的概念

一、概述

时间是物质运动和变化的持续性及顺序性表现的抽象概念，是物理学中 7 个基本物理量之一。时间概念包含时刻和时段两个概念。时间是人类用来描述物质运动过程或事件发生过程的一个参数，时间的确定依赖于不受外界影响的物质周期变化规律。以地球自转为基础的时间计量系统称为世界时系统。时、日、月、年、世纪的时间计量属于天文学中的历法范畴。

阿尔伯特·爱因斯坦认为时间和空间是人们的认知错觉。他的相对论提出时间、空间和物质三者之间联系紧密，不能将它们分开解释。时间（第四维）与空间（三维空间）一起组成了四维时空，构成了宇宙的基本结构及整个世界。时间和空间在测量上都不是绝对的，观察者在不同相对速度或不同时空结构的测量点所测量到的时间流逝是不同的。广义相对论预测质量产生的重力场将造成时空结构的扭曲，大质量附近的时钟所测量到的时间流逝比远处的时钟慢。现有先进仪器证实了相对论关于时间的精确判断，并且这些成果已经应用于全球定位系统。此外，在狭义相对论中，存在"时间膨胀"效应：在观察者看来，一个具有相对运动的时钟所测量到的时间流逝比自己参考系的（静止的）时钟时间流逝慢。

时间是地球或其他天体上所有物质三维运动对人的感官影响形成的一种量。现代物理理论认为时间是连续而不间断的，没有量子特性。一些试图将相对论和量子力学结合起来的理论，如量子重力理论、弦理论、M 理论等，预言时间是间断的，具有量子特性的，但目前还属于猜想阶段，尚未得到证实。

二、时间与医学

时间是现代医学的重要组成部分，时间医学的理论基础是时间生物学。从最简单的单细胞生物到人类的生命活动，所有生物都呈现时间节律性，具有周期和振幅等特征。在我国历史上，时间与医学的理论就有了相互关联，《黄帝内经》和《伤寒论》是中国古代医学巨著，其中早就包含了时间医学的理论。古人所谓"天人相应"等理论其实就是现代时间医学的理论基础。时间医学将生物活动与时间联系在一起，研究时间对生物的影响，包括时间的节律性和时差问题等。例如，时间节律性对人体的生理功能和代谢具有重要的影响，而时差问题则会导致生物钟紊乱、代谢紊乱等问题。时间医学对于预防和治疗某些疾病也具有一定的作用。因此，时间医学在现代医学中具有重要的地位。

时间概念不仅影响疾病的发展和治疗过程，还与医学研究、诊断、预防等方面密切相关，主要包含以下方面。

1. 生物钟与生理节律　　生物钟是生物体内调节生理活动的时间机制。人类的生物钟主要包括昼夜节律（24h 的周期）、潮汐节律（12.4h 的周期）及季节节律等。这些节律对人体的生理、心理和行为产生显著影响。例如，昼夜节律会调节睡眠 – 觉醒、体温、激素分泌等生理过程。医学研究表明，生物钟失调可能导致心血管疾病、代谢疾病、精神障碍等多种疾病。

2. 药物代谢与药物作用时间　　药物在体内的代谢和作用时间对治疗效果具有重要影响。不同的药物在体内的半衰期（药物浓度降低一半所需时间）不同，这将决定药物的剂量和给药间隔。同时，药物在体内的吸收、分布、代谢和排泄过程也受到生物钟的影响。因此，在给药时间的选择上，需要考虑药物的生物利用度和生物节律，以达到最佳疗效。

3. 疾病发作与时间关系　　许多疾病在发作和病程进展中都表现出明显的时间规律。例如，心绞痛和心肌梗死等心血管疾病在早晨发作的风险较高；哮喘患者通常在夜间或凌晨出现症状加重。了解这些时间规律有助于疾病的预防和治疗。

4. 医学诊断与时间关系　　时间因素在医学诊断中也起着关键作用。许多疾病的症状和体征在一天中的不同时间可能有所不同，这对诊断具有重要意义。例如，类风湿关节炎患者在早晨关节僵硬最为明显，而痛风发作则常常在夜间发生。因此，医师在进行诊断时需要关注患者症状出现的时间规律。

5. 时间窗口与抢救关键期　　某些疾病具有时间窗口，即在特定的时间范围内采取治疗措施才能取得最佳疗效。例如，脑卒中患者在发病后的 3 ～ 4.5h 使用溶栓药物治疗，能大大提高生存率和降低残疾率。因此，对于这类疾病，医护人员需要迅速评估病情并在关键时间内采取紧急救治措施。

6. 医学研究与时间关系 在医学研究中，时间概念对实验设计和数据分析具有重要意义。许多研究需要在特定的时间点进行数据收集，以评估疾病进展或治疗效果。同时，对于某些慢性疾病的研究，需要进行长期的观察和随访，以了解疾病的自然病程和预后。此外，时间序列分析方法在流行病学、基因表达研究等领域也有广泛应用。

7. 疫苗接种与时间关系 疫苗接种在预防传染病方面具有重要作用。疫苗的接种时间和剂次选择需要考虑免疫原性、免疫持续时间和疾病流行规律等因素。例如，婴幼儿在出生后的特定时间接种乙肝疫苗、卡介苗等，可以有效预防相应疾病。此外，成人也需要按照推荐的时间表进行疫苗接种或加强剂次，以保持免疫力。

时间医学一方面研究时间与人体生理变化的关系，另一方面研究时间与人体病理变化的关系。时间生理如人在一年四季中的情绪和体力变化，昼夜之间激素水平的变化，人体的免疫功能随季节、昼夜所发生的变化，妇女月经周期随月亮盈亏的变化等。我们会发现，有些疾病总是集中在一年中的某季或某月，集中在一月中的某旬或某日，集中在一日中的昼、夜或某时发生；有些药物对疾病的治疗作用总是在某个时间段效果好一些；有些疾病的患者总是在某个季节或某个时辰死亡率高。这就是时间病理学的研究范畴，时间病理学的基础是时间生理学。虽然，时间与医学关系紧密，但在很多医学的学科领域并未将时间视为一个十分重要的组成部分，如现代的解剖学。在伦理学的约束下，大部分的解剖理论都源自于尸体解剖，不可否认的是，在现代医学的初始发展阶段，尸体解剖及源自尸体解剖的理论让我们对人体的奥秘有了最初的了解。伴随时代的发展，尸体解剖理论的局限性逐渐凸显，尤其是对于临床外科医师来说。临床外科医师面对的患者都是有交流能力、有体征的生命，选择在合适的时间点做手术十分重要。因此，时间在整个疾病进程中占据关键的地位，尸体解剖下的某些理论此时会凸显劣势，无法明确阐述随时间和病情的变化，器官解剖、结构及功能的变化。将时间的概念纳入现代解剖学，用以指导现代的外科手术势在必行，动态地看待患者的病情及患者当前器官的解剖、结构及功能状态更加符合医学的本质。

总之，时间概念在医学领域具有广泛且重要的意义。它不仅关乎疾病的发展、治疗和预防，还与医学诊断、研究和疫苗接种等方面密切相关。因此，在医学实践和研究中，充分关注和理解时间概念对于提高诊断准确性、治疗效果和预防疾病具有至关重要的作用。同时，随着对时间概念和生物钟研究的深入，未来在医学领域可能会出现更多基于时间概念的新型治疗方法和预防策略。

第二节 流域、水系与医学

一、河流、水系与血流流域的关系

1. 河流与血流 在我国，绝大多数河流的水源补给主要来自降水。雨水落到地面后，部分水分下渗、蒸发以及在低洼地区蓄积，剩余的雨水以地表径流方式汇聚成细小溪流，这些溪流不断汇合成大的溪流，进而汇入江河。而另一部分渗透到土壤和岩层的水，大多数成为地下水，以地下径流方式最终也汇入江河。这种汇集地面径流的天然水道称为河流。这种模式与肝内部的肝动脉和门静脉双供血模式相似，血流最终进入肝窦。

2. 水系与血流流域 自然环境下，河流从高处向低处、从小规模到大规模汇流的系统称为水系。直接流入海洋或湖泊的最终末梢汇流河流被称为干流。干流中汇入的河流为一级支流，汇入一级支流的为二级支流，以此类推。干流及其支流系统构成水系。这种模式与肝内部的血流系统相似，以门静脉供血系统为例，门静脉主干分为一级分支（门静脉左支和门静脉右支），左、右支继续分为二级分支（段分支及其他分支等）。水系通常以干流名称命名，如长江水系、黄河水系等。同样，肝的供血和回流系统也可以以干流名称命名，如门静脉流域系统、肝动脉流域系统、肝静脉流域系统、胆道流域系统等。研究特定支流或区域时，也可以用支流或区域名称来称呼，例如汉江水系、淮北水系等。

3. 水系与流域特征 由于不同地区的自然地理条件各异，河流发育阶段也有所不同，因此，各地区的水系形状和组成特征也各具特色，如扇状水系（图3-1）、羽毛状水系（图3-2）、平行状水系（图3-3）等。不同水系的汇流条件和暴雨洪水过程也各不相同。分析研究水系的组成及其特征对于了解河流的自然状况极为关键。

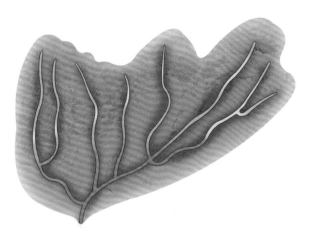

图 3-1 扇状水系

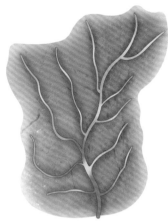

图 3-2 羽毛状水系

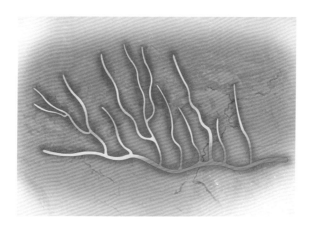

图 3-3　平行状水系

二、河流、血流流域及其特征

河流的汇水区称作流域。在地形不平时，地势两侧倾斜，雨水向两侧流动并分别汇入两条不同的河流。类似地，在肝中，血流如同河水般从高压向低压方向流动，不同肝血管所供血的主要区域即为其对应的流域。在河流流域中，地形脊线具有分水作用，被称为分水线或分水岭。分水线是流域的边界线，可以根据地形图描绘，通常穿越山脊的高点（图 3-4）。

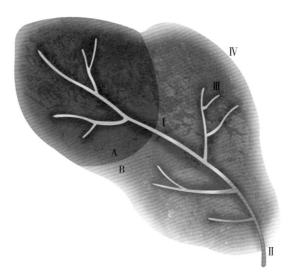

图 3-4　流域示意图

1. 河流流域面积与肝血流流域体积　流域由分水线和出流断面围成的区域称为流域面积，单位通常为平方千米或平方米。流域面积的大小由出流断面决定，如图 3-4 所示。

当出流断面为Ⅰ时，相应的流域面积为A（深色区域）；出流断面为Ⅱ时，相应的流域面积为A与B之和，即深色区域和浅色区域的全部面积。对比肝内的血流系统，肝作为三维器官，其容量应以体积单位描述流域体积。由于血管间的交叉互通特点，不同血管流域之间可能存在交叉部分。

流域面积是河流的基本特征。一般来说，在自然条件基本相同的条件下，流域面积越大，径流量也越大，对径流过程所起的调节作用也越大。例如，小流域暴雨洪水常陡涨陡落，而大流域的洪水过程则比较平缓；小流域径流变差大，而大流域径流变差较小；一般河流的水量是越往下游越大。肝血流流域体积为肝动态流域的基本特征，流域体积越大，血流量也越大，对肝功能的影响也越大。例如，越靠近主干的血管其支配流域范围体积往往越大，血流量也越多。

2. 流域的长度、平均宽度　流域长度是指从河源到出口断面流域的几何中心线长度。其长度的求法是以流域出口断面为圆心作若干不同半径的同心圆，每个圆与流域边界的两个点连成一割线，各割线中点顺序连线的长度即为流域长度。当流域左、右岸的面积大致对称时，可用干流的河长作为流域长度。流域面积除以流域长度的数值，即为流域的平均宽度。肝作为三维立体器官，肝血管流域以体积计算，与河流流域并不相同，具体算法详见后述。

3. 流域的自然地理条件　主要包括地理位置、气候条件、土壤性质、地形、地质构造、塘库、湖泊及植被等。这些自然地理环境都将直接或间接地影响河川径流的形成及其过程。例如，地理位置和山川形势直接影响内陆水分循环和水汽的运移；气候条件直接和间接地影响径流大小；土壤性质及地质构造与河流的地下水补给量、下渗损失量、流域冲刷程度等有密切的关系；地形及植被与暴雨洪水直接相关；湖泊、塘库对河川径流起着均化的调节作用等。肝血流流域同样具备微环境条件，主要包括肝实质细胞、肝星状细胞、胆管细胞、肝窦结构等，其主要功能为解毒、分泌胆汁、调控血糖等，肝细胞功能及微环境的变化将对肝流域产生不同的影响。

三、河流流域的演变与肝血流流域的动态平衡

将时间与流域结合起来，就有了流域的演变。肝血流流域同样，结合时间的概念，肝流域也在疾病或手术等外界因素影响下发生改变。尽管河流流域的演变与肝血流流域的动态平衡在本质上属于不同的领域，但它们之间存在一定的相似性，可以从以下几个方面进行类比。

1. 自我组织性和调整性　河流流域和肝血流流域都具有自组织和自我调整的能力。河流流域随着地形、气候和地质等因素的变化不断演变，河道会根据水流量和流速调整

自身形态。同样，肝血流流域也会根据身体的需要进行动态调整，以保持血流的稳定。

2. *层次结构*　河流流域具有层次结构，由上游的支流汇聚成较大的河流，最终汇入主干河。肝血流流域同样具有类似的结构，血流经过肝动脉、肝静脉、肝窦等多层结构，最终回流至心脏。

3. *分布与回流*　河流水从源头流经各个区域，为周围地区提供水资源，最终汇流至大海。肝血流流域也遵循类似的原理，血液从肝动脉和肝门静脉进入肝，分布至各个肝细胞，最后通过肝静脉回流至心脏。在这个过程中，肝起到解毒、合成蛋白质、储存糖原等重要作用。

4. *反应性与调节性*　河流流域会根据气候条件和水文变化进行调整。例如，在降雨量增加时，河流水位上升，水流速度加快。类似地，肝血流流域也具有自我调节能力。当身体需要更多能量时，肝会增加血流，以提供足够的氧气和营养物质。反之，在血流减少时，肝会调整血流分布，确保关键功能得到保障。

5. *稳定性与适应性*　河流流域在长期演化过程中，形成了相对稳定的地貌和生态系统。同时，河流流域具有一定的适应性，能够应对自然环境的变化。肝血流流域的动态平衡也表现出相似的稳定性和适应性。在正常生理条件下，肝血流保持稳定；然而，当面临疾病或其他应激因素时，肝血流也能进行相应的调整以适应新的状态。

尽管河流流域与肝血流流域之间存在一定程度的类比关系，但需要注意，这两者依然有很大的区别。河流流域是自然地理系统的一个组成部分，受到地形、气候和地质等多种因素的影响；而肝血流流域则是生物体内的一个复杂循环系统，主要受到生理、病理等因素的制约。总之，河流流域的演变与肝血流流域的动态平衡在结构、调节和稳定性等方面存在一定的相似性。然而，在进行类比时，我们需要认识到它们之间的区别以及所处领域的差异。从这种类比中，我们可以更好地理解这两个领域的基本原理和特点，为地理学、生物学及相关领域的研究提供启示。

主要参考文献

曹君，王宏光，梁霄，等，2022. 门静脉流域解剖性肝切除治疗肝细胞癌的理论与技术实践. 中华消化外科杂志，21(5):591-597.

丁恩慈，沈文，蒋文涛，等，2023. 肝静脉流域评估对活体右半肝移植术式及重建方案选择的临床价值 [C]// 中华医学会第十八次全国放射学学术会议. [2023-10-06].

龚道溢，朱锦红，2002. 长江流域夏季降水与前期北极涛动的显著相关. 科学通报，47 (7): 4.

贾仰文，王浩，王建华，等，2005. 黄河流域分布式水文模型开发和验证. 自然资源学报，20(2):353-359.

姜凯，陈继业，刘洋，等，2013. 活体猪肝射频消融河流效应对相应流域肝细胞的影响：病理学初步研究. 解放军医学杂志，38(5):347-350.

李全越，2008. 基于流域分割的医学图像伪彩色处理. 江苏科技大学.

刘荣，王子政，王兆海，等，2023. 肝脏动态流域学说与恶性肿瘤靶域切除技术. 解放军医学院学报，44(1):1-5.

刘昌明，郑红星，2003. 黄河流域水循环要素变化趋势分析. 自然资源学报，18(2): 129-135.

刘晓东，安芷生，方建刚，等，2002. 全球气候变暖条件下黄河流域降水的可能变化. 地理科学，22(5):7，513-519.

雒占福，白永平，蔡文春，2009. 1949—2005 兰州城区段黄河演变特征与影响因素分析. 干旱区地理，32(3):403-411.

庞家珍，姜明星，2003. 黄河河口演变（Ⅰ）——（一）河口水文特征. 海洋湖沼通报，(3):1-13.

庞家珍，司书亨，1979. 黄河河口演变——Ⅰ. 近代历史变迁. 海洋与湖沼，(2):136-141.

庞家珍，司书亨，1980. 黄河河口演变 Ⅱ. 河口水文特征及泥沙淤积分布. 海洋与湖沼，(4):295-305.

师恒鑫，安斌斌，朱晓颖，等，2022. 荷瘤门脉流域完全切除对肝细胞癌患者术后生存影响的荟萃分析. 临床医学进展，12(3):9.

史德明，1999. 长江流域水土流失与洪涝灾害关系剖析. 土壤侵蚀与水土保持学报，5(1): 7.

苏布达，姜彤，任国玉，等，2007. 长江流域 1960—2004 年极端强降水时空变化趋势. 气候变化研究进展，2(1): 9-14.

孙睿，刘昌明，朱启疆，2001. 黄河流域植被覆盖度动态变化与降水的关系. 地理学报，56(6): 667-672.

孙淑清，马淑杰，2003. 海温异常对东亚夏季风及长江流域降水影响的分析及数值试验. 大气科学，27(1):17.

田翠，2017. 黄河径流演变特征与预报模型研究. 郑州：华北水利水电大学.

王浩，贾仰文，王建华，等，2005. 人类活动影响下的黄河流域水资源演化规律初探. 自然资源学报，20(2):6，157-162.

王随继，2008. 黄河流域河型转化现象初探. 地理科学进展，27(2): 10-17.

席承藩，徐琪，1994. 长江流域土壤与生态环境建设. 北京：科学出版社.

向飞，2016. 右半肝门静脉 3D 分型及基于门静脉流域的计算机肝脏分段研究. 广州：南方医科大学.

徐宗学，张楠，2006. 黄河流域近 50 年降水变化趋势分析. 地理研究，25(1):10-17.

杨羡敏，曾燕，邱新法，等，2005.1960—2000 年黄河流域太阳总辐射气候变化规律研究. 应用气象学报，(2):243-248.

杨作升，2003. 黄河河口演变现状，趋势及对策的参考意见 [C]// 黄河河口问题及治理对策研讨会专家论坛文集.

姚文艺，徐宗学，王云璋，2009. 气候变化背景下黄河流域径流变化情势分析. 气象与环境科学，32(2):6.

袁丽华，蒋卫国，申文明，等，2013. 2000—2010 年黄河流域植被覆盖时空变化分析. 生态学报，33(24): 7798-7806.

张泽林，吴树仁，唐辉明，等，2015. 兰州黄河阶地演变过程对滑坡活动的控制效应. 地球科学 - 中国地质大学学报，40(9):1585-1597.

赵国栋，马奔，刘荣，2021. 肝脏流域学说下的控血新理念：适时分合肝脏控血技术. 中华医学杂志，101(40):3261-3265.

BALSALOBRE A, 2000. Resetting of circadian time in peripheral tissues by glucocorticoid signaling. Science, 289(5488):2344-2347.

CHOBANIAN, ARAM V, 2003. The seventh report of the joint national committee on prevention, detection, evaluation, and treatment of high blood pressure: the JNC 7 report. JAMA, 21(19):2560.

DELHUMEAU C, DEMONGEOT J, LANGLOIS C, et al., 2009. Modelling medical time and expertise. Example of the hospital stay duration in diagnosis related groups data bases. Organic Letters, 11(11):2429-2432.

HANNULA M S, 2013. Space, time and number in the brain: searching for the foundations of mathematical thought. Research in Mathematics Education,15(2): 205-212.

HAYNES R, LOVETT A, SÜNNENBERG G, 2003. Potential accessibility, travel time, and consumer choice: geographical variations in general medical practice registrations in Eastern England. Environment & Planning A,35(10):1733-1750.

HUANG C H , CHOU W L, 2012. Dividends of environmental tax with endogenized time and medical expenditures. Ecomod, Seville, Spain, July 4-6,2012.

KANAGARAJ R, WIEGAND T, COMITA L S, et al., 2011. Tropical tree species assemblages in topographical habitats change in time and with life stage. Journal of Ecology, 99(6): 1441-1452.

KRAUZE M T, MCKNIGHT T R, YAMASHITA Y, et al., 2005. Real-time visualization and characterization of liposomal delivery into the monkey brain by magnetic resonance imaging. Brain Research Protocols,16(1-3):20-26.

NESPOR J, 1994. Knowledge in motion: space, time and curriculum in undergraduate physics and management. Knowledge, Identity and school life series: 2. Falmer Press, Taylor & francis, Inc. 1900 frost road, Suite 101, Bristol, PA 19007.

NOSE I, INOUE K, TSUTSUI K I, et al., 2001. Brain mechanisms for time and space interval perception. Neuroimage, 13(6):921.

SJÖSTRÖM L, TORGERSON J, NARBRO K, et al., 2004. Lifestyle, diabetes, and cardiovascular risk factors 10 years after bariatric surgery. New England Journal of Medicine, 351(26):2683-2693.

SUMMERS C L, MOLYNEUX E M, 1992. Suspected child abuse: cost in medical time and finance. Archives of Disease in Childhood, 67(7):908-910.

TURAL C, FUSTER D, TOR J, et al., 2010. Time on antiretroviral therapy is a protective factor for liver fi brosis in HIV and hepatitis C virus (HCV) coinfected patients. J Viral Hepat, 10(2):118-125.

第4章 肝动态流域理论

第一节 概 念

一、人体的整体性

人体作为一个有机生命体，所有的脏器功能需要相互协调、相互作用，从而使机体处于一个稳态而生存。有机生命体的整体性意味着人体是一个高度复杂、有序的生物系统，其中各个部分相互连接并共同协作以维持生命。这种整体性在以下几个方面得到体现。

1. **多层次结构** 人体具有多种结构层次，从原子、分子、细胞、组织、器官到系统等。这些层次之间相互联系、相互影响。例如，原子和分子构成细胞，细胞结合形成组织，各种组织组成器官，不同的器官又组成系统，如呼吸系统、循环系统等。

2. **功能协调性** 人体各系统、器官和细胞之间的功能相互依赖、相互协调，以保持生命活动的正常进行。例如，呼吸系统负责获取氧气并排出二氧化碳；循环系统通过输送血液来传输氧气、营养物质和代谢废物；消化系统负责摄取和消化食物；内分泌系统调节生长、发育和新陈代谢；神经系统负责感知、处理信息并调节身体各部分功能。

3. **互补性和冗余性** 人体的各个组成部分具有互补性和冗余性，使得在某些情况下、某个组件受损时，其他组件可以弥补其功能。这有助于人体在面对不同的环境和压力时维持稳态。

4. **自我调节与适应性** 人体具有很强的自我调节和适应性，以保证机体在一定范围内保持内部环境的稳态。在面对外部环境变化或内部条件改变时，人体能够通过各种生理反应和调节机制来保持相对稳定的内环境。例如，当外部温度下降时，人体通过寒战、皮肤血管收缩等方式来保持体温。同时，人体具有一定的自我修复能力，如损伤后的伤口愈合、病毒感染后的免疫反应等。

5. **生长与发育** 人体从胚胎发育到成熟期，需要经历一系列生长和发育过程。这些过程受到遗传、环境、营养和激素等多种因素的共同影响。

二、肝的整体性

肝作为人体内最大的实质器官，其代谢、合成、转化、解毒等功能长期处于平衡状态以保证人体的需求；而当其出现病变时，肝本身会出现一系列变化来达到新的平衡状态，从而满足机体的整体需要，这种变化可以是解剖上的，也可以是组织细胞层面上的，还可以是血流动力学方面的，此时机体可能会因为这种变化出现一系列的临床症状，提示患者应及时就医；如果肝的这种适应性变化无法满足机体的需求，患者则呈现出一系列较重的临床症状，此时必须进行进一步治疗，使肝功能重新回归平衡状态，否则会出现严重的后果。

肝在微观结构及功能变化方面同样具备整体性，肝内具备多种功能细胞，主要包括：①肝细胞。肝细胞是肝的主要细胞类型，约占肝内所有细胞总数的 80%。肝细胞在代谢和解毒过程中扮演着重要角色。它们能够将营养物质转化为能量，并将多余的营养物质存储在体内。肝细胞还能分解和代谢血液中的毒素和药物，从而将它们转化为无害物质并排出体外。②肝内巨噬细胞。肝内巨噬细胞，也称为 Kupffer 细胞，是肝中的免疫细胞。它们能够吞噬血液中的细菌、病毒和有害物质，并参与肝免疫反应。③肝星状细胞。肝星状细胞是一种胶质细胞，它们位于肝小叶的间隙中。肝星状细胞参与肝的免疫反应，同时也是肝的重要结构支持细胞，它们可以合成和分泌一些细胞外基质分子。④肝外分泌细胞。肝外分泌细胞包括肝细胞和胆管上皮细胞。它们合成和分泌胆汁，将胆汁排出体外，起到消化和吸收脂肪的作用。肝中的细胞种类繁多，不同的细胞类型扮演着不同的生理功能，在肝的代谢、解毒、免疫和消化等方面起着重要作用。而由不同的肝细胞组成的肝的微观结构与肝功能密切相关，肝的微观结构与肝功能的变化主要表现在以下方面。①肝小叶的结构：肝由许多肝小叶组成，每个肝小叶包含一个中央的中央静脉和周围的肝细胞板层。这种结构为肝提供了高效的血液和物质交换。在肝细胞板层内，肝细胞排列成六边形，彼此之间呈放射状排列，中央有一小的空腔，称为胆管。通过胆管，胆汁被排出。②肝细胞的功能：肝细胞是肝的主要细胞类型，它们具有多种生理功能。肝细胞可以将营养物质转换成能量，并将剩余的脂肪和糖储存起来。肝细胞还可以分解和代谢毒素，例如酒精和药物，以及通过分泌胆汁将代谢产物排出体外。③肝窦的功能：肝窦是肝小叶内的微小通道，它们是肝内血液和细胞交换的主要场所。肝窦中有大量的肝细胞和肝内巨噬细胞，这些细胞可以吞噬和分解血液中的有害物质，例如病毒和细菌。④肝血流的功能：肝的血液来自门静脉和肝动脉，这两条血管在肝窦内混合，形成毛细血管网。肝可以通过调节门静脉和肝动脉的血流来控制其代谢活动。肝还可以将血液中的营养物质转化成能量，同时将多余的营养物质存储在体内。肝也可以将血液中的废物和毒素过滤掉，并将代谢产物排出体外。综上所述，肝的微观结构与功能密切相关，肝细胞、肝窦和肝血流相互协作，才能保持肝的正常生理功能。

三、传统的肝解剖学的弊端

传统的肝解剖学是指以解剖学为基础，研究肝的形态、结构、功能等方面的学科。然而，传统的肝解剖学存在一些弊端，包括以下几个方面：①解剖学标本存在个体差异。不同个体的肝大小、形态、血管分布等存在差异，因此在肝解剖学研究中，研究对象的个体差异会导致研究结论的不确定性和误差。②传统的肝解剖学研究无法反映生理状态。肝的生理状态与其形态、结构密切相关，而传统的肝解剖学研究往往只关注形态、结构等静态因素，忽略了肝在生理状态下的变化。③传统的肝解剖学研究无法反映病理变化。传统的肝解剖学研究主要关注正常肝的解剖结构，而对于肝病的解剖结构变化的研究相对较少。此外，一些肝的病理学变化（如肝纤维化、肝硬化等）是在组织水平上发生的，而传统的肝解剖学研究无法观察到这些变化。④传统的肝解剖学研究不适用于手术操作。在肝手术中，解剖学知识是非常重要的，但传统的肝解剖学知识并不完全适用于手术操作。因为手术操作需要考虑很多实际因素，如手术器械的选择、手术方式等，这些因素并不是解剖学研究所能够涵盖的。⑤传统的肝解剖学研究不适用于个性化医疗。随着个性化医疗的发展，人们越来越意识到每个人的肝都是独特的，因此对于不同的患者，需要采用不同的治疗方案。而传统的肝解剖学研究并不能为个性化医疗提供足够的信息和指导。

更重要的是，传统的肝解剖学将肝段作为肝独立的功能单位，一定程度上忽略了肝段与肝段、肝段与肝整体之间的相互关系，使得各肝段之间相对孤立，更倾向于将肝段作为独立的个体，疾病以肝段划分，手术也以肝段为基础操作。这也使得肝作为独立器官的地位弱化，其整体的平衡态也相对变成了肝段的平衡态，过度夸大了肝段在肝中的地位。结合临床中与传统的解剖学相悖的异常现象，笔者提出了肝动态流域理论的概念。

四、肝动态流域理论的定义

肝动态流域理论用以重新定义肝内的血管及血流分布状态，将肝内的血管及血流状况描述从传统的静态树干型向动态流域型转变。肝内的血管及血流状况类似于流域中的河流分布，正常状态下，肝流域分布相对固定，某一流域内的肝组织由周边的多支肝动脉分支及门静脉分支共同供血，此区域的肝血液回流可以通过周边的多支肝静脉回流；

正常肝血流状态为平衡态，在流域内某支或某几支血管出现阻塞、缺失、断流的情况下，肝血流状态失衡，断流流域内的肝组织将出现"孤岛效应"，即在一定的时间窗内呈现相对缺血或淤血的状态，但肝血流分布为达到新的流出、流入的平衡状态，流域内的其他血管将为断流流域内的肝组织提供额外的血供或新的流出道，在度过"孤岛效应"后，肝血流将达到一个新的平衡状态，而流域分布也将发生相应的变化，形成一个新的肝流域分布。肝叶、肝段虽有相对应的流入血管和流出血管，但也存在网络状的交通血管，在失去输入血管和输出血管后，网络交通或新生血管可以替代原血管的作用。在正常情况下，肝叶或肝段的血流供应和回流是独立的平衡状态。在病态或手术干预时使血供或回流失衡后，肝可以借助网络交通和新生血管达到新的动态平衡状态。

因此，肝动态流域理论的定义：常态时，肝内的血管及血流状况类似于流域中的河流分布，血管和血流分布相对固定。当流域内血流状态失衡时（实质缺血或淤血的状态），流域内的其他血管将为断流或淤血的肝组织提供额外的血供或新的流出道，从而达到新的平衡状态，形成新的流域分布。

第二节　特　点

一、传统的肝段解剖学特点

肝动态流域理论与传统肝段解剖学具有明显的区别特征，传统肝段解剖学的共同特征如下。

1. 以肝管道铸型为基础的静态解剖　肝管道铸型是指将肝血管、胆管等组织结构注入一种特殊的硅橡胶或其他材料中，待材料凝固后将其剖开，得到肝内部的管道结构，这种结构在解剖学和外科手术中具有重要的应用。基于肝管道铸型的静态解剖学可以通过对铸模的观察和研究来了解肝的血管、胆管、淋巴管等结构的分布、走向和互相之间的关系。这种解剖学可以帮助医师更好地理解肝的结构和功能，有助于指导肝手术的规划和操作，减少手术风险，提高手术成功率。静态解剖学与动态解剖学相对，动态解剖学可以通过影像学技术（如 CT、MRI 等）观察肝的结构和功能，在一定程度上可以取代肝管道铸型的应用，但是肝管道铸型仍具有独特的优势，特别是在手术规划和教学方面，可以提供更直观、真实的肝结构信息。

2. 以树干为原型的树干型理论　传统的肝段解剖学中肝段的划分基于门静脉和肝动脉的分布及肝内胆管的排泄模式，每个肝段都包含在一个单独的血管和胆管分支的网格中。我们可以以树干型理论形象理解。例如，①直立型肝段：与树干直立的形态类比，在肝段解剖学中，可以将肝段 IV、V 和 VIII 类比为直立型肝段，因为它们都是较为独立的肝段，且与周围肝段之间的联系相对较少；②倾斜型肝段：与树干倾斜的形态类比，在肝段解剖学中，可以将肝段 II、III 和 VI 类比为倾斜型肝段，因为它们具有相对稳定的解剖结构，但与周围肝段之间的联系相对较多；③弯曲型肝段：与树干弯曲的形态类比，在肝段解剖学中，可以将肝段 I 和 VII 类比为弯曲型肝段，因为它们的解剖结构相对复杂，有多种不同的分支和联系，需要具有适应性强的特征来进行调节和控制。需要注意的是，这只是一种类比和推测，肝段解剖学和树干型理论并没有直接的联系和证据支持。而肝的解剖结构和功能非常复杂，需要通过深入研究和实践来了解和掌握。

3. 段或亚段是独立的解剖单位　传统的肝段解剖学将肝分为多个肝段，每个肝段都具有自己的血液供应和排泄系统，肝段的划分基于门静脉和肝动脉的分布及肝内胆管的排泄模式，每个肝段都包含在一个单独的血管和胆管分支的网格中。因此，传统的肝段解剖学认为肝段是独立的解剖功能单位，将整体肝人为地划分为多个部分。

4. 建立在尸体解剖研究上　传统的肝段解剖学建立在尸体解剖研究的基础之上。这种解剖学通过对大量尸体进行解剖，研究肝的解剖结构及其血管和胆管的走向，将肝划分为不同的肝段。然而，尸体解剖学所得出的结论可能并不完全适用于活体人体，因为在尸体解剖过程中，组织和血管结构已经发生了变化，且没有考虑到生物体内的生理和代谢过程。因此，随着医学技术的不断发展，现代医学已经开始采用基于影像学和手术数据的肝分区方法，以更好地指导临床治疗和手术操作。

二、肝动态流域理论与传统的肝段解剖学的不同点

1. 以肝内血管网络为基础的动态解剖学　肝内血管网络是指肝内的血管系统，包括门静脉、肝动脉和肝静脉等。这些血管在肝内分支交错，形成非常复杂的网络结构。肝内血管网络的解剖结构对于肝功能和疾病的诊断和治疗都具有重要的意义。动态解剖学是指在不同时间点下，通过影像技术观察人体内结构和器官的变化。以肝内血管网络为基础的动态解剖学可以通过多种影像技术来实现，如 CT、MRI、超声等。通过这些技术，医师可以观察到肝内血管网络在不同时间点下的变化，了解肝结构的特点和功能状态。具体来说，以下是常见的以肝内血管网络为基础的动态解剖学影像学技术。①计算机断层扫描（CT）是肝内血管网络动态解剖学中常用的影像学技术之一。在 CT 扫描中，医师可以观察到肝内的血管系统，以及肝的结构和病变情况。通过 CT 扫描，医师可以获取高分辨率的肝的图像，以便更准确地诊断和治疗肝病。②磁共振成像（MRI）也是肝内血管网络动态解剖学中常用的影像学技术之一。与 CT 扫描不同，MRI 扫描不需要使用放射

性物质。通过 MRI 扫描，医师可以观察到肝内的血管系统、肝的结构和病变情况，以及肝的代谢情况等。MRI 扫描可以提供高质量的肝的图像，对肝病的诊断和治疗非常有帮助。③超声检查也是肝内血管网络动态解剖学中常用的影像学技术之一。通过超声检查，医师可以观察到肝内的血管系统、肝的结构和病变情况等。超声检查不需要使用放射性物质，是一种安全、无创的检查方法。然而，超声检查的分辨率较低，对一些肝病变的诊断和治疗不够准确。④血管造影是一种介入性的检查方法，需要将导管插入患者体内的血管系统中。通过血管造影，医师可以观察到肝内的血管系统，以及肝的结构和病变情况。血管造影可以提供高分辨率的肝的图像，对一些肝病的诊断和治疗非常有帮助。然而，血管造影是一种有创性的检查方法，可能会对患者造成一定的风险和不适。⑤三维重建技术是一种将二维影像转换为三维图像的技术，可以应用于多种影像学技术中。通过三维重建技术，医师可以观察到肝内的血管系统、肝的结构和病变情况等。三维重建技术可以提供非常清晰的肝的图像，有助于医师更全面地了解肝的解剖结构和功能状态。通过以肝内血管网络为基础的动态解剖学，医师可以更全面地了解肝的结构和功能状态，对肝病的诊断和治疗具有重要的临床应用价值。例如，在肝癌治疗中，医师需要了解肝内血管网络的情况以确定肿瘤位置和大小，并选择合适的治疗方案。此外，肝移植手术也需要详细了解肝内血管网络的情况，以确保手术成功和患者安全。

2. 以河流流域为原型的流域型理论　以河流流域为原型的肝动态流域理论将河流流域的概念运用到肝的解剖学研究中，认为肝的血管系统具有分层结构，是由毛细血管、肝窦、门静脉和肝动脉等多个分支组成的整体系统。在肝中，血液进入肝的主要血管有肝动脉和门静脉。肝动脉的分支进入肝小叶，分别与门静脉的分支在肝小叶内相互交织，形成肝小叶的毛细血管。这些毛细血管汇集成肝窦，从肝窦中的孔洞向中央静脉流动。中央静脉是肝内最大的血管，它们汇合成肝静脉，最终将血液输送到下腔静脉中。河流流域与肝血管系统类似，其由河流、支流和汇流组成。河流流域的汇流是指所有支流在某一点或一段河道上汇合成的主流，而在肝中，汇流是指肝小叶内的肝窦向中央静脉汇合。支流是指河流流域中的分支河流，而在肝中，支流是指肝小叶内的毛细血管和肝窦。在河流流域中，支流之间存在交汇和分流；同样，在肝中，肝小叶之间也存在着血液循环的交汇和分流现象。肝动态流域理论提供了一种新的视角，用以解释肝内复杂的血管系统结构。同时，该理论对于肝病的诊断和治疗也具有重要意义。例如，在肝癌治疗中，医师需要了解肝血管系统的特点以确定肿瘤位置和大小，选择合适的治疗方案。此外，肝移植手术也需要详细了解肝血管系统的情况，以确保手术成功和患者安全。肝动态流域理论强调了肝血管系统的分层结构和流域特征，这对于解剖学和临床医学都有重要的启示作用。该理论的应用可以帮助医师更好地理解肝血管系统的结构和功能，并为肝病的诊断和治疗提供重要的理论基础。此外，河流流域的概念还可以为肝内动态解剖学的研究提供新的思路。肝血管系统的动态解剖学研究旨在观察肝内血管系统在不同时间点下的变化，以及其与肝结构和功能之间的关系。在肝动态解剖学研究中，可以将肝内血管系统比作河流流域，观察其分支交汇和分流现象，以及肝小叶之间的交汇和分流情况，以更准确地描述肝内血液循环的变化和特点。总之，以河流流域为原型的肝流域型解剖理论提供了一种新的视角，用以解释肝内复杂的血管系统结构和功能。通过运用这一理论，可以更好地理解肝内血管系统的结构和功能特点，并为肝病的诊断和治疗提供新的思路和方法。

3. 各个管道呈融合的网络状，联系紧密　肝内的血管系统具有非常复杂的分支和交错结构，各个分支之间相互联系，形成了一个高度网络化的血管系统。肝内联系紧密的网络化血管包括肝动脉、门静脉和肝静脉等。肝动脉和门静脉分别为肝提供氧和养分，它们在肝内部的分支和交汇处相互连接，形成了复杂的血管网络。肝动脉和门静脉进入肝后，分别分支成肝小动脉和肝小静脉，它们在肝小叶内交错分布，形成肝窦。肝窦内的毛细血管形成肝小叶的网状结构，将肝细胞和血液紧密联系在一起，形成了高度网络化的血管系统。肝内联系紧密的网络化血管具有非常重要的生理功能。肝是人体内最重要的代谢器官之一，它负责处理和转化身体内的营养物质和毒素，保持身体内稳态。肝内的高度网络化血管系统能够为肝细胞提供足够的氧和养分，使其能够进行正常的代谢活动。同时，肝内的血管网络也能有效地排除体内的毒素和废物，保持身体内环境的稳定。肝内联系紧密的网络化血管是肝内血管系统的一种特殊形式。这种血管网络的结构复杂、功能多样，对肝的正常生理功能和疾病的诊断及治疗具有重要意义。

4. 建立在临床患者和动物实验研究之上　肝动态流域理论在临床患者和动物实验研究的基础上，对肝解剖学进行研究和探索，以深入了解肝的结构和功能。在临床患者中，肝解剖学的研究主要是通过影像学技术进行的。现代医学影像技术如 CT、MRI、超声等能够非常清晰地显示肝内部的结构和血管系统，为肝病的诊断和治疗提供重要的信息。例如，在肝癌的诊断和治疗中，医师需要了解肝内的解剖结构以确定肿瘤位置和大小，并选择合适的治疗方案。此外，肝移植手术也需要详细了解肝内血管系统的情况，以确保手术成功和患者安全。在动物实验研究中，研究者们通常使用小鼠、大鼠、猪等动物进行肝解剖学研究。动物实验研究能更加深入地了解肝的结构和功能，探索其在生理和病理条件下的变化和调节机制。例如，通过小鼠或大鼠的实验研究，我们可以了解肝内各种细胞的结构和功能，以及它们在代谢、解毒、免疫等方面的作用。而通过猪等大动物的实验研究，我们可以更加深入地了解肝内血管系统的结构和功能，以及肝在代谢、毒素清除、营养转化等方面的作用。通过临床患者和动物实验研究，我们可以更好地了解肝的解剖结构和生理功能，探索其在疾病发生和发展中的作用和调节机制。这将为肝病的预防、诊断和治疗提供更好的理论基础和技术支持。

<h2 style="text-align:center">第三节　理论基础</h2>

一、分形理论

分形理论（fractal theory）是当今十分风靡和活跃的新理论、新学科，其最早在 20 世纪 70 年代由美国 IBM 公司研究中心物理部研究员暨哈佛大学数学教授 Mandelbrot 提出。分形的原意是"分数的、破碎的"物体，这个名词是参照了拉丁文"fractus"（碎裂的）创造出来的，它具有双重意义：即 frature（分裂）和 fraction（分数）。它是一门以不规则几何形态为研究对象的新几何学，但其本质却是一种新的世界观和方法论，以新几何学的方式看待自然界的种种形态。

分形理论起源于 Mandelbrot 提出的著名问题"英国的海岸线有多长"。Mandelbrot 发现，当测量单位不断变小时，所测得的长度是可以一直增大的。他认为海岸线的长度具有不确定性，即在一定意义上海岸线是可以无限长的，这是因为海岸线是极不规则和极不光滑的。

在自然界中，大多数事物都是不规则与不光滑的，通常以一种自相似的形式存在，例如河流、森林、云朵、山脉等。对这些对象进行描述时，大多数的自然物体都没有绝对的客观长度或宽度等，分辨率的不同会导致描述结果的不同。人体也是大自然的杰作之一，人体的各种器官亦然，分形与人体的关系也十分微妙。

部分以某种形式与整体相似的形状称为分形，分形具有两大特征，即自相似性和标度不变性。

一个系统的自相似性是指某种结构或过程的特征从不同的空间尺度或时间尺度来看都是相似的，或者某系统或结构的局域性质或局域结构与整体类似。另外，在整体与整体之间或部分与部分之间，也会存在自相似性。一般情况下自相似性有比较复杂的表现形式，而不是局部放大一定倍数以后简单地和整体完全重合。从自相似性的角度看，肝内血管及血流的分布与河流流域的分布都具备这个特性。不管是血管的各级分支，还是河流的各级支流，都具备与整体相似的特性，即自相似性。因此，从这个角度讲，用流域与肝内血管血流分布相类比是合理的。

从几何角度讲，一个系统的标度不变性是指在系统内任选一局部区域对它进行放大，这时得到的放大图形又会显示出原图的形态特性。而从河流流域与肝的血管血流来看，两者皆具备此特性，但放大倍数有限制，即其分形维度有限，而非无限。河流流域的最小分支为终末支的小溪流，肝的血液流入血管及流出血管都有终末支，并参与形成其最小功能单位（肝小叶或肝腺泡）。

分形特征是肝血管与血流分布的重要特征之一，从分形理论的角度进行分析，我们可以看出，肝的血管与血流分布可以放大与细化，部分与整体具备自相似性，并有其最终维度。但是，无论将局部怎样放大，局部之间并没有明确的界线。目前的肝段解剖学，肝段的交界线上确定是没有血管的主干系统，但是在继续增加放大倍数后，即使在肝段交界，也存在与主干类似的血管与血流，符合分形的自相似性及标度不变性。因此，对于肝段的交界切面，人为的硬性划分似乎并不妥当，而以流域理念代替更能符合其分形特征。

二、动态流域理论中蕴含的主要哲学原理

（一）世界的物质性原理

医学与哲学的关系密切，从严格意义上来讲，医学并不是一门纯粹的自然科学，而是自然科学与社会科学相统一的一门科学，医学的发展蕴含着人文精神的培育，关于医学与人文的关系在此不再赘述。从自然科学的角度看，医学是严谨的、客观的，而人体作为自然界最杰出的产物之一，其必然遵循辩证唯物主义中的世界的物质统一性原理，因此，人体及人体内的器官都具备客观的物质性。世界的物质性原理与医学有着密切的关联性。医学是一门基于自然科学的学科，其研究对象是人体的生理、病理、诊断和治疗等方面。而世界的物质性原理是自然科学的基础，是认识自然界的最基本的原理之一，因此在医学中也起着至关重要的作用。举例，世界的物质性原理与医学的关联性的几个方面。①生物化学和药理学：生物化学和药理学是基于物质的相互作用规律的学科，它们是医学研究和治疗的基础。药物的治疗效果基于药物与人体内部的生物分子相互作用的原理，而这些相互作用规律是生物化学和药理学的研究重点。药物的研制和开发需要深入了解药物的化学成分、作用机制和代谢规律，这些都离不开对物质的相互作用规律的研究和探究。②医学影像学：医学影像学是一门基于物理学原理的学科，它通过对不同物质的吸收、散射、反射等特性进行测量来生成影像。这些特性的研究基于物理学的原理，例如 X 线的穿透性、磁共振的共振效应等。医学影像学在疾病诊断和治疗方面具有重要的应用，它可以帮助医师观察和诊断内部组织和器官的状况，指导治疗方案的制订和实施。③分子生物学和基因组学：分子生物学和基因组学的研究使我们能够深入了解人体内部的生物分子和基因组的结构和功能，从而为疾病的诊断和治疗提供更为精

确的手段。例如，通过对基因序列的分析，我们可以发现许多与疾病相关的基因突变，从而帮助医师对疾病进行诊断和治疗。同时，分子生物学和基因组学的研究也可以为药物研发提供依据，例如根据病理机制和分子作用的原理，针对特定的分子靶点研制出更为精确的治疗方案。

（二）认识的反复性与无限性原理

哲学原理讲对事物的认识过程具有反复性，由于受主、客观条件的限制，人类追求真理的过程不是一帆风顺的，这就决定了人们对一个事物的正确认识往往要经过从实践到认识，再从认识到实践的多次反复才能完成。认识具有无限性，认识的对象是无限变化着的物质世界，作为认识的主体的人类是世代延续的，作为认识基础的社会实践是不断发展的，因此，人类的认识是无限发展的，追求真理是一个永无止境的过程。

认识的反复性与无限性原理是指人类在认识过程中不断深入、发展和拓展的特性。在医学领域，这个原理同样适用。医学的发展受益于科学技术的进步，不断地推动人类对健康、疾病和治疗方法的认识。接下来，我们将从以下几个方面探讨认识的反复性与无限性原理与医学的联系。

1. 理论知识的发展　医学理论是不断发展演变的，随着科学技术的进步，人们对人体结构、生理、病理等方面的认识也在不断加深。例如，从古代的四大元素理论到现代的基因与分子生物学，医学理论不断改进，更加符合实际情况。

2. 诊断技术的进步　随着各种高精尖诊断设备的出现，如 X 线、CT、MRI 等，医师能更准确、及时地发现疾病，提高诊断的准确性。这也反映了医学认识的反复性与无限性原理，诊断技术在不断革新和发展。

3. 治疗方法的创新　治疗方法也在不断发展和完善。例如，从最早的手术治疗到现代的微创手术、靶向治疗、基因疗法等，治疗手段不断拓展，以求达到更好的治疗效果和降低患者的痛苦。

4. 预防医学的重要性　随着认识的反复性与无限性原理的体现，人们对预防医学的重要性有了更深入的理解。疫苗接种、健康教育、环境卫生等方面得到越来越多的重视，降低了疾病的发生率。

5. 个体差异的认识　随着精准医学的兴起，人们开始关注个体差异对疾病的影响。基因检测、药物代谢等方面的研究，使得医学治疗更加个性化和精确，减少了误诊和过度治疗的风险。

6. 跨学科的合作　在认识的反复性与无限性原理的推动下，医学与其他学科的交叉合作越来越紧密。例如，生物学、物理学、化学、计算机科学等领域与医学的结合，为医学带来了新的发展机遇。这种跨学科的合作反映了医学认识的无限性，将人类对疾病和治疗的认识推向一个新的高度。以下是一些跨学科合作的例子。①生物信息学：结合生物学、计算机科学和数学等多学科知识，生物信息学致力于分析和解释生物大数据，为医学研究提供有价值的信息。例如，基因组学、蛋白质组学等领域的研究为疾病的诊断、治疗和预防提供重要依据。②医学影像学：物理学与医学的紧密结合产生了医学影像学，如 X 线、CT、MRI 等影像技术的发展，为临床诊断提供了重要支持。同时，计算机科学在医学影像处理和分析中的应用，有助于提高诊断的准确性和效率。③纳米医学：纳米技术与医学的结合为疾病的治疗带来了新的可能。纳米药物、纳米诊断等方面的研究有望实现高度精确的疾病诊断和治疗，降低不良反应，提高疗效。④人工智能（AI）与医学：人工智能在医学领域的应用逐渐普及，包括疾病诊断、治疗方案推荐、病理图像分析等方面。AI 技术的应用有助于提高医疗质量和效率，减轻医师的工作负担。⑤虚拟现实（VR）与仿真技术：虚拟现实与仿真技术的发展为医学教育和手术训练带来了革命性的变革。这些技术使得医师和医学生能够在模拟环境中进行实践操作，提高手术技能，降低手术风险。

总之，认识的反复性与无限性原理在医学领域表现得尤为明显。不断发展的科学技术和跨学科的合作使得医学知识在不断拓展和深化，有助于人类更好地理解和应对健康与疾病问题。以下是一些其他与医学有关的领域，展示了认识的反复性与无限性原理。①基因编辑：基因编辑技术（如 CRISPR-Cas9）为治疗遗传性疾病提供了新的可能。这种技术使得科学家们可以精确地修改基因序列，纠正病因，从而实现疾病的根本治疗。②细胞疗法：细胞疗法利用干细胞或其他类型的细胞进行治疗，包括再生医学、免疫细胞疗法等。这些疗法有望治愈一些难以治疗的疾病，如帕金森病、白血病等。③微生物组研究：微生物组是指生活在人体内的微生物群落。近年来，科学家们越来越关注微生物组对人体健康的影响。研究显示，肠道微生物组与免疫系统、新陈代谢等多方面具有密切联系。调控微生物组平衡有望成为预防和治疗多种疾病的新途径。④精神心理健康：随着人们生活节奏加快，精神心理健康问题日益受到关注。认识的反复性与无限性原理也体现在对精神心理疾病的认识和治疗上。心理学、神经科学等领域的研究为预防和治疗抑郁症、焦虑症等精神心理疾病提供了新的理论基础和方法。⑤社会因素与健康：越来越多的研究表明，社会因素对人们的健康具有重要影响。环境污染、生活压力、社会经济地位等多种因素与疾病的发生和发展密切相关。因此，公共卫生政策、社会支持等方面的干预对促进人们的健康至关重要。

认识的反复性与无限性原理在医学领域表现得尤为鲜明。科学技术的进步和跨学科合作为医学发展提供了强大动力，推动人类对健康与疾病的认识不断深入。未来，随着科学技术的持续发展和新知识的不断积累，医学界将更好地应对各种健康挑战，为全球人口提供更有效、更安全的医疗服务。

对肝解剖的研究认识历经数百年，经过反复修正，多次重新认识，进展到目前最为学者接受的肝段解剖学。但对事物的认识是具有反复性和无限性的，肝解剖学亦不例外，仅满足于目前的理解远远不够。因此经过进一步的思考与研究，我们提出了肝动态流域理论作为一套新理论，与传统的肝段解剖学存在交叉共融之处，又在其基础上发展创新，提出了不同的新理解。

（三）运动和静止辩证关系原理

辩证唯物主义在肯定物质是运动的同时，也承认静止的存在。世界上的一切事物都处于运动变化中，没有不运动的物质，因而运动是无条件的、绝对的，静止是有条件的、相对的和暂时的，是运动的一种特殊状态，动中有静、静中有动。物质世界是绝对运动和相对静止的统一。既要用运动、变化、发展的观点观察和处理问题，又要看到事物相对静止的存在，坚持绝对运动和相对静止的统一。

运动和静止辩证关系原理是一种强调事物运动和静止状态之间相互关联、相互转化的观点。在医学领域，这一原理也有着密切的联系。运动与静止在生理、病理、治疗等多个方面均表现出辩证关系，彼此影响、相互转化。例如以下方面。①生理平衡：人体需要保持动态平衡来维持生命活动。这包括神经系统、内分泌系统、循环系统等各系统的稳态。运动和静止在维持生理平衡中起着重要作用，如适当运动可以促进心血管健康，而适当休息对于恢复体力和减轻疲劳同样重要。②疾病发生与发展：运动与静止在疾病的发生和发展过程中也存在辩证关系。如缺乏运动可能导致肥胖、心血管疾病等，而过度运动可能引发关节磨损、肌肉损伤等问题。此外，某些疾病在静止和运动状态下表现出不同的症状，如心绞痛在休息时可能缓解，但在运动时加重。③康复治疗：康复治疗过程中需要充分考虑运动与静止的辩证关系。适度运动有助于恢复肌肉力量、关节活动度以及提高生活质量，但过度运动可能导致病情恶化。因此，在康复治疗中要制订合理的运动计划，保证患者在运动和静止之间达到恰当的平衡。④预防医学：在预防医学中，运动和静止的辩证关系同样重要。适当的运动对于预防慢性病、增强免疫力具有积极作用，而充足的休息则有助于减轻疲劳、恢复体力。通过保持运动与静止的平衡，人们可以降低生病风险，提高生活质量。⑤中医理论：在中医理论中，运动与静止的辩证关系体现得尤为明显。中医学认为，人体阴阳平衡、气血和五脏六腑的协调是维持健康的关键。运动和静止在中医理论中被认为是维持阴阳平衡的重要手段。过多的运动可能导致阳气过盛，而长时间的静止可能导致阴气偏盛。因此，中医强调适度运动与静止的平衡，以保持气血和阴阳的协调，预防疾病。⑥精神健康：在精神健康方面，运动与静止的辩证关系也起到关键作用。适当的运动可以帮助缓解焦虑、抑郁等心理症状，而适当的休息和放松则有助于减轻压力，提高心理适应能力。保持运动与静止的平衡对于维护良好的心理状态具有重要意义。⑦药物治疗：在药物治疗中，运动与静止的辩证关系也需要充分考虑。某些药物在运动时可能发挥更好的疗效，如抗血栓药物可以通过增加血流速度来改善血液循环；而某些药物可能需要在静止状态下使用，以降低不良反应和提高疗效，如镇静药和催眠药。⑧医学教育与实践：在医学教育与实践中，运动与静止的辩证关系也具有一定的意义。医学生在学习过程中需要掌握大量知识，但过度劳累可能导致学习效率下降。因此，医学生需要在学习与休息之间寻求平衡，以提高学习效率。同样，医务人员在工作中需要处理紧张的医疗工作，适当的休息对于保持工作效率和减轻职业压力至关重要。

在医学领域，运动与静止辩证关系原理表现为在生理、病理、治疗等多个方面的相互关联和相互转化。通过理解和运用这一原理，医学专业人员可以更好地预防和治疗疾病，提高患者的生活质量和健康水平。

当前的肝段解剖学是在尸体肝铸型腐蚀模型的基础上探索而来的，形成的模型为固定的、静止的，可以使我们明确在某个时间点肝的解剖结构。然而，人体是在不停运动的，器官也是在不停工作的，肝的某时间点的静止状态是相对的，其运动状态是绝对的，因此，更应该以运动、变化、发展的观点来对待肝段解剖学，在肝出现病变后，其相对静止状态被打破，出现适应性变化后的解剖并不能完全用已固定的肝段解剖学来解释。因此，动态流域理论在流域理论的基础上加入了动态的概念，引入第四维——时间的理念，从肝不断变化的角度分析解剖，达到肝绝对运动与相对静止的统一，更符合肝在时间线上不断变化的事实。

（四）联系的普遍性原理

所谓联系，就是事物之间以及事物内部诸要素之间的相互影响、相互制约和相互作用。联系是普遍的，世界上的一切事物都与周围其他事物有着这样或那样的联系。每一个事物内部的各个部分、要素之间是相互联系的。世界是一个普遍联系的有机整体，是一幅由种种联系交织起来的丰富多彩的画面，其中没有一个事物是孤立存在的。

联系的普遍性原理强调万事万物都是相互联系、相互影响的。在医学领域，这一原理同样具有重要意义。医学研究的核心目标是揭示生命现象、疾病发生和治疗过程中的相互联系，以便更好地预防和治疗疾病。以下我们将从几个方面探讨联系的普遍性原理与医学的关联性。①生理过程：人体是一个复杂的生物系统，各器官和系统之间存在密切的联系和相互作用。例如，心脏、肺部和血管系统共同维持血液循环，以满足身体对氧气和营养的需求；神经系统和内分泌系统共同调节生理反应和代谢过程。理解这些联系有助于更好地认识正常生理过程和疾病状态。②病因学：在疾病的发生和发展过程中，多种因素相互作用、相互影响。遗传因素、环境因素、生活习惯等因素共同决定一个人的健康状况。对这些相互联系的因素进行研究,可以帮助医学专业人员找出疾病的根本原因,制订有效的预防和治疗措施。③诊断过程:在医学诊断过程中,医师需要综合分析患者的病史、体格检查结果和辅助检查结果等多种信息,以找出疾病的病因和病变部位。这一过程涉及多个层面的相互联系,如症状与体征之间的关联、实验室检查结果与临床表现之间的联系等。④治疗过程:在治疗过程中,医师需要充分考虑药物治疗、手术治疗、康复治疗等多种治疗方法之间的联系和协同作用,以便制订出最佳的治疗方案。此外,医师还需要关注患者的心理状况、家庭支持和社会环境等因素,以提高治疗效果。⑤医学研究:在医学研究中,联系的普遍性原理表现为跨学科合作和知识整合。生物学、化学、物理学、心理学等多个学科的知识和方法在医学研究中发挥着重要作用。通过跨学科合作和知识整合,医学研究人员可以更好地解决复杂的医学问题,推动医学领域的发展。例如,基因编辑技术的发展得益于生物学、化学和物理学等学科的共同努力;心理学和神经科学的结合为精神疾病的研究和治疗提供了新思路。⑥预防医学:在预防医学中,联系的普遍性原理体现为人体健康与环境、生活方式等多种因素的相互作用。通过研究这些相互联系的因素,预防医学旨在预测、预防和控制疾病的发生和发展。例如,控制环境污染、改善生活习惯和加强疫苗接种等措施都有助于降低慢性病和传染病的发病率。⑦医患关系:在医患关系中,联系的普遍性原理表现为医师与患者之间的沟通和信任。良好的医患关系有助于更准确地诊断和治疗疾病,提高患者的治疗依从性和满意度。为建立和维护良好的医患关系,医师需要关注患者的情感需求、尊重患者的意愿,同时提供详细的疾病信息和治疗建议。⑧全球卫生:在全球卫生领域,联系的普遍性原理体现为国际合作和资源共享。面对全球性的公共卫生挑战,如新型传染病、慢性病负担等,各国需要加强合作,共同应对。通过分享医学知识、技术和资源,各国可以提高全球卫生水平,减轻疾病负担。总之,在医学领域,联系的普遍性原理表现为生理过程、病因学、诊断过程、治疗过程、医学研究、预防医学、医患关系和全球卫生等多个层面的相互联系和相互作用。通过理解和运用这一原理,医学专业人员可以更好地预防和治疗疾病,提高患者的生活质量和健康水平。此外,联系的普遍性原理有助于推动医学领域的创新和发展,促进跨学科合作和知识整合。在今后的医学实践和研究中,充分认识和利用联系的普遍性原理将对提升医学水平、优化医疗服务、提高人类健康水平产生积极影响。

　　人体作为一个完整的有机体,其整体与各器官、各器官之间是相互联系的;而肝作为一个完整的器官,其整体与肝的各个部分、肝各部分之间也是相互联系的。因此,肝段解剖学认为肝段的不完整切除会引起残余肝段的缺血坏死、肝段之间没有相互联系这种观点是不妥当的，肝段之间在血流、淋巴、胆道、肝组织各方面都存在着密切联系，这是肝作为一个整体器官存在的基础之一。正因为肝内部的这种普遍性联系，即使肝段的不完整切除，残余肝段与周边肝段甚至不相邻肝段的血流联系也不会导致其缺血坏死，如同一条支流的干涸不会引起整片地区的干旱，周边的支流会迅速反应，以地面、地下等多种方式供水。当然，残余肝段会存在一个相对缺血的时间窗，这期间肝整体及周边肝组织会在血流动力学上发生适应性变化，以增加所谓残余肝段的供血，这称之为"孤岛效应"。在肝动态流域理论系统内，我们强调肝流域的各部分之间都是存在普遍性联系的，供血血管、引流血管、淋巴循环、胆汁引流等都不是孤立存在的，流域都从失衡态到再平衡态的过程会更加凸显这些联系的重要性。

（五）整体和部分辩证关系原理

首先，整体和部分是相互区别的：①整体是事物的全局和发展的全过程，从数量上看它是一；部分是事物的局部和发展的各个阶段，从数量上看它是多。②整体和部分在事物发展过程中的地位、作用和功能各不相同。整体居于主导地位，整体统率着部分，具有部分所不具备的功能；部分在事物的存在和发展过程中处于被支配的地位，部分服从和服务于整体。

其次，整体和部分辩证关系原理强调事物的整体性与部分性是相互联系、相互制约的。在医学领域，这一原理具有重要意义，因为它强调了在研究生命现象、疾病发生和治疗过程时，需要关注整体与局部之间的相互作用和影响。例如以下方面。①生理过程：人体是一个高度复杂的整体，各器官和系统相互联系、相互作用。研究生理过程时，应关注整体与局部之间的相互影响。例如，心血管系统对全身氧气和营养的输送离不开局部的血管和心脏功能；神经系统对身体的调控需要局部神经元和神经回路的正常运作。②病因学：在疾病的发生和发展过程中，局部病变可能引发全身性疾病，全身性疾病也可能导致局部病变。例如，局部感染可能导致全身性败血症；糖尿病等全身性疾病可能导致局部的视网膜病变、肾病等。关注整体与部分之间的相互影响，有助于更准确地找出疾病的病因和病变部位。③诊断过程：在诊断过程中，医师需要综合分析整体与局部症状和体征，以便制订出最佳的诊断方案。例如，心脏病可能表现为胸痛、呼吸困难等局部症状，但也可能伴有全身性症状如乏力、水肿等。了解整体与局部之间的相互联系，有助于医师准确诊断疾病。④治疗过程：在治疗过程中，医师需要充分考虑整体与局部之间的相互作用，以便制订出最佳的治疗方案。例如，在治疗局部感染时，除了使用局部抗生素治疗，还需要关注全身抗感染治疗；在治疗全身性疾病如高血压时，除了降压药物治疗，还需关注局部的目标器官保护。⑤中医理论：在中医理论中，整体与部分辩证关系原理得到了充分体现。中医强调整体观念，主张人体各器官系统之间的相互关系和协调平衡。在诊断和治疗疾病时，中医关注整体与局部之间的相互作用，以达到调和阴阳、平衡气血、调节脏腑功能的目的。例如，针灸和拔罐等治疗方法，通过作用于局部穴位以调整全身的气血循环和生理功能。⑥康复治疗：在康复治疗过程中，关注整体与部分辩证关系原理对于制订有效的康复计划至关重要。例如，在康复过程中，治疗师需要关注局部损伤的恢复，同时考虑整体功能的提高，如关注患者的运动能力、生活自理能力和心理状况等。⑦预防医学：在预防医学中，关注整体与部分辩证关系原理有助于更有效地预防疾病的发生和发展。例如，通过改善生活方式、预防局部感染等措施，可以降低全身性疾病的风险；通过加强全身性疾病的预防和控制，可以减少局部并发症的发生。⑧医学研究：在医学研究中，关注整体与部分辩证关系原理有助于更深入地了解生命现象和疾病机制。例如，研究局部病变与全身疾病之间的相互关系，可以为疾病的预防和治疗提供新的思路；通过研究整体与局部之间的相互作用，可以发现新的治疗靶点和方法。在医学领域，整体与部分辩证关系原理在生理过程、病因学、诊断过程、治疗过程、中医理论、康复治疗、预防医学和医学研究等多个层面具有重要的关联性。通过认识和运用这一原理，医学专业人员可以更好地诊断和治疗疾病，提高患者的生活质量和健康水平。

首先，不论是肝段解剖学还是肝动态流域理论，肝都是以整体与部分的形式存在的，且在数量上也是一与多的关系；肝作为器官整体，在肝发挥众多功能作用的过程中居于主导地位，这是毋庸置疑的，无论是肝段还是分支流域都服从于肝整体的支配。其次，整体和部分又是相互联系、密不可分的。①相互依赖。整体是由部分构成的，离开了部分，整体就不复存在。部分是整体中的部分，离开了整体，部分就不能称其为部分。肝段解剖学更强调肝段的独立性，将肝段作为独立的功能单位，认为其相互之间没有重要联系；肝动态流域理论将肝划分为整体流域及分支流域，流域之间相互存在交叉关系，多个分支流域作为整体流域的部分，既有其独立存在的功能，又与整体流域和其他分支流域的功能相互制约。②相互影响。部分的功能及其变化会影响整体的功能，关键部分的功能及其变化甚至对整体的功能起决定作用。整体的功能状态及其变化也会影响到部分。肝段解剖学强调肝段的独立性，相对弱化了肝整体的地位，动态流域解剖学不强调分支流域的独立性，而更突出流域之间的互联性，整体流域与分支流域、分支流域之间的关系密不可分，在发挥功能上也是相互依赖、相互影响的。

三、动态流域理论与肝血流动力学

肝血流动力学的稳定是保证肝血供、维持肝基本功能的重要因素之一。正常情况下肝血流量为 800～1500ml/min，约占心排血量的 1/4，其中门静脉血流占肝总血流量的 3/4，肝动脉血流占 1/4，但两套供血系统提供的血氧约各占 1/2。肝血流经门静脉和肝动脉入肝，不断分支，在肝内形成广泛的血管网，最终通过终末支进入肝窦。血液从肝窦流出后进入中央静脉（肝静脉终末支），逐步汇入肝静脉主干后经下腔静脉出肝。

肝动态流域理论与肝血流动力学的关联性主要表现在以下几个方面。

1. 肝功能调节　肝动态流域理论和肝血流动力学都关注肝功能如何根据血流和营养需求进行调节。在生理状态下，肝的血流分布和动态流域可以适应不同的代谢需求；在病理状态下，肝血流动力学的改变可能导致肝动态流域的紊乱，从而影响肝功能。

2. 微循环改变　肝动态流域理论强调肝内的微循环调节对肝功能的重要性。肝血流动力学关注肝内的血流分布、血流速度和血管阻力等因素，这些因素在很大程度上决定了肝内的微循环状况。在疾病状态下，如肝硬化、肝纤维化等，肝微循环发生改变，导致肝内的血流分布紊乱，影响肝动态流域的形成和功能。

3. 病理状态下的肝血流改变　在病理状态下，如肝硬化、门静脉高压等，肝血流动力学发生明显改变。门静脉血流减缓，肝动脉血流增加，肝内血流分布发生改变。这些血流动力学的改变会影响肝动态流域的形成，进而导致肝功能受损。

4. 肝病的诊断和治疗　肝动态流域理论和肝血流动力学在肝病的诊断和治疗方面具有重要的指导意义。通过研究肝动态流域和肝血流动力学的改变，可以更准确地了解肝病的发病机制、病理进展和预后，为临床提供有益的治疗参考。

5. 药物代谢和药效学　肝是药物代谢的主要场所，药物的代谢和生物利用度受肝动态流域和肝血流动力学的影响。了解肝动态流域和肝血流动力学的变化，有助于研究药物在肝内的代谢和作用机制，指导药物的合理使用和剂量调整。

肝动态流域理论与肝血流动力学在研究肝功能和结构方面具有密切的关联性。它们从不同角度探讨肝的生理功能、微循环及疾病状态下的改变，为肝病的诊断、治疗和预防提供理论依据。

传统的肝解剖学以尸体肝铸型腐蚀模型为基础，存在几个无法回避的问题：①铸型模型为某一时间点静态的肝内血管分布，是一个固定状态，而肝内的血液从流入到流出是一个持续的动态的过程，在此过程中，各级血管内的血压、血液流速、血流量都不是完全恒定的，血管的管径也会有轻微变化，这些都是传统肝解剖学无法反映的。②铸型剂所能到达的血管有限，对于非常细的血管甚至是肝微循环无法显示，因此，此模型需要将供血血管及引流血管分别显示，再加以融合，对于其中的联系无法显示。

动态流域理论以流域的概念模拟肝内的血管血流分布，时刻不停的血流是其重要构成因素之一，血流状况可能因为流域内血管的状态发生流速、流量甚至流向的改变，血管状况也可能因为压力的改变而改变，将其以动态的形式呈现。

　　肝供血血管终末支形成大量的血管网，经过肝窦进入中央静脉，再逐步汇集成肝静脉，呈总—分—总形式。此过程从传统解剖学的"树干型"模型无法将入肝 – 出肝血管中间的联系体现出来，而动态流域理论则类比于河流流域，包含了血液的流入、血液渗透入血管网及肝窦、血液的流出，更好地模拟了肝内的血管血流状态，并凸显了血管终末支的重要性。

四、动态流域理论与肝微循环

　　肝血液循环的重要作用之一是将血液中的各种养分、氧气等送至肝细胞，使其维持自身代谢并将摄取的物质进行合成、分解和转化，而完成这些功能的最终场所为肝微循环。以肝内血液循环特点划分肝的最小功能单位，有 3 种不同的看法，分别是 Kiernan 的经典肝小叶结构、Mall 的门管小叶结构、Rappaport 的肝腺泡结构。不管是哪种结构，血液必须经过一个门静脉或肝动脉终末支—肝窦—中央静脉（肝静脉终末支）的过程，在此过程中完成与肝细胞的成分交换。肝微循环系统既是病理生理学上肝细胞实现其功能的基础之一，同时又是肝解剖细化至微观结构的特征之一，因此，肝动态流域理论认为肝微循环系统是肝解剖学不可或缺的一部分。微循环单位的血流通路归纳见图 4-1。

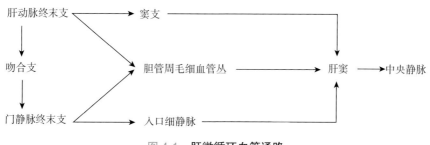

图 4-1　肝微循环血管通路

　　肝窦具有众多的血流调节装置，在肝窦的入口、出口及肝窦之间都有一些内皮细胞，这些内皮细胞可通过突起或收缩而对肝窦内的血流进行调节。肝窦内的血液流动类型多种多样。在某些肝窦内，可由于肝窦细小动脉的收缩而仅得到门静脉的血流，或由于门细静脉入口内皮细胞的突起而仅得到肝动脉的血流。另一些肝窦可由于入口、出口及窦间内皮细胞的突起而呈缺血状态，或由于这些结构的开放而作为血流通道。肝微循环的血流调控相对于肝整体的血流调控更为精细敏感，且微循环的调控变化是引起肝流域内血流状态变化的重要原因之一。因此，我们将肝微循环纳入肝动态流域理论系统，并定义为微流域（图 4-2）。

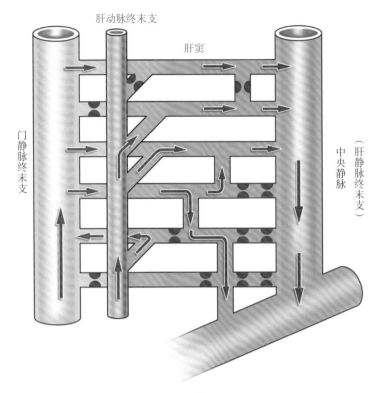

肝动脉终末支

肝窦

门静脉终末支

中央静脉

（肝静脉终末支）

图 4-2　肝的微流域

　　肝动态流域理论与肝微循环密切相关。肝动态流域理论强调肝内血流分布和代谢功能的动态变化特性，而肝微循环是实现这一动态变化的基础。以下将从几个方面详述肝动态流域理论与肝微循环的关系。①动态调整：肝动态流域理论认为肝内的血流分布和代谢功能具有动态变化特性，以适应不同生理需求。肝微循环，包括肝窦、肝细胞、肝内小静脉等微血管结构，通过调整血流分布，满足肝不同功能区域的代谢需求。在生理和病理状态下，肝微循环发挥着重要的调节作用，以保证肝功能的正常进行。②营养供应与代谢：肝动态流域理论强调肝内的血流分布对肝营养供应和代谢功能的影响。肝微循环负责向肝细胞提供氧气、营养物质及激素等生物活性物质，并清除代谢废物，从而维持肝的代谢平衡。在不同生理状态下，肝微循环需要适应不同的营养需求和代谢负荷。③功能分区：肝动态流域理论强调肝功能的异质性，即肝内不同区域具有不同的代谢特点。肝微循环在功能分区中发挥关键作用，通过调整血流分布，满足不同区域的代谢需求。例如，肝的氧气、营养物质和激素等生物活性物质的分布在肝内存在明显的梯度，这种梯度在很大程度上取决于肝微循环的调节。④病理状态下的改变：在病理状态下，如肝硬化、肝纤维化、肝炎等，肝微循环会发生显著改变。这些改变包括肝窦内血流减缓、肝内小静脉阻塞、肝细胞间隙扩大等。这些微循环改变会导致肝动态流域的紊乱，进一步影响肝的代谢功能和生理功能。在病理状态下，了解肝动态流域与微循环的关系对于研究疾病发病机制和制订治疗策略具有重要意义。⑤药物治疗：肝动态流域理论与肝微循环的关系对药物治疗具有指导意义。许多药物通过作用于肝微循环，改善肝内的血流分布，从而改善肝动态流域和功能。例如，一些扩张血管药物可以增加肝血流，提高肝的营养供应，改善肝功能。⑥诊断和评估：了解肝动态流域与肝微循环的关系，对于肝病的诊断和评估具有重要价值。一些影像学技术，如多普勒超声、磁共振成像等，可以直接或间接观察肝微循环的变化，评估肝动态流域的状况。这些信息对于了解疾病的严重程度、预测预后和指导治疗具有重要作用。

总之，肝动态流域理论与肝微循环密切相关。肝微循环是实现肝动态流域的基础，调节肝血流分布，满足不同区域的代谢需求。在生理和病理状态下，肝动态流域与微循环的关系对于研究肝功能、诊断肝病和指导药物治疗具有重要意义。

第四节　普适性与针对性

理论的革新推动技术的发展，而理论的革新则是在一步步地操作实践中总结经验规律提炼而成。因此，实践—理论—技术三者是相互融合、相互推动的关系。肝手术实践—肝解剖理论—肝手术技术则是此种关系的典型代表。

一、普适性的概念及特征

理论的普适性是指一种理论或模型在广泛的情景和领域中都适用的特性。理论普适性具有以下特征。

1. 广泛适用性　具有普适性的理论在多种情景、领域或学科中都能找到适用的范例，这使得这类理论成为学术研究和实践中的重要工具。

2. 简洁性　普适性理论通常具有较高的简洁性，即它们用简明扼要的方式描述某一现象或规律。这使得理论更容易理解和传播。

3. 预测能力　具有普适性的理论有着较强的预测能力，可以预测未来的趋势或结果。这使得这类理论在各种实际应用中具有高度的价值。

4. 解释力　普适性理论通常能够解释多种现象的原因和机制，为研究者提供了全面的理解。这种解释力使得普适性理论在学术界中具有很高的影响力。

5. 内在联系　普适性理论往往揭示了不同领域和现象之间的内在联系，有助于跨学科的研究与合作。这使得这类理论能够推动不同学科领域的整合和发展。

6. 可修改性　具有普适性的理论通常有着较高的可修改性，即它们可以根据新的实证证据或理论发展进行调整和改进。这使得这类理论在学术研究中具有较强的生命力。

7.规范性　普适性理论通常具有一定的规范性,为实践者提供了行动指南或决策依据。这使得这类理论在政策制定、企业管理等领域具有很高的应用价值。

总之,理论普适性是一种理论在不同情景、领域和学科中具有广泛适用性的特征,它体现在理论的简洁性、预测能力、解释力、内在联系、可修改性和规范性等方面。具有普适性的理论在学术研究和实践中有着很高的价值,可以推动多学科领域的整合和发展。

二、针对性的概念与特征

理论的针对性是指一种理论或模型针对某一特定现象、问题或领域进行分析和解释的特性。理论针对性的概念和特征包括以下几点。①明确的研究对象:具有针对性的理论通常针对特定的现象、问题或领域进行研究。这使得这类理论能够更深入地了解和分析特定领域的现象和规律。②精确的定义:针对性理论通常对研究对象进行了明确的定义和划分,有助于研究者准确地理解和把握研究对象的本质和特征。③细致的描述:具有针对性的理论通常在描述特定现象或问题时更为细致和具体,使得研究者能够全面了解研究对象的细节和特点。④严密的逻辑结构:针对性理论通常具有较为严密的逻辑结构,能够明确地展示研究对象的因果关系和内在联系。这有助于提高理论的解释力和预测能力。⑤高度的相关性:具有针对性的理论通常与特定现象、问题或领域高度相关,使得研究者能够更好地理解和解决实际问题。⑥实证支持:针对性理论通常基于大量的实证研究和案例分析,使得理论具有较强的现实依据和可信度。⑦操作性:具有针对性的理论通常具有较高的操作性,为研究者和实践者提供了具体的方法和技巧,有助于实际操作和应用。

总之,理论的针对性是指一种理论在特定现象、问题或领域中具有明确的研究对象、精确定义、细致描述、严密逻辑结构、高度相关性、实证支持和操作性等特征。具有针对性的理论在解决特定问题和应对特定领域的挑战时具有很高的价值,有助于推动相关领域的发展和进步。然而,具有针对性的理论也存在一定的局限性。①适用范围有限:由于针对性理论专注于特定现象、问题或领域,其适用范围相对较窄,可能无法直接应用于其他领域或情景。②泛化能力较弱:针对性理论通常具有较弱的泛化能力,即它们可能难以将特定领域的知识和经验推广到其他领域。③难以适应变化:针对性理论可能难以适应研究对象的变化和发展,因此在面对新的现象或问题时可能需要进行调整和改进。④过于依赖实证证据:针对性理论可能过于依赖实证证据,导致理论的发展受到实证研究的局限。在数据不足或数据质量不高的情况下，针对性理论的可靠性和有效性可能受到影响。

尽管具有针对性的理论存在一定的局限性，但它们在特定领域和问题中具有很高的价值，可以帮助研究者和实践者更好地理解和解决实际问题。在学术研究和实践中，通常需要将具有针对性的理论与具有普适性的理论相结合，以实现更全面、有效的研究和解决方案。

三、传统肝解剖学的核心理论特点

Couinaud 分段法作为最为广泛接受的肝解剖理论之一，指导了近 70 年来大多数的肝外科手术，并衍生出解剖性肝切除技术。Couinaud 分段法的核心理论特点可总结如下：①它是建立在尸体解剖研究，以肝管道铸型为主要研究方法的静态解剖学；②它是以肝内各类管道结构为核心，以树干为原型建立的"树干型"理论；③它人为将肝分为许多段或亚段，并将段或亚段作为独立的解剖单位，相互之间没有联系。在 Couinaud 分段法的指导下，肝外科发展迅速，而手术中也出现许多与 Couinaud 分段法相悖的现象和问题。对此，不同学者如 Bismuth（1982）和 Takasaki（1986）也提出了质疑并衍生出其他理论，虽然这些理论并未得到广泛应用，但这些现象和问题却证实 Couinaud 分段法存在一定的局限性。

四、肝动态流域理论的核心理论特点

在大量肝外科手术实践的基础上，结合对 Couinaud 分段法所无法解释的现象和问题的深入研究，笔者所在团队于 2018 年提出了肝动态流域理论。肝动态流域理论是以现代影像学技术为主要研究方法的动态解剖学，纳入了时间概念，以有效肝组织区域为核心，以河流流域为原型建立的"流域型"理论，将肝视为一个细化的整体，肝内各区域肝组织可通过已存在的或潜在的血管网络通路相互联系。

在肝动态流域理论的基础上，2022 年首次提出了靶域切除技术的概念。肝恶性肿瘤的靶域切除技术与解剖性或非解剖性肝切除不同，不强调以肝内管道为核心进行机械性肝段、肝叶切除，而是以病灶和可能存在浸润和转移的区域（动脉、门静脉、静脉、胆管、淋巴、神经）为核心，结合肝恶性肿瘤的生物学特性及肿瘤周边的重要解剖结构，确定手术切除靶域范围。靶域切除技术最主要的特点是将病灶区域提升到核心位置，与以血管为核心的解剖型肝切除区别明显。该技术的提出是基于肝动态流域理论的研究成果，并且在临床应用中得到了广泛的关注和探讨。

五、肝动态流域理论的普适性

普适性是理论及技术存在的基础，同 Couinaud 分段法一样，肝动态流域理论和靶域切除技术在目前已成熟的肝手术中普遍适用，但在基本理念及手术实施侧重点方面也存在一定区别。

肝动态流域理论是一种基于肝血流动力学的理论，它强调肝的血流及其在肝解剖结构和功能上的影响。该理论与传统肝段解剖学相辅相成，提供了一个更加细致和全面的肝结构和功能认识。以下是肝动态流域理论的普适性特征。①广泛适用性：肝动态流域理论的基本原理适用于不同年龄、性别和种族的人群。这种普适性使得该理论在全球范围内的肝研究和实践中具有广泛的应用价值。②生理和病理关联性：肝动态流域理论关注肝血流在肝结构和功能上的作用，为理解肝在生理和病理状态下的变化提供了重要依据。这有助于更好地诊断和治疗肝病。③多学科整合：肝动态流域理论涉及解剖学、生理学、病理学等多个学科领域，有助于跨学科的研究和合作。这使得该理论能够推动肝研究领域的发展和进步。④预测和解释能力：肝动态流域理论具有较强的预测和解释能力，可以预测肝病的发展趋势，为临床治疗提供有益的指导。此外，该理论还有助于解释肝手术和介入治疗过程中的现象和结果。⑤指导临床实践：肝动态流域理论在临床实践中具有指导价值，其理论指导下的靶域切除技术有助于制订个体化的手术方案、提高手术成功率和降低并发症风险。

尽管肝动态流域理论具有较高的普适性，但它仍需要与传统肝段解剖学和其他相关理论相结合，以实现更全面、有效的肝研究和临床实践。此外，随着医学技术的发展，肝动态流域理论可能需要不断调整和完善，以适应新的研究和临床需求。例如，随着医学影像技术的进步，如 CT、MRI 和超声等，我们可以更为精确地观察和评估肝血流动态。这些技术的发展为肝动态流域理论的研究和应用提供了更多可能性。同时，个体差异也是肝动态流域理论在实际应用中需要考虑的因素。肝血流动力学在不同个体之间可能存在差异，因此在临床实践中需要根据具体情况进行灵活运用。此外，对于一些罕见或特殊的肝病患者，肝动态流域理论可能需要结合其他专业知识进行综合分析和判断。

总之，肝动态流域理论在肝研究和实践中具有较高的普适性，它强调肝血流在肝结构和功能上的作用，有助于更好地诊断和治疗肝病。然而，为了实现更全面、有效的研究和临床实践，我们需要将肝动态流域理论与其他相关理论相结合，并随着医学技术的发展进行不断调整和完善。对于肝外科手术来说，其与传统肝段解剖学具有很大区别。

1.肝部分切除术及肝叶切除术　作为肝外科中最常实施的手术，肝部分切除术及肝叶切除术在 Couinaud 分段法指导下，旨在将肿瘤所涉及各个解剖单位的 Glisson 系统和肝实质进行完整切除，并且要保证残余肝实质具有完整的流入道和流出道。解剖性肝段或肝叶切除术认为肝细胞癌主要沿门静脉途径播散转移，完整切除荷瘤门静脉流域，将有助于改善肿瘤学效果；而肝段、肝叶主要血管的缺失会导致残余肝段或肝叶组织的缺血坏死，从而引起一系列术后并发症。然而，肝肿瘤的生长并不是以肝段、肝叶为中心生长，在肿瘤贴近甚至跨越肝段边界时解剖型肝段切除术无法达到足够的切缘，而多项研究也显示解剖性肝切除在肿瘤学获益方面并不优于非解剖性肝切除；即使肝段主要供血血管或回流静脉缺失，残余肝段组织可通过相邻肝组织的血管网络获得额外供血或回流途径，在经历一个缺血再恢复的过程后可继续存活，过于机械化的解剖性肝切除术会导致有效肝实质的损失。

因此，肝动态流域理论指导下的此类手术并不强调所谓肝段的机械性完整切除，在保证切缘足够的前提下，以肿瘤势力区域为核心，以肝内重要解剖标志为导向，决定手术切除范围。舍弃了肝段的概念和肝内血管优先的束缚，此类手术可以达到更好的根治性，并能保留更多的有效肝实质，从而促进患者的术后康复。

2. 半肝及半肝以上切除术　半肝切除术是肝外科的最经典手术之一，Couinaud 分段法指导下的此类手术强调严格按照半肝缺血线离断肝，并追求肝中静脉的完整显露。同解剖性肝段及肝叶切除术一样，严格的半肝切除术也存在切缘可能不足及大量损失有效肝实质的问题。而肝动态流域理论指导下的半肝切除术并不刻意追求肝中静脉的显露，如果肿瘤距 Rex-Cantlie 线较远，可保留切除半肝侧的部分有效肝组织；若肿瘤贴近肝中静脉甚至侵犯肝中静脉，为达到肿瘤根治，可联合肝中静脉切除。联合肝中静脉切除的扩大左半肝切除术、联合肝右静脉切除的扩大肝右后叶切除术，并不会导致肝组织由于缺少主肝静脉引流的淤血坏死，虽然会出现淤血现象，但淤血现象会随时间逐渐缓解，淤血肝组织内血流可通过肝左（右）静脉、肝短静脉等回流，从而达到新的平衡。半肝以上切除术是肝外科较为复杂的手术之一，需严格把握适应证，足够的有效肝体积及血流循环网络是手术的前提。Couinaud 分段法指导下的此类手术大多为左三肝切除术或右三肝切除术，评估残余有效肝体积后，借助左外叶（右后叶）的 Glisson 系统及肝左静脉（肝右静脉）实现肝功能的恢复；动态流域理论则并不要求严格的三叶切除，有效肝实质的保留更为关键。

六、肝动态流域理论的针对性

对于大部分的肝外科手术，Couinaud 分段法与动态流域理论都可适用，而肝动态流域理论及靶域切除技术更主要的是针对一部分特殊情况。肝动态流域理论是一种基于肝血流动力学的理论，强调肝血流在肝结构和功能上的影响。相对于传统肝段解剖学，肝动态流域理论更加注重肝内部结构的功能区分，因此它具有很强的针对性特征，主要表现在以下几个方面。①血流动力学的角度：肝动态流域理论从血流动力学的角度来考虑肝结构和功能，强调肝内部的血流分布对肝结构和功能的影响。它与传统肝段解剖学相比更加关注肝的动态变化和生理特性，因此具有更强的针对性。②解剖学和功能的关系：肝动态流域理论通过血流分布的特征来区分不同的解剖区域，进而对应不同的功能区域。这种针对性使得该理论更有助于解释肝结构和功能的关系，并为肝病的诊断和治疗提供更准确的指导。③临床应用的指导价值：肝动态流域理论在肝手术和介入治疗中具有指导价值。它可以帮助医师选择最合适的手术方案和治疗方法，避免手术并发症，并提高治疗的效果和成功率。④个体化治疗的实现：肝动态流域理论强调肝内部血流的分布特征具有差异，因此有助于实现针对个体化的治疗方案。医师可以根据患者的具体情况制订个性化的治疗方案，提高治疗效果。⑤肝病的诊断和治疗：肝动态流域理论对于肝病的诊断和治疗具有很强的针对性。通过分析肝内部的血流分布，医师可以更准确地判断病变的位置和程度，进而制订相应的治疗方案，提高治疗效果。

肝动态流域理论强调肝内部血流分布的特征对肝结构和功能的影响，具有很强的针对性。它不仅有助于深入了解肝内部结构和功能的关系，也为肝病的诊断和治疗提供了更准确的指导。此外，肝动态流域理论还有助于实现个体化治疗方案，提高治疗效果，为肝研究和临床实践带来了很大的发展空间。

然而，肝动态流域理论在实际应用中也面临一些挑战。首先，肝内部血流动态变化与时间和疾病状态密切相关，因此在研究和应用过程中需要考虑时间和疾病状态的影响。其次，肝内部的血流动力学也受到很多因素的影响，如个体差异、药物干预等。因此，医师在实际应用过程中需要根据具体情况进行判断和调整。在肝外科手术中遇到以下情况时，动态流域理论将具备更优的针对性。

1. 切除区域包含重要解剖结构　目前大多数的肝外科手术受限于传统的肝静态解剖学理念，认为对于部分重要的解剖结构必须保留，无法保留时须重建，例如肝中静脉。然而，在肝动态流域理论支撑下，并非所有的重要解剖结构都必须保留，为达到根治性，舍弃部分解剖结构是可行的。在供血系统方面，在邻近 Glisson 系统保留的前提下，单独切除二级或二级以上 Glisson 系统并保留其供血肝实质是安全可行的，缺血的肝组织随时间延长从周边血管网络获取额外血供；因此，肿瘤在贴近二级肝蒂时，应本着肿瘤势力范围优先的原则联合二级肝蒂一并切除，而非血管优先原则下的舍弃切缘保肝蒂。在回流系统方面，早已有证据表明，在邻近流域肝静脉保留的前提下，切除主肝静脉保留其引流区域肝实质是安全可行的，必要时也可联合切除肝中静脉。

2. 残余肝实质体积不足　残余肝实质体积不足是制约肝切除性手术的重要原因之一，

而动态流域理论指导下的肝恶性肿瘤靶域切除技术理论上能够保留更多的有效肝实质，因此可以扩大一部分手术适应证。而流域理论纳入时间和动态平衡的概念，则更好地解决了残余肝实质体积不足的问题。得益于肝强大的再生能力，门静脉栓塞、门静脉结扎或联合肝分割和门静脉结扎的分阶段肝切除术（ALPPS）等方式为二期肝切除创造了更多机会。通过肝内血管网络的相互联系，在一定的时间窗内促进保留侧肝组织快速增生，使肝达到新的动态平衡，进而实施二期肝切除手术。

七、小结

肝解剖理论是肝外科的基础，但随着技术发展到一定程度，又会成为限制其突破的桎梏。此时，新的理论基础则是促进外科医师突破手术禁区的内在支撑，这需要更多的实践者一步步探索。从 Couinaud 分段法到动态流域理论，更多的手术适应证和手术方法被解锁，新思路不断涌现，必然将肝外科推向新的发展高潮。

主要参考文献

蔡聪波，2014. 分形及其理论在医学中的最新研究进展 . 生物医学工程学杂志 , 31(5): 1155-1159. doi: 10.7507/1001-5515.201312066

侯昌龙，王继洲，宋瑞鹏，等，2022. 术前肝静脉剥夺术同期联合精准肝动脉化疗栓塞在原发性大肝癌二期切除中应用价值研究 . 中国实用外科杂志 , 42(6): 667-671.

李明生，1999. 联系的客观性与联系的普遍性、条件性的二律背反 . 保山师专学报 ,18(1): 5-6.

刘荣，汪洋，2022. 恶性肿瘤的靶域切除技术 . 中华肿瘤杂志 , 44(7): 725-727.

刘荣，赵国栋，2018. 肝脏解剖：从尸体静态解剖学下的树干理论到临床潜能形态学下的流域学说 . 中华腔镜外科杂志 (电子版), 11(5): 257-260.

刘世芳，1990. 关于认识的反复性 . 云南师范大学学报 (哲学社会科学版), (1): 6, 57-60.

区庆嘉，周修静，陈积圣，等，1991. 肝静脉阻断后循环代偿机制的探讨 . 中华实验外科杂志，8(1): 25-26, F4.

区庆嘉，周修静，何天骐，1985. 选择性肝部分切除术——结扎肝静脉保留所属肝段的临床应用 . 中山大学学报（医学科学版），(2): 36-40.

孙奎贞，1982. 论事物之间矛盾联系的普遍性 . 福建论坛，(3): 17, 102-107.

王维国，2003. 认识的本质新论 . 新视野，(5): 65-67.

吴振明，袁珍，2007. 肝脏解剖学的研究进展 . 解剖学杂志，30(1): 77-79.

杨颖，2016. 辩证地理解和处理整体与部分 . 课程教育研究，(27): 71.

张勇，2007. 肝脏解剖学新认识 . 外科理论与实践，12(3): 182-184.

赵国栋，马奔，刘荣，2021. 肝脏流域学说下的控血新理念：适时分合肝脏控血技术 . 中华医学杂志，101(40): 3261-3265.

钟月明，1986. 系统论对世界物质性原理的丰富和深化 . 社会科学，(1): 60-63.

BELGHITI J, HIRAMATSU K, BENOIST S, et al., 2002. Seven hundred forty-seven hepatectomies in the 1990s: an update to evaluate the actual risk of liver resection. Journal of the American College of Surgeons, 195(5): 616-626.

BELLINGHAM J, DETMAR M, PALUMBO R, 2013. Liver and metabolic systems. In Handbook of psychophysiology. Cambridge: Cambridge University Press: 497-519.

CANTLIE J, 1898. On a new arrangement of the right and left lobes of the liver. J Anat Physiol, 32:4-10.

CASSELL E J, 1999. The nature of suffering and the goals of medicine. Oxford: Oxford University Press.

CHARON R, 2006. Narrative medicine: Honoring the stories of illness. Oxford: Oxford University Press.

CHEN S, DONG N, WANG W, et al., 2019. Anatomical variation of the right hepatic vein: A retrospective study on 500 computed tomography scans. Medicine (Baltimore), 98(50):e18315.

COUINAUD C, 1954. Anatomic principles of left and right regulated hepatectomy: technics. J Chir (Paris), 70(12):933-966.

COUINAUD C,1957. Le foie: études anatomiques et chirurgicales. Paris: Masson.

COUINAUD C, 1989. The liver: Anatomical and surgical aspects. Philadelphia: Saunders.

COVEY A M, BRODY L A, GETRAJDMAN G I, 2001. Hepatic anatomy: review of normal anatomy and its application to liver surgery. Techniques in Vascular and Interventional Radiology, 4(3): 146-155.

EGUCHI S, KANEMATSU T, ARII S, et al., 2008. Comparison of the outcomes between an anatomical subsegmentectomy and a non-anatomical minor hepatectomy for single hepatocellular carcinomas based on a Japanese nationwide survey. Surgery, 143(4): 469-475.

FAMULARO S, CERESOLI M, GIANI A, et al., 2021. Is it just a matter of surgical extension to achieve the cure of hepatocarcinoma? A meta-analysis of propensity-matched and randomized studies for anatomic versus parenchyma-sparing liver resection. J Gastrointest Surg, 25(1): 94-103.

FRANKL V E,1984. Man's search for meaning. Washington: Washington Square Press.

FURUTA T, MAEDA E, AKAI H, et al., 2009. Hepatic segments and vasculature: projecting CT anatomy onto angiograms. Radiographics, 29(7): e37.

GAVRIILIDIS P, SUTCLIFFE R P, ROBERTS K J, et al., 2020. No difference in mortality among ALPPS, two-staged hepatectomy, and portal vein embolization/ligation: A systematic review by updated traditional and network meta-analyses. Hepatobiliary Pancreat Dis Int, 19(5): 411-419.

GIABBICONI C M, JURILJ V, GRUBER T, et al., 2016. Steady-state visually evoked potential correlates of human body perception. Experimental Brain Research, 234(11): 3133-3143.

HEALEY J E, SCHROY P C, 1953. Anatomy of the biliary ducts within the human liver; analysis of the prevailing pattern of branchings and the major variations of the biliary ducts. Archives of Surgery, 66(4): 599-616.

HIROHASHI K, UENISHI T, KUBO S, et al., 2003. Preoperative portal vein embolization improves prognosis after right hepatectomy for hepatocellular carcinoma in patients with impaired hepatic function. Hepato Gastroenterology, 50(53): 803-807.

HIROKAMA F, KUBO S, NAGANO H, et al., 2015. Do patients with small solitary hepatocellular carcinomas without macroscopically vascular invasion require anatomic resection? Propensity score analysis. Surgery, 157(1): 27-36.

HONDA M, NAKAMURA M, TATENO M, et al., 2010. Differential interferon signaling in liver lobule and portal area cells under treatment for chronic hepatitis C. Journal of Hepatology, 53(5): 817-826.

HUANG T L, CHENG Y F, CHEN T Y, et al., 2011. A revised nomenclature for liver anatomy and its application to the surgery of hepatocellular carcinoma: A single-center experience. Annals of Surgery, 253(3): 462-470.

HUANG L, SU W, CHEN Z, et al., 2014. Anatomical variations of the hepatic arteries in 604 selective celiac and superior mesenteric angiographies. Chinese Journal of Radiology, 48(2): 172-178.

IMAMURA H, SEYAMA Y, KOKUDO N, et al., 2003. One thousand fifty-six hepatectomies without mortality in 8 years. Archives of Surgery, 138(11): 1198-1206.

ITO T, TAKADA Y, UEDA M, et al., 2003. Extended hepatectomy for hilar cholangiocarcinoma with left hepatic artery preservation. Surgery, 133(4): 376-382.

KESHAVARZIAN A, CHOUDHARY S, HOLMES E W, et al., 2001. Preventing gut leakiness by oats supplementation ameliorates alcohol-induced liver damage in rats. Journal of Pharmacology and Experimental Therapeutics, 299(2): 442-448.

KLEINMAN A, 1988. The illness narratives: Suffering, healing, and the human condition. New York: Basic Books.

KOGURE K, KUWANO H, YORIFUJI H, et al., 2008. The caudate processus hepatic vein: a boundary hepatic vein between the caudate lobe and the right liver. Annals of Surgery, 247(2), 288-293.

KUMAR V, ABBAS A, ASTER J, 2013. Robbins Basic Pathology. 9th ed. Philadelphia, PA: Elsevier Saunders.

KUMAR V, ABBAS A, ASTER J, 2015. Robbins and cotran pathologic basis of disease. 9th ed. Philadelphia, PA: Elsevier Saunders.

KUNTE V G, 1951. Rickets, described first by Glisson in 1650. Antiseptic, 48(8): 663-678.

KUWAHARA T, HIROHASHI K, YOSHIKAWA M, et al.,1995. Anatomical configuration of the portal vein and hepatic artery: helical CT scan with three-dimensional reconstruction. Radiat Med, 13(5):231-235.

LEDFORD H, 2017. The race to map the human body - one cell at a time. Nature, 542(7642): 404-405.

LEE J H, SEO J Y, KIM J W, et al., 2019. Contrast-enhanced ultrasound imaging for liver cirrhosis and portal hypertension. Ultrasonography, 38(2):125-133.

LEE K F, CHONG C N, CHEUNG Y S, et al.,2012. Development of a nomenclature system for liver segmental anatomy with three-dimensional visualization for surgical education. ANZ Journal of Surgery, 82(11): 814-819.

LIU R, WANG Y, ZHANG X, 2021. Revisiting human liver anatomy: dynamic watershed theory. Hepatobiliary & Pancreatic Diseases International, 20(1): 1-6.

LIU R, WANG Y, ZHANG X P, 2021. Revisiting human liver anatomy: dynamic watershed theory. Hepatobiliary Surg Nutr, 10: 139-141.

LIU Z, LU M, TAKEUCHI M, et al., 2018. In vitro mimicking the morphology of hepatic lobule tissue based on Caalginate cell sheets. Biomedical Materials, 13(3): 035004.

MACHADO M A, SURJAN R C, BASSERES T, et al., 2018. Liver resection: History, technique, oncological results, and future perspectives. Einstein, 16(4): eRB4533.

MAKUUCHI M, HASEGAWA H, YAMAZAKI S, et al., 1985. Four new hepatectomy procedures for resection of the right hepatic vein and preservation of the inferior right hepatic vein. Surgery, 97(3): 267-275.

MAKUUCHI M, THAI B L, TAKAYASU K, et al., 1989. Preoperative portal embolization to increase safety of major hepatectomy for hilar bile duct carcinoma: a preliminary report. Surgery, Gynecology & Obstetrics, 169(2): 145-153.

MAKUUCHI M, THAI B L, TAKAYASU K, et al., 1990. Preoperative portal embolization to increase safety of major hepatectomy for hilar bile duct carcinoma: a preliminary report. Surgery, 107(5): 521-527.

MAKUUCHI M, YAMAMOTO J, KOSUGE T, et al., 1997. Invited commentary. Annals of Surgery, 225(6): 616-620.

MANDELBROT B B,1975. Stochastic models for the Earth's relief, the shape and the fractal dimension of the coastlines, and the number-area rule for islands. Proceedings of the National Academy of Sciences, 72(10): 3825-3828.

MANDELBROT B B, KOL B, AHARONY A, 2002. Angular gaps in radial diffusionlimited aggregation: two fractal dimensions and nontransient deviations from linear self-similarity. Physical Review Letters, 88(5): 055501.

MORIS D, TSILIMIGRAS D I, KOSTAKIS I D, et al., 2018. Anatomic versus non-anatomic resection for hepatocellular carcinoma: A systematic review and meta-analysis. Eur J Surg Oncol, 44(7): 927-938.

NAGASUE N, KOHNO H, CHANG Y C, et al., 1992. Radical hepatectomy for hepatocellular carcinoma. A review of the Japanese experience. Cancer, 70(5): 1117-1125.

NAGASUE N, KOHNO H, HAYASHI T, et al., 1987. Radical surgery for liver tumors. Archives of Surgery, 122(12): 1402-1407.

NANJI A A, FRENCH S W, 1986. Dietary linoleate prevents alcohol-induced liver injury in rats. Journal of Clinical Investigation, 77(5): 1557-1565.

NG K K, POON R T, LO C M, 2007. Transhepatic approach for liver resection of centrally located tumors: A revisit. Journal of the American College of Surgeons, 204(2): 240-245.

ORTIZ A, MUNILLA J, MARTINEZ-MURCIA F J, et al., 2019. Empirical functional PCA for 3D image feature extraction through fractal sampling. International Journal of Neural Systems, 29(2): 1850040.

PASCHOS P, PALETAS K, 2009. Non-alcoholic fatty liver disease and metabolic syndrome. Hippokratia, 13(1): 9-19.

RAPTOPOULOS V, STEER M L, SHEIMAN R G, et al., 1996. The expanding role of minimally invasive therapy in the management of hepatic and pancreatic neoplasms. Radiology, 200(2): 345-358.

REX H, 1888. Beitrage zur morphologie der saugerleber. Morph Jahrb, 14:517-616.

SAKAMOTO Y, KOKUDO N, WATADANI T, et al., 2007. Anatomical basis of hepatic surgery for hepatocellular carcinoma. Hepatology Research, 37(S2): S44-S51.

SHINOH J, MAKUUCHI M, MATSUYAMA Y, et al., 2016. Complete removal of the tumorbearing portal territory decreases local tumor recurrence and improves disease-specific survival of patients with hepatocellular carcinoma. J Hepatol, 64(3): 594-600.

SINGH S, ALLEN A M, WANG Z, et al., 2015. Fibrosis progression in nonalcoholic fatty liver vs nonalcoholic steatohepatitis: A systematic review and metaanalysis of paired-biopsy studies. Clinical Gastroenterology and Hepatology, 13(4): 643-654.

SKANDALAKIS J E. SKANDALAKIS L J, SKANDALAKIS P N, 2004. Anatomy of the liver. Surgical Clinics of North America, 84(3): 413-435.

TAKASAKI K, 1986. Newly developed systematized hepatectomy by Glissonean pedicle transection method. Shujutsu, 40:7-14.

TAKASAKI K, 1998. Glissonean pedicle transection method for hepatic resection: a new concept of liver segmentation. Hepatobiliary Pancreat Surg, 5(3):286-291.

TAKASAKI K, GLANTZOUNIS G K, MATSUSHIMA H, 2018. Anatomical liver resections: A review of surgical techniques and outcomes. Surgical Science, 9(10): 384-398.

TAKAYAMA T, MAKUUCHI M, KUBOTA K, et al., 1995. Randomized comparison of ultrasonic vs clamp transection of the liver. Archives of Surgery, 130(10): 1073-1077.

TAKAYASU K, ARII S, IKAI I, et al., 2006. Prospective cohort study of transarterial chemoembolization for unresectable hepatocellular carcinoma in 8510 patients. Gastroenterology, 131(2):461-469.

VAN DAMME L, VAN DER MERWE S, MATTHYSSENS L, 2016. A reconsideration of the Couinaud system of liver segmental anatomy. HPB, 18(8): 691-698.

WANG G D, ZHANG M, ZHAO X, et al., 2021. Accuracy and safety of the 3D printing technology for liver resection: a systematic review and meta-analysis. ANZ J Surg, 91(5):819-825.

WANG H, ZHENG Y, XIE Y K, et al., 2020. The study of portal vein and its intrahepatic branches in human liver. Anat Sci Int, 95(4):452-457.

ZHU Z, ZHENG M, SONG B, et al., 2012. Anatomic variation of hepatic artery and its effect on transcatheter arterial chemoembolization in 5338 Chinese patients with hepatocellular carcinoma. J Gastroenterol Hepatol. 27(4):793-798.

第5章 肝动态流域理论的临床证据

第一节 ALPPS 手术

对于肝恶性肿瘤，根治性外科切除手术是最为理想的治疗方式之一。但由于许多患者在初诊时肿瘤体积巨大或肿瘤多发，残余肝体积（future liver remnant，FLR）过小而难以满足机体需要，导致无法进行根治性手术切除，只能接受非手术治疗。据统计，仅有20%～30%的患者存在根治性手术机会。为了增加肝恶性肿瘤的可切除率，Makuuchi 等在 30 余年前应用门静脉栓塞（portal vein embolization，PVE）促进残余肝体积增大，然后完成大范围肝切除。20 余年前，Jaeck 等应用"PVE 联合二步肝切除术"，先切除部分左肝肿瘤，应用 PVE 使左肝体积增大后，再行右肝切除术。后续又出现了用门静脉结扎（portal vein ligation，PVL）取代 PVE、PVE 联合经肝动脉化学治疗栓塞（transcatheter arterial chemoembolization，TACE）等促进残余肝体积增大的方法。但是，这些方法诱导残余肝体积增大过程缓慢，部分患者无法达到满意的肝体积，而且在等待手术期间可能导致肿瘤进展。联合肝离断及门静脉结扎的分阶段肝切除术（associating liver partition and portal vein ligation for staged hepatectomy，ALPPS）的创立为解决该问题提供了新的方案。该手术方法能够诱导残余肝体积迅速增大，使肝肿瘤可切除率显著提升。尽管 ALPPS 存在诸多创新和优势，其安全性和肿瘤学获益方面仍存在较大争议。

一、ALPPS 的创立与发展

ALPPS 由德国医师 Hans Schlitt 于 2007 年首次实施，并于 2012 年正式发文报道。Hans Schlitt 原计划实施肝门部胆管癌根治性手术，术中结扎并离断门静脉右支，沿着镰状韧带原位离断肝实质直至肝中静脉和肝左静脉汇合处，术中冷冻切片病理检查结果提示左肝管切缘为阴性。当再次评估残余肝体积时，Hans Schlitt 发现拟保留的肝存在胆汁淤积且体积太小，恐难以维持患者术后的机体需要。因此术中临时决定暂不进行右肝切除，保留右肝的动脉血供、胆道引流和肝静脉引流，将左肝管行胆肠吻合，诱导肝左外叶增生。术后 1 周复查 CT 时，他意外发现肝左外叶增生显著，体积增大近 2 倍，经评估残余肝体积足够机体所需，Hans Schlitt 决定在术后第 9 天行二期手术切除右三肝。随后其他手术团队也报道了类似术式：先一期将拟切除侧肝和拟保留侧肝间的肝组织离断，并将拟切除侧门静脉结扎，待残余肝体积增长至安全范围后再行二期手术切除荷瘤肝组织。与传统的基于 PVE 或 PVL 的二步肝切除术相比，ALPPS 诱导残余肝体积增生的效果具有显著优势，使二步肝切除率达 95% 以上。

目前，结直肠癌肝转移是 ALPPS 最主要的适应证，国际 ALPPS 注册中心报道结直肠癌肝转移 ALPPS 术后 3B 级以上并发症发生率为 21%，90d 死亡率为 8%，与传统二步大范围肝切除类似。一项来自欧洲的结直肠癌肝转移多中心随机对照临床试验（LIGRO）显示，在手术切除率方面，ALPPS 优于传统二步肝切除术（92% vs. 57%）；在切缘阳性率（77% vs. 57%）、3A 级以上并发症发生率（43% vs. 43%）和 90d 死亡率（8.3% vs. 6.1%）方面，两者无显著性差异。在远期生存方面，LIGRO 临床试验报道了标准化残余肝体积 < 30% 的结直肠癌肝转移患者的中位生存期优于传统二步肝切除术（46 个月 vs. 26 个月）。Adam 等的研究发现，ALPPS 术后的中位生存期短于传统二步肝切除术（20 个月 vs. 37 个月）。还有一些研究发现 ALPPS 和传统二步肝切除术后的总体生存期和无复发生存期无明显差异。

在肝细胞癌方面，由于许多患者合并病毒性肝炎、酒精性肝炎等基础肝病，存在不同程度的肝硬化和门静脉高压，这些合并症给 ALPPS 的安全性和有效性带来了挑战。D'Haese 等的研究发现，肝细胞癌患者 ALPPS 术后 3B 级以上并发症发生率为 26.9%，而且 ALPPS 一期术后肝体积增生明显小于结直肠癌肝转移患者（47% vs. 76%）；此外，肝细胞癌患者 ALPPS 术后 90d 死亡率为 31%，而结直肠癌肝转移患者仅为 7%。Chan 等的研究显示，合并肝炎的肝细胞癌患者 ALPPS 的手术切除率高于传统二步肝切除术（97.8% vs. 67.7%），两者的并发症发生率（20.7% vs. 30.4%）、90d 死亡率（6.5% vs. 5.8%）和 5 年总体生存率（46.8% vs. 64.1%）无明显差异。Li 等的随机对照试验报道了 38 例 ALPPS 和 38 例 TACE 联合 PVE 治疗初始无法切除的肝细胞癌患者，ALPPS 组的二期手术切除率显著高于 TACE 联合 PVE 组（97.4% vs. 65.8%），同时也伴随着更高的并发症发生率（54.1% vs. 20%），尽管 ALPPS 组在 3 年生存率方面存在优势（65.8% vs. 42.1%），但两组的总体生存率无显著性差异。

在治疗肝门部胆管癌方面，ALPPS 的围手术期指标及生存数据通常较差。Olthof 等的报道显示，ALPPS 治疗肝门部胆管癌术后的 90d 死亡率高达 48%，术后总体生存期仅为 6 个月。其原因可能包括：①肝门部胆管癌手术中肝实质切除范围通常较大；②由于胆道梗阻，术前肝常存在淤胆，肝功能不佳；③术前胆道穿刺引流使胆道内定植细菌，导致术后感染风险增加。因此，对于评估残余肝体积不足的肝门部胆管癌患者，应更加谨慎地选择 ALPPS 手术，而通过传统门静脉栓塞促进肝体积增大可能更为安全。尽管肝恶性肿瘤 ALPPS 术后复发率和远期生存数据存在争议，但 ALPPS 为那些原本没有手术机会的肝恶性肿瘤患者提供了手术的可能。

二、ALPPS 手术技术的变革

最初的 ALPPS 手术主要为右三肝切除 ALPPS，后续报道中可见到左半肝切除 ALPPS、肝右后叶切除 ALPPS，以及作为传统的基于 PVE 或 PVL 二步肝切除失败后的挽救性手术。传统 ALPPS 手术的术后并发症发生率和死亡率较高，在实践过程中，为了简化手术操作，降低手术难度，改善围手术期并发症发生率和死亡率，许多专家提出了 ALPPS 手术的改良术式。例如，射频消融辅助 ALPPS，即在一期手术中沿肝离断线利用射频消融方法，切断拟保留侧和拟切除侧肝实质之间的联系，代替传统的肝实质离断；还有通过肝后隧道置绕肝止血带，将肝实质进行结扎，从而在不离断肝实质的前提下，尽可能阻断绕肝止血带两侧之间的血流，该方法避免了术中对肝实质的损伤，减少了术后胆漏和腹腔粘连的风险。在微创手术时代，腹腔镜和机器人手术系统也被用来进行 ALPPS 的一期和二期手术。从现有的少量文献报道来看，微创 ALPPS 手术具有一定的安全性和有效性，并且在术中出血、并发症发生率、死亡率等短期指标方面较传统开腹 ALPPS 手术显示出潜在优势。

经典 ALPPS 一期手术中仅对拟切除侧门静脉进行结扎，而同侧肝动脉和肝静脉不予处理，因此，仍有部分入肝血流进入拟切除侧肝实质。针对 ALPPS 术中血管处理方面的不足，目前已有多种改良术式，包括联合肝动脉限流式 ALPPS、联合选择性肝静脉阻断式 ALPPS 等术式，在改善 ALPPS 的安全性和有效性方面取得了一定的成效。

三、ALPPS 促进肝增生的机制

ALPPS 的核心优势在于快速诱导肝实质再生，从而为二期手术切除荷瘤肝创造条件。与应用 PVE 或 PVL 的传统二步肝切除术相比，ALPPS 一期手术不仅结扎拟切断侧门静脉，还将拟切除侧和保留侧之间的肝实质离断，从而更为彻底地阻断两侧肝实质间的联系，使拟切除侧肝实质血供进一步减少。另外，由此产生的肝内和门静脉系统血流动力学改变，以及分子和细胞水平改变，可能共同促进了残余肝增生，但其具体机制目前尚未明确。

Schlegel 等在小鼠实验研究和临床标本分析中发现，ALPPS 一期手术后血浆和残余肝实质中白细胞介素（IL）-6 和肿瘤坏死因子（TNF）-α 水平明显升高，且升高水平远高于 PVL 手术组，提示 IL-6/TNF-α/STAT3 信号通路在 ALPPS 一期术后肝实质迅速增生中起到重要作用。Langiewicz 等发现 ALPPS 一期术后早期血浆中的印度豪猪蛋白（Indian hedgehog，IHH）水平显著升高，进一步诱导细胞周期蛋白 D1（cyclin D1）表达增加，当使用 IHH 中和抗体抑制 IHH 后，残余肝实质增生速度和程度明显降低，表明 IHH 和 hedgehog 信号通路是 ALPPS 术后介导肝实质增生的重要介质。

此外，关于 ALPPS 诱导残余肝体积增大，究竟是肝细胞增殖的结果，还是肝细胞水肿或脂肪样变引起的细胞体积增大所致，Dilmurodjon 等应用 MRI 技术测量 ALPPS 二次手术前后残余肝实质中水的比例（water fraction，WF），并在 ALPPS 一期和二期手术中取肝组织活检，评估肝细胞脂肪样变和增殖情况，结果发现 ALPPS 一期术前、二期术前和二期术后肝中水的比例逐渐降低（69% vs. 59% vs. 55%），一期手术和二期手术时肝脂肪变性的比例也逐渐降低（3.9% vs. 2.3%），而 Ki-67 阳性肝细胞数目却显著增多（5 vs. 27）。黄民等通过大鼠动物实验模拟 ALPPS 和 PVL 一期手术，并检测肝内卵圆细胞（干 / 祖细胞）标志物 OV-6 表达水平，发现 ALPPS 与 PVL 一期术后肝组织均有明显 OV-6 表达，但 ALPPS 术后 OV-6 表达水平明显高于 PVL 组。由此说明肝细胞增殖参与了 ALPPS 一期术后残余肝体积的增大。

四、ALPPS 对肝动态流域理论的启示

ALPPS 与基于 PVE/PVL 的传统二步肝切除的根本区别就是联合了肝实质离断。Yi 等对现有 ALPPS 和基于 PVE 等方法的传统二步肝切除术的文献进行了系统回顾和荟萃分析，研究发现在拟保留侧残余肝实质增生的比例方面，基于 PVE 的二步肝切除一期手术后残余肝增生体积仅为 ALPPS 一期手术后的 55.25%，而且残余肝增生至满足二期手术需要的时间比 ALPPS 延长 32.79d。而基于 PVE、PVL 和 LVD 这 3 种方法的二步肝切除术中，一期至二期手术之间的时间无显著性差异。

Deal 等应用动物模型对 ALPPS 和基于 PVE/PVL 的二步肝切除术进行研究，发现 PVE/PVL 术后拟切除侧和拟保留侧肝实质之间存在广泛的血管交通支开放，分流了肝内血流，使拟保留侧肝实质的血液充盈程度减少，因此残余肝实质增生速率和程度低于 ALPPS，而且残余肝实质增生速率与两侧肝实质间的血管交通支数量成反比。此外，研究还发现 ALPPS 一期术后门静脉总血流量没有发生明显变化，但出肝血流量却明显降低，降幅最大可达 79%，因此，单位体积肝实质的血流量将大幅度增加，从 0.9 ～ 1.1ml/（min·cm³）增长至约 5.0ml/（min·cm³），门静脉压力也从 7.5mmHg（1mmHg=0.133kPa）升高至约 15mmHg。该血流量变化主要发生于 ALPPS 一期术后 1 周内。随着残余肝实质的迅速增生，其内血流动力学参数将逐渐恢复至术前水平。

回顾经典的肝解剖学，不同学者基于各自的研究，人为将肝划分为多个肝叶、肝区或肝段，通常将肝段或亚段作为最小的独立解剖单位。受限于研究者所处时代的科技水

平，经典的肝解剖学都是基于尸体解剖和肝管道铸型标本所建立的，仅能体现静态条件下、管径较粗血管的解剖结构，由此得出每个区段有各自的供血血管和引流血管，各区段血管之间类似树干样结构，呈相互独立的状态。基于此解剖理论，产生了按照叶、段和亚段进行肝切除的"解剖性肝切除技术"。笔者在长期的临床实践中，发现很多临床现象与经典的肝解剖学理论相悖，例如，行半肝阻断时，肝断面出血量远大于全肝门阻断；术中肝蒂结扎后缺血线随时间推移逐渐模糊或迁移；肝段引流静脉离断后静脉流域淤血可快速恢复。这些现象用传统的肝段解剖学无法解释。因此，笔者认为，常态时，肝内的血管及血流状况类似于流域中的河流分布，血管和血流分布相对固定。当肝发生病变或进行手术操作，肝血流动力学发生动态变化，局部血流状态失衡时，流域内的其他血管将为缺血或淤血的肝组织提供额外的血供或新的流出道，从而达到新的平衡状态，形成新的流域分布。这些常态时未开放的血管，在以往的尸体肝解剖和肝内管道铸型标本中往往难以观察到。肝实质各部分的流入和流出管道并非相互独立，每个肝区由其周围的肝蒂共同供血，毗邻的肝静脉共同引流，临床手术中肝的血流变化应是实时、动态的，肝的分段也非固定的范围，而是实时变化的，由此产生了肝动态流域理论。

ALPPS 一期术后肝体积增大较 PVE 术后肝体积增大程度不同的问题，体现了肝动态流域理论的适用性。两者对比，主要存在以下不同点。

1. 肝再生速度　在 ALPPS 手术中，由于同时进行肝分隔和门静脉阻断，肝再生速度较快。研究表明，ALPPS 手术后 1～2 周，未受累肝体积增长率可达 40%～100%。相比之下，PVE 手术在门静脉栓塞后，通常需要 3～5 周才能使肝体积增长约 40%。

2. 手术可行性　ALPPS 手术和 PVE 手术的选择取决于患者的具体情况。根据研究，ALPPS 手术的完成率（即成功实施第二阶段肝切除的比例）为 92%～97%。而对于 PVE 手术，尽管患者术后并发症较低，但由于肝再生速度较慢，肝切除手术的可行性可能受到限制。PVE 手术后，75%～80% 的患者可以成功接受肝切除手术。

3. 术后并发症　ALPPS 手术由于具有更快的肝再生速度和较高的肝切除完成率，但术后并发症和死亡风险也相对较高。根据研究，ALPPS 手术的术后并发症发生率为 40%～60%，90d 内死亡率为 5%～20%。相较之下，PVE 手术的并发症发生率较低，为 5%～10%。

4. 肝功能恢复　尽管 ALPPS 手术可以实现快速的肝再生，但术后肝功能恢复可能受到影响。有研究显示，ALPPS 手术患者术后肝功能恢复相对较慢，而 PVE 手术患者在肝体积增长后的肝功能恢复较好。

通过具体数据可以看出 ALPPS 手术对比 PVE 手术，ALPPS 手术具有较快的肝再生速度和较高的肝切除完成率，而 PVE 手术肝再生速度较慢。根据肝段解剖学的解释，肝段相互独立，左、右半肝之间无密切的血流联系，但无法解释这种增长速率的不同。而肝动态流域理论可对此种现象进行完美解释。

从肝动态流域理论的角度来看，ALPPS 手术与 PVE 手术在促进肝增生方面的差异主要在于它们所采用的方法和对肝血流动力学、肝内血管网络化的影响程度。

由于左、右半肝之间存在大量的血管网络化的联系，ALPPS 手术在肝实质分隔和门静脉阻断的同时，通过这两个方面实现了对拟保留侧肝的急性血流刺激。肝实质分隔后，肝对门静脉高压反应更为迅速和明显，从而使拟保留侧肝的血流增加和肝细胞再生速度加快。而 PVE 手术仅通过门静脉栓塞将血流导向拟保留侧肝，但由于没有进行肝分隔，没有离断肝作为整体的网络化血管，拟保留侧肝将向患侧肝分流一部分血流，拟保留侧肝血流分配调节受到一定限制。因此，PVE 手术在肝血流动力学上的影响相对较小，肝再生速度较慢。与之对应的 ALPPS 一期术后肝体积迅速增大，是肝动态流域理论的有力临床证据。

第二节　肝手术血管处理与止血

肝拥有两套入肝血流系统、一套出肝血流系统，血流非常丰富，同时质地软脆，止血困难，如果没有合适的止血方法，肝手术出血量会很惊人。肝动态流域理论认为肝的血流存在代偿潜力，除了生理状态下的肝血流主流域之外还存在副流域、潜流域。例如在肝切除手术中，不可避免地出现管道的离断和破坏，主流域受损，此时主流域支配区域的肝血供则通过副流域供应。在此理论指导下，肝手术中的出血止血方案不再是机械的、固定、耗时的。很多时候可以使用更加大胆、更加折中的血管处理方案来简化手术操作、缩短手术时间、保留更多的肝实质。下面将详细叙述。

一、动脉止血

肝动脉血流量约占肝血流的 1/4，供氧约占 1/2，是重要的血流供应管道。肝动脉血流的保护对于预防肝创面胆漏、防止肝内胆管术后狭窄、防止肝脓肿形成、促进术后肝再生具有重大意义。因此肝手术中尽量保存完整的动脉供血。然而，肝动脉变异非常多见，除了最常见的左、右两支型，还有包含肝中动脉的三支型，两支肝中动脉的四支型，存在副左肝动脉的三支型变异，右肝动脉南绕型（由肠系膜上动脉发出）。肝手术中肝门解剖，如果遇到肝动脉变异、肝门周围粘连、肝二次手术、胆肠吻合术后、肝门部胆管癌、胆囊癌等特殊情况，非常容易造成肝门部动脉的误损伤，甚至造成术后肝动脉的出血，严重危及患者的生命安全。此时需要合适的肝动脉止血方法。

肝动态流域理论认为肝的动脉代偿能力很大，很可能是肝内管道中代偿能力最强的。肝动脉的这种代偿能力可能源于动脉内皮细胞的高增殖能力。肝动脉结扎或栓塞以后，远端肝组织产生缺氧诱导因子，同时释放多种炎症因子，在多种机制介导下促进动脉内皮新生和移行，从而促进肝动脉的再通。笔者在临床实践中也观察到这种肝动脉的代偿现象。如图5-1所示，患者因术后左肝动脉出血行左肝动脉的完全栓塞止血，之后患者因为再次出血行肝动脉造影术，术中发现左肝动脉远端血管再次充盈造影剂，远端动脉与左肝动脉起始端之间形成了细交通支。如图5-2所示，右肝动脉术中离断，术后行肝动脉造影，提示右肝动脉远端区域恢复血供。以上案例说明肝动脉的代偿增生能力强大，即使是左、右支主干的离断，肝动脉依然可以通过交通支再生代偿。

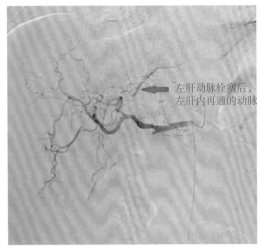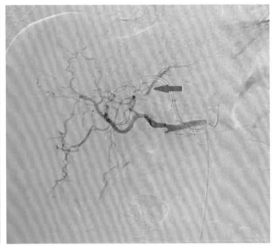

左肝动脉栓塞后，左肝内再通的动脉

图 5-1　**左肝动脉栓塞后，左肝内再通的动脉**　　图 5-2　**右肝动脉离断后，下游动脉可通过潜在交通支恢复供血**

1.**肝动脉主干破损**　肝总动脉管径较粗，管壁较厚，肝动脉主干的修复成功率比单侧肝动脉和分支动脉高得多。借助手术机器人的使用，腹腔镜下动脉修补成功率大大增加。因此术中肝动脉的破损出血，绝大多数情况可以使用Prolene线缝合修补。如果肝动脉较长节段为肿瘤侵犯，肿瘤剥离后动脉节段管壁僵硬，肝动脉多处破损同时联合胰肠吻合，肝动脉长节段的缺损难以修复，也可以将肝动脉予以结扎、离断。之后肝的动脉供血可以通过膈下动脉等周边动脉予以代偿。

2.**单侧动脉的损伤**　根据以上理论，如果在肝手术过程中损伤单侧动脉，如果是锐器伤或电切伤，考虑到肝动脉血管壁较厚，可以进行Prolene线的缝合修补，缝合后可以修复，修补成功率高。如果肝动脉鞘破损长度很长，电凝造成的破损，肝动脉可疑受肿瘤侵犯，联合胰腺手术，具有以上肝动脉高危出血风险的患者，可以行单侧动脉的结扎，防止出现术后单侧肝动脉的大出血。

3. 肝内肝动脉分支破损出血　肝手术过程中如果涉及巨大肿瘤与肝蒂之间剥离，通常涉及肝动脉管壁侧壁的破损，这种分支级别的肝动脉可以直接予以结扎，以防止术后肝动脉的出血。在肝切除过程中，创面也常有肝动脉分支断端，比如在肝左外叶切除术中，如果存在副左肝动脉，切割闭合器离断左外叶各个肝蒂后，副左肝动脉断端通常位于切割闭合器离断断面上，此时的副左肝动脉断端处理是不稳妥的，应使用血管夹予以加强。

二、门静脉止血

门静脉系统是流量最高的入肝血流系统，血流量占据入肝血流的 3/4，携氧量约占50%，同时携带有大量的来自消化道的养分。因此，维护好门静脉的血流对于肝的血流充盈、维持肝功能至关重要。根据传统肝"树干 – 树杈"的经典门静脉分段理论，肝的肝段或肝叶由相应肝段、肝叶的门静脉供应，门静脉出血后，如果结扎关闭相应的门静脉血流，对应阶段的肝缺血萎缩甚至坏死。因此，经典理论强调对门静脉要严格保护，如果遇到破损，重要门静脉需要进行修补。然而，大量肝血管三维重建后发现，门静脉走行，尤其是右侧半肝存在大量变异，"异位供血""交叉供血"现象大量存在，标准解剖学分段理论面临挑战。

根据肝动态流域理论，肝门静脉血流支配不是机械地利用"树干 – 树杈"这种类比方法去理解，要综合考虑大量的门静脉血流变异，同时还要考虑肝门静脉管道行外科切除和病理改变后的变化。比如，患者肿瘤位于肝左侧叶间裂处，为了扩大切缘，势必要做扩大的左外叶切除，切除线位于肝左内叶。此种情况下，肝 S4B/A 肝蒂均会离断，肝左内叶没有门静脉供血，此时根据经典门静脉血流理论，肝左内叶完全失去门静脉供血，会逐渐萎缩甚至缺血坏死。然而，笔者做了相当多的扩大左外叶切除联合左内叶肝蒂离断，大部分患者术后复查，左内叶存活良好，部分患者术后肝左内叶甚至不出现缺血线。笔者在临床实践中还观察到，门静脉左支及动脉左支离断以后，为了多保留肝，患者左内叶予以保留，患者术后 4 年复查，肝左内叶仍存活良好。笔者考虑患者肝左内叶的主要门静脉由来自门静脉左支的 P4A/B 供血，但同时存在副流域，副流域由右前肝蒂分支供血，只是在生理情况下，肝左内叶供血良好。当遇到外科手术离断 P4A/B，右前肝蒂向肝左内叶供应的副流域开放，维持肝左内叶的功能。利用此种理论，遇到左外叶肿瘤贴近或跨叶间裂处，可以行离断 P4A/B 的扩大左外叶切除术，从而避免切除更多肝的左半肝切除术。

然而，肝动态流域理论并非不注重门静脉的保护，该理论认为，如果牺牲某支门静脉能够扩大肿瘤切缘，如果保留了"门静脉不全"肝能够为患者保留更多的肝实质，那此种情况下的门静脉离断或说"门静脉不全"肝的保留就是有意义的。对于门静脉的处理仍需要具体情况具体分析，不能一概离断。

（一）门静脉主干出血

门静脉血流约占据全部入肝血流的 3/4，充足的门静脉灌注对于肝发挥生理功能、肝术后再生修复非常重要。同时，门静脉的血流受限还可能会导致门静脉血栓形成、胃肠道淤血、门静脉高压等问题。如果出现肠道淤血，患者术后会出现胃排空延迟、肠道运动不良、肠道 – 血液屏障受损血行感染等；如果出现门静脉高压，术后可能会出现消化道出血、严重腹水、脾功能亢进等问题。门静脉血流受限导致的症状出现比肝硬化等导致的一系列症状出现得早、出现得重，可以短时间内导致患者死亡。因此，门静脉主干的破损、术中出血要竭力完成术中修复。

门静脉主干的侧壁小的破口，使用 Prolene 线缝合修复即可。门静脉管壁破损达 1/3 以上，需要垂直于血管长轴缝合。门静脉主干的全横断伤，需要做门静脉对端吻合修复。现在国内很多中心可以完成门静脉的对端缝合重建修复，甚至随着微创手术技术的发展，国内少数中心已可以在腹腔镜下完成门静脉重建。门静脉主干过长节段的缺失通常需要人工血管重建。部分中心尝试使用的门静脉动脉化，也能一定程度上解决门静脉灌注的问题。

（二）肝叶级门静脉止血

本文中所述的肝叶级门静脉是指肝右后叶、右前叶、左内叶、左外叶、尾状叶分支门静脉。由于尾状叶的左尾叶、尾状叶腔旁部及右尾叶三部分均有各自的入肝、出肝血流系统，这里将其分为三叶。根据流域理论，如果肝叶、肝段的门静脉血流阻断以后，副流域则通过相邻肝叶、肝段的肝交界面上的潜在血管开放产生。因此，可以根据特定肝叶相邻交界面的面积不同，门静脉副流域的丰富程度不同，副流域代偿能力也有差异。

副流域较丰富的肝叶，一般是有左、右两侧均有肝接续的，比如肝右前叶、左内叶、尾状叶腔旁部、右尾叶。副流域匮乏的肝叶是肝左外叶、左侧尾状叶。然而，这其中比较特殊的是右后叶，虽然理论上只有右前一个接触面，实际上右后叶还和右侧尾状交界面接续，同时随着肝血管三维重建技术的普及，人们发现右后叶中门静脉支存在大量变异情况，比如肝 S7 段肝蒂主干或分支常从右前主干分出，肝 S6 肝蒂主干或分支从右前肝蒂分出。考虑到右后叶以上的特殊情况，也将右后叶归类为副流域较丰富的肝叶。

对于副流域丰富的肝叶门静脉，在病情需要的情况下可以选择离断。比如肿瘤横跨左侧叶间裂，此时单纯行左外叶切除切缘无法保证，行左半肝切除又损失大块左内叶。

根据流域理论，肝左内叶是副流域丰富的肝区，紧挨右前叶，面积较大的叶间交界面，能够在左内叶入肝主流域管道离断的情况下交界面潜在管道开放，右前叶血流流入左内叶，形成左内叶的副流域，支持左内叶肝的功能。根据此理论，笔者所在中心设计了左内叶内部切除线行扩大的左外叶切除术，术中以切除肿瘤、保证切缘为优先，规划切除路线，如有需要可以离断 S4A/B 肝蒂。如图 5-3 所示，相当多的患者在肝切除术后短时间内即可观察到肝左内叶的血流代偿，左内叶缺血区域消失，左内叶灌注良好。此术式扩大了手术切缘，同时为患者保留了更多的肝实质，兼顾了预后和损伤控制。

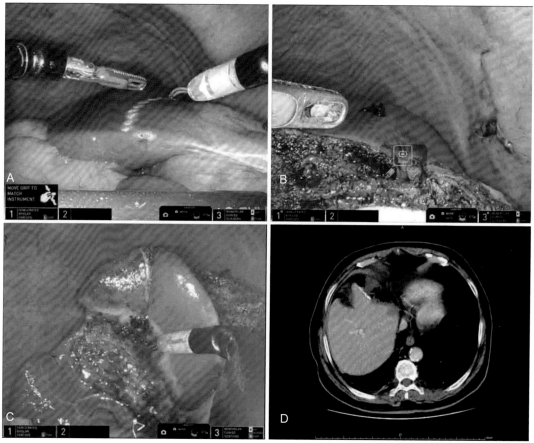

图 5-3　肝左内叶中的扩大左外叶切除，术中离断 S4A/B 肝蒂，左内叶副流域代偿，无明显缺血区域
A ～ C. 手术过程，离断 S4A/B 肝蒂；D. 术后 CT 显示 S4 段无缺血

（三）肝段及亚肝段门静脉止血

为了减少肝手术不必要的肝功能不全区域，肝动态流域理论认为肝内门静脉解剖要尽量精确，离断的肝内肝蒂主要供血区域要尽量和肝切除范围重合。即使是不规则肝切除，也尽量保证肝内离断的肝蒂供应区域是目标不规则切除范围。如图 5-4 所示，患者行左半肝 +S5V+ 胆囊切除，术中肝外离断左侧肝蒂，肝内离断 P5V，保留 P5D 及 P8V，离断

门静脉的供血区域与肝切除范围重合，残余肝管道及功能完好。这种结果是肝切除的理想状态，想达到这种状态需要丰富的肝切除经验和精确的管道辨识能力。对于经验不丰富的外科医师，坚持达到此种结果势必会大幅度延长手术时间、肝血流阻断时间，这对于控制肝手术出血量、患者术后肝功能恢复均有不利影响。根据肝动态流域理论，对于肝段及亚段门静脉管道，即使术中辨识不清，按照预定切除路线切除肝及断面上的门静脉管道，即使周边有功能不全的肝区域，通过周围的副流域，缺血区域的肝仍能保持较好的功能状态。这种肝切除方式能有效地缩短手术时间，减少手术出血量，缩短肝门阻断时间，反而有利于患者术后的肝功能恢复，更适合初学者使用及广泛推广。与此类似，如果在外科医师试图做精确肝蒂解剖过程中误伤了保留区门静脉，造成肝段及亚肝段门静脉出血，在修复困难的情况下，可以直接于出血点上游离断门静脉支，该支门静脉所属的肝区域可以通过周边副流域供血，保持肝功能良好，同时大大缩短手术时间和术中出血量。

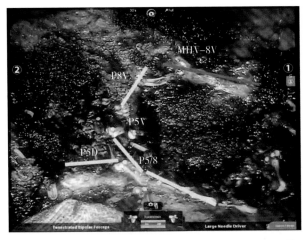

图 5-4　患者行左半肝 +S5V+ 胆囊切除，术中肝外离断左侧肝蒂，肝内离断 P5V，保留 P5D 及 P8V，离断门静脉的供血区域与肝切除范围重合
MHV. 肝中静脉

三、静脉止血

肝的静脉是唯一的肝血流流出道，管径最粗，管壁较薄，术中很容易破损。小的静脉筛孔不需要处理，肝切除后由于需要静脉回流的血供较少，通常可以自行闭合。更大一些的静脉破口缝合修补即可。当静脉破口较大或多个静脉破口，如果修补会大幅度延长手术时间、延长肝门阻断时间、增加出血量，此时就需要鉴别该静脉支是否需要保留。根据肝动态流域理论，肝的静脉系统同样可以代偿，肝切除区域小于离断静脉的回流区域，

残余肝会通过周边肝回流，这种代偿短时间即可形成，随着术后患者的恢复，代偿血流可以更加成熟和完善，表现为患者术后淡红色引流液逐渐减少，反映的是肝创面的出血、渗出逐渐减少，静脉回流的成熟。

（一）静脉主干出血

根据肝动态流域理论，肝静脉离断后，静脉血回流可以通过与相邻肝之间的交通支代偿，但这种代偿能力有限，肝左静脉、肝中静脉、肝右静脉主干在不完整切除或过半体积切除其引流区时，一般不能离断。

比如右后叶切除之后，认为肝右静脉引流区已经行半切，此时可以离断肝右静脉主干，同时向右前叶肝实质适度扩大，行扩大右后叶切除。此时残存的右前叶肝实质中由肝右静脉回流的区域血流可以代偿后通过肝中静脉或右尾叶的肝短静脉回流。如图 5-5 所示，患者行 S1、S7 和 S8D 切除后，可以认为患者肝右静脉引流区已经切除了一半，由于肿瘤侵犯肝右静脉主干，为了确保肿瘤根治性，行肝右静脉主干根部的离断，同时由于 S1 也切除了，右后下静脉及肝短静脉均离断，此时使用经典的肝血流理论，S6 已无静脉回流通道，肝离断后放开入肝血流，肝断面渗血严重，5min 后经过肝血流代偿，肝 S6 创面出血停止。考虑 S6 及 S5D 肝区域血流通过 S5 内潜在静脉流域交通支代偿。

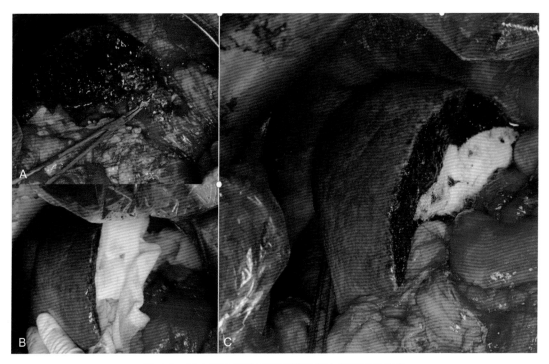

图 5-5　肝中静脉切除后回流静脉潜在通路开放现象

A. 肝中静脉切除术后右肝断面渗血；B. 肝中静脉切除术后右肝淤血；C. 5min 后肝断面渗血终止，右肝淤血缓解

如果有特殊静脉变异是指有粗大的分支静脉，比如患者长有粗大的右后下支静脉，此时肝右静脉引流区即使行一半以下肝体积切除，肝右静脉主干也可以离断。比如患者存在粗大的右后下静脉变异，此时肝 S7 存在肝癌，同时肝癌侵犯肝右静脉主干，此时为了确保根治性，可以行 S7 切除 + 肝右静脉主干根部的离断，肝右静脉引流区切除体积少于一半，但是离断肝右静脉主干仍然安全。

（二）静脉肝段支出血

生理情况下肝静脉肝段支是对应肝段血液回流的主要途径，手术中保护各个保留肝区的肝静脉肝段支对于肝创面的止血、保留肝段的再生修复很重要。但是，如果肝静脉肝段支为肿瘤侵犯，静脉支术中破损严重不易修复，根据靶域切除理论，为求肿瘤根治性可以将保留肝段的静脉支予以离断，该静脉引流区域的肝段与周围肝之间潜在的静脉交通支开放，完成静脉功能的代偿。

四、小结

肝的各个血管系统对于残余肝功能的保留、术后肝功能的恢复、手术创面的止血非常重要。但是，如果术中考虑到肿瘤根治效果、血管术中受损等原因需要评估血管是否离断时，可以参考肝动态流域理论并予以决策。肝动态流域理论不同于传统肝分段理论下静态的、树枝状的血管分布理论，该理论关注到病理情况下、手术创伤下，肝潜在交通血管对于管道不全区域的代偿作用，在此理论下肝手术中的血管理论上可以保持更加开放的态度，以求保证肿瘤根治效果、缩短手术时间、缩短肝门阻断时间、降低出血量和保留更多的肝实质。然而，血管的代偿是有限度的，前文已经做了阐述，即使肝血管功能可以通过相邻肝区代偿，但是手术不应做不必要的血管离断，保留区肝管道完整仍然是肝切除手术的理想状态。

第三节　静脉回流再通

目前指导肝切除手术，特别是解剖性肝切除手术的主要是肝 Couinaud 分段理论，它是基于肝动脉和门静脉的分段方法。但是，肝的静脉回流并非按照 Couinaud 分段，而是按照流域收集邻近区域的血流。

肝动态流域理论认为肝内血液的流入和流出，更像是河流流经区域内河水灌溉和流失一样，根据周围河流的水流情况适时变化。河流流经区域，由该区域周围的河流支共同灌溉；离河流主干越近的区域，该河流的水流供给越多；河流的水流越大，灌溉区域亦越大；一侧河流的水流减少或停止时，对侧河流灌溉范围将向水流停止侧或减少侧扩大；下游河水停滞时，流经区域会出现短时的水流引流受阻，形成"淤水"的表现，随后很快找到新的流出通道。水域中的"淤水"在肝切除的流域中则表现为"淤血"。这一现象在常规肝切除保留正常下游流出道时表现不甚明显，但当进行一些非常规术式的肝切除时，肝动态流域理论则可以作为理论基础。如生理情况下 S5/S8 段或 S4 段血液主要回流至肝中静脉，行扩大左、右半肝切除时，回流通道被切除，但是绝大多数病例的淤血区域均能够通过与之交联肝回流，最终经肝右静脉、前裂静脉或肝左静脉回流至腔静脉。笔者将在下文细述流域理论指导下的扩大左半肝切除、保留 S6 段的 S5/S7/S8 段切除、左半肝＋肝中静脉部分切除。

一、静脉再通的微观基础

结构决定功能，微观结构是构成宏观结构的基础。肝实质由众多的肝小叶构成，后者是肝的最小结构和功能单位。肝小叶的结构是以中央静脉为中心和基础，肝细胞向四周呈放射状排列，形成肝索（板）。而肝小叶之间则是小叶间动脉、小叶间胆管和门静脉的终末分支小叶间静脉。不同肝小叶之间以肝血窦形成交联（图 5-6）。由此可见，在微观结构中，肝是以静脉为核心形成基础功能单元，邻近的功能单元流入通道和流出通道存在肝血窦交互，形成了流域理论的解剖学基础。

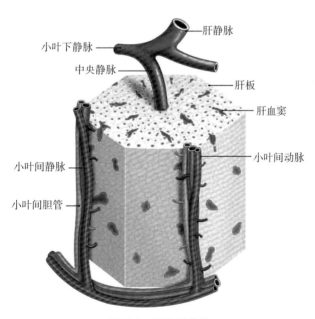

图 5-6　肝小叶结构

二、肝静脉变异及分型

肝静脉存在较多变异（图5-7），基于引流区域的分型有助于完善手术规划。Reichert等将肝左静脉分为3型。Ⅰ型：约占73%，S2及S3肝静脉于肝左叶间裂处汇合成为肝左静脉主干，主干接受S4段背侧静脉支；Ⅱ型：约占14%，S2及S3肝静脉在近第二肝门处汇合为肝左静脉，两支静脉在走行过程中均接收S4段背侧静脉回流；Ⅲ型：约占13%，S2及S3肝静脉于肝左叶间裂左侧汇合成粗大的肝左静脉，不接收S4段静脉回流，直接汇入腔静脉。

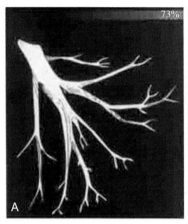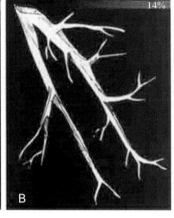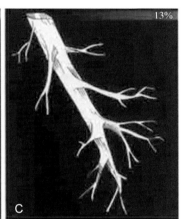

图5-7　肝左静脉常见变异

A. Ⅰ型；B. Ⅱ型；C. Ⅲ型

Kayashima等根据CT三维重建将肝中静脉的V5及V8支分型（图5-8，图5-9）。V5 Ⅰ型：约占11.2%，肝中静脉自胆囊床沿Cantlie线直接汇入下腔静脉，沿途多个较小的V5分支汇入该主干；Ⅱ型：约占44.8%，单支粗大的V5直接汇入肝中静脉；Ⅲ型：约占42.5%，S5腹侧及背侧两支静脉V5S及V5I分别汇入肝中静脉。V8 Ⅰ型：约占56.0%，单支粗大的V8直接汇入肝中静脉根部；V8 Ⅱ型：约占36.2%，S8腹侧及背侧两支静脉V8S及V8I分别汇入肝中静脉。

Watanabe等通过CT三维重建系统分析肝右静脉的变异。依据肝右静脉、副肝右静脉和肝右后下静脉的特点，将肝右静脉系统分为三大类共8型（图5-10）。第Ⅰ类：粗大的肝右静脉同时引流S6、S7。其中Ⅰa型无其他引流静脉，约占33.6%；Ⅰb型伴有较小的右后下静脉，约占45.3%；Ⅰc型存在副肝右静脉，约占0.3%；Ⅰd型同时存在副肝右静脉及右后下静脉，约占3.6%。第Ⅱ类：细小的肝右静脉引流S7段，粗大的右后下静脉引流S6段。其中Ⅱa型为无其他引流静脉，约占13.0%；Ⅱc型为同时伴有副肝右静脉，约占1.0%。第Ⅲ类：稍小的肝右静脉引流S6段，副肝右静脉引流S7段。Ⅲa型为无其他引流静脉，约占2.0%；Ⅲb型为同时伴有细小的右后下静脉，约占1.3%。

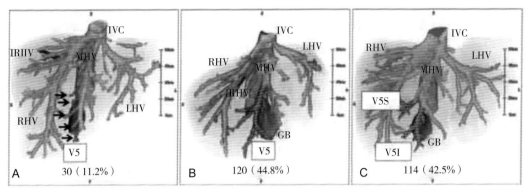

图 5-8　S5 段静脉常见变异

A. Ⅰ型；B. Ⅱ型；C. Ⅲ型。IVC. 下腔静脉；IRHV. 肝右下静脉；MHV. 肝中静脉；RHV. 肝右静脉；LHV. 肝左静脉；GB. 胆囊

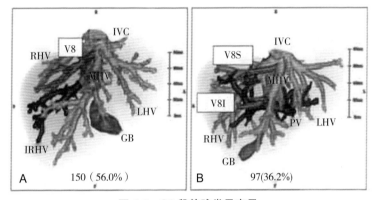

图 5-9　S8 段静脉常见变异

A. Ⅰ型；B. Ⅱ型。IVC. 下腔静脉；IRHV. 肝右下静脉；MHV. 肝中静脉；LHV. 肝左静脉；GB. 胆囊；PV. 门静脉

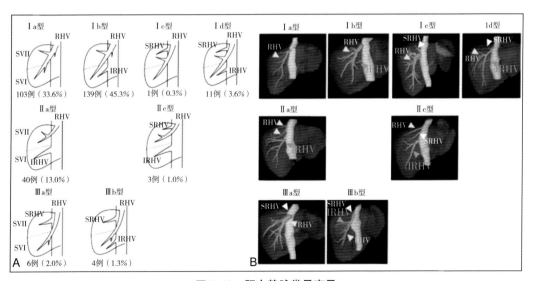

图 5-10　肝右静脉常见变异

A. 变异分型；B. CT 影像。RHV. 肝右静脉；SRHV. 副肝右静脉；IRHV. 肝右下静脉

三、病例分析

（一）扩大左半肝（S2/3/4+ 肝中静脉切除）切除术

■ 病例 1

患者，老年男性，肝癌转移行化学治疗 3 个月余入院。患者 3 个月前因上腹部不适就诊于当地医院行腹部增强 CT 检查提示：肝左叶占位性病变并门静脉癌栓形成，考虑肝癌。超声引导下穿刺活检，病理回报肝细胞肝癌。于笔者所在医院门诊行仑伐替尼（12mg/d）+ 信迪利单抗（200mg/21d）治疗 4 个周期。复查增强 MRI 回报：肝左叶多血供肿块伴出血坏死，门静脉左支充盈缺损改变。甲胎蛋白（AFP）137.3μg/L。既往乙型病毒性肝炎病史 30 年，口服恩替卡韦治疗；高血压病史 10 余年；脑梗死病史 3 年，口服阿司匹林、阿托伐他汀治疗。

影像学资料（图 5-11 和图 5-12）可见患者肿瘤侵犯肝中静脉，患者 S8 及 S5 静脉分别属于 V8 Ⅱ型和 V5 Ⅰ型。肝中静脉切除后，S8 段可经 V8S 直接汇入肝中静脉根部，S5 段可经 S8 段及 S6 段流域回流，经测算右半肝 / 标准肝体积 66.7%。诊断：肝细胞肝癌转移。拟行：机器人扩大左半肝切除术。

手术经过：麻醉成功后，患者取头低足高分腿位，常规消毒、铺单。建立气腹，置入器械。探查见腹腔内无腹水，腹壁、膈肌、网膜及盆腔未见转移灶；肝呈轻度硬化表现，左肝可见多发肿瘤，大者直径为 8cm，部分突出于肝表面，肝门淋巴结无肿大。结合术前影像学检查及术中探查，考虑肝癌综合治疗后，左肝肿瘤侵犯肝中静脉，门静脉癌栓已退缩至门静脉左支内，左、右支汇合部未见癌栓，右肝代偿性增大，右半肝体积占标准肝体积的 66.7%，遂决定按照术前规划行扩大左半肝切除术。

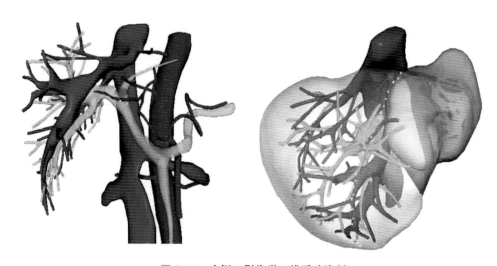

图 5-11　病例 1 影像学三维重建资料

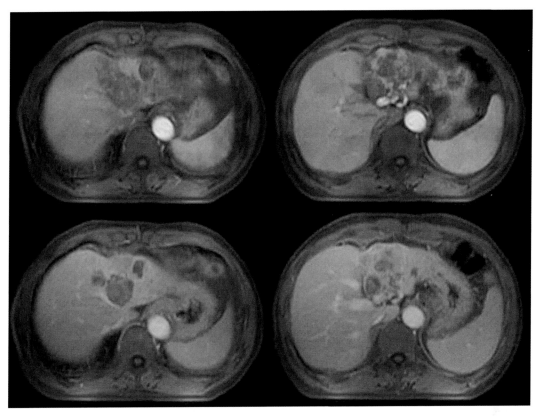

图 5-12　**病例 1 MRI 资料**

显露第一肝门及胆囊三角，电钩游离、解剖胆囊动脉及胆囊管，Hemo-lock 夹夹闭后切断，将胆囊自胆囊床游离后切除。结扎、切断肝圆韧带，显露第一肝门，打开小网膜囊；游离、解剖出肝左动脉，并用 Hemo-lock 夹夹闭后切断；继续游离解剖出门静脉左支和右支，注意保护尾静脉支。结扎、离断门静脉左支，保留端内未见癌栓。

用 Pringle 法阻断肝门，沿肝中静脉右侧用超声刀从足侧至头侧离断肝实质，肝中静脉 S5 段及 S8 段属支予以结扎、离断。向左侧肝门处离断肝实质、分离肝门板，解剖出左肝管后以 EC60 直线切割闭合器离断。将超声刀继续沿肝中静脉右侧离断肝实质，解剖出前裂静脉汇入肝中静脉根部处，用直线切割闭合器离断肝中静脉，保护前裂静脉，完整切除标本（图 5-13）。

手术顺利，手术时长 110min，术中出血 50ml。术后患者恢复顺利，术后第 1 天恢复进食，术后第 10 天拔除腹腔引流管出院。出院时肝功能、凝血功能均恢复正常。

该患者由于肿瘤侵犯肝中静脉，术前影像可见前裂静脉汇入肝中静脉根部，肝右前叶流域可经前裂静脉、肝短静脉回流，遂行扩大左半肝切除术。标本切除后 S8、S5 段未见明显淤血区域，肝断面无难止性渗血。

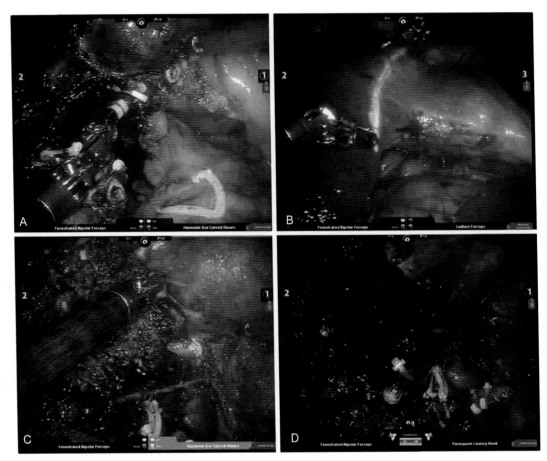

图 5-13　病例 1 手术过程

A. 游离第一肝门；B. 划定预切除线；C. 切除左半肝 + 肝中静脉；D. 术中肝断面观察

（二）S7/S8/S5+ 肝右静脉切除术

■ 病例 2

　　患者，老年女性，检查发现肝占位 3 周入院。腹部增强 MRI 提示肝 S7/S8 段、S5 段类圆形占位，较大者 4.5cm × 4cm，考虑肝细胞肝癌的可能性大。实验室检查：乙肝表面抗原阳性，乙肝病毒 E 抗体阳性，乙肝病毒核心抗体阳性；HBV–DNA 定量 1.13×10^4 copies/ml；AFP 2130μg/L。既往：乙型病毒性肝炎病史 19 余年，长期口服阿德福韦酯治疗；高血压病史 2 余年，血压控制可；其余无特殊。诊断：肝右叶肝细胞肝癌。

　　考虑患者高龄，长期肝炎病史，S7/S8 段肿瘤位于肝中静脉及肝右静脉根部，侵犯肝右静脉，S5 段肿瘤位于靠近胆囊床位置。左半肝占标准肝体积的 35%，可考虑保留 S6 段的 S5+S7+S8 段切除。

　　手术经过：麻醉成功后，患者取头高足低位，常规消毒、铺单。建立气腹，置入器械。探查未见腹水，腹壁、膈肌、盆腔无转移灶；肝表面轻度硬化表现，肝表面未探及肿瘤，肝门淋巴结未见明显肿大。

离断肝圆韧带、右三角韧带、冠状韧带。解剖第二肝门，明确肝中静脉根部与肝右静脉根部。解剖胆囊三角，游离及显露胆囊动脉、胆囊管等，分别结扎后离断。鞘内解剖右肝蒂，显露右肝动脉及门静脉右支，沿右侧肝门寻找右前叶入肝血流，解剖、结扎肝 S5/S8 段入肝血流。明确右前叶缺血区域，用 Pringle 法阻断肝门，沿右前叶左侧缺血线离断肝实质，右侧紧贴肝中静脉，结合术中超声明确肝中静脉走行。逐步离断、结扎肝中静脉 S5/S8 段属支至肝中静脉根部。肿瘤紧贴肝中静脉根部，予以钝性分离，完成左侧肝实质离断，全程显露肝中静脉。

保护肝肾韧带及 S6 段肝右后下静脉，右侧沿缺血线离断 S6 及 S5 段肝实质，寻找并保护 S6 段动脉支及门静脉支，S6 段肝右静脉属支予以结扎、离断，寻找并离断 S7 段动脉及静脉。用超声刀离断 S6/S7 段肝实质，游离 Makuuchi 韧带后于肝右静脉根部使用 EC60 离断肝右静脉，完整移除标本（图 5-14）。

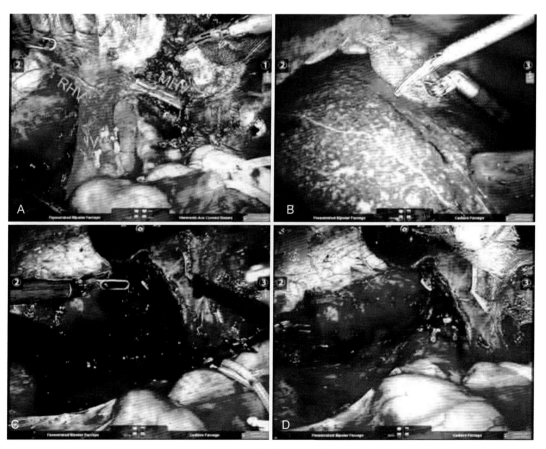

图 5-14　病例 2 手术过程

A. 原肝右静脉及肝中静脉位置；B. 肝淤血；C. 肝淤血逐渐缓解；D. 肝 S6 段淤血完全缓解。RHV. 肝右静脉；MHV. 肝中静脉

由于肝右静脉完全离断，保留的 S6 段完全依靠右后下静脉及肝肾韧带中的静脉支进行回流。完成切除后可见 S6 段肝组织淤血，断面渗血严重，观察 15min 后，S6 段附近肝流域再通，可见 S6 段肝断面渗血逐渐减少，淤血缓解。

（三）肝中静脉部分切除术

■ 病例 3

患者，老年男性，发现上腹部包块 2 个月余入院。腹部增强 MRI 提示肝左内叶占位（图 5-15），大小约 7.7cm×10cm×4.9cm，考虑肝细胞肝癌的可能性大，门静脉左支内瘤栓形成，肝中静脉受压，肝门区淋巴结增大，考虑转移。实验室检查：乙肝表面抗原阳性，乙肝病毒 E 抗体阳性，乙肝病毒核心抗体阳性；HBV-DNA 定量 2.13×10^3copies/ml；AFP 19 814μg/L，糖类抗原 125（CA125）80.57U/ml。既往：乙型病毒性肝炎病史 20 余年，长期口服恩替卡韦治疗；高血压病病史 10 余年，血压控制可；20 年前因外伤致小肠破裂，行修补手术（具体不详），其余无特殊。诊断：肝左内叶肝细胞肝癌。拟行：左半肝切除术。

手术经过：麻醉成功后，患者取仰卧位，常规消毒、铺单，取右上腹"反 L"形切口，逐层切开并进入腹腔。探查未见腹水，腹壁、膈肌、盆腔无转移灶；肝表面轻度硬化表现，肿瘤位于肝左内叶，突出肝表面，大小约 11cm×8cm，累及胆囊床，未侵及周围脏器；肝门淋巴结未见明显肿大。

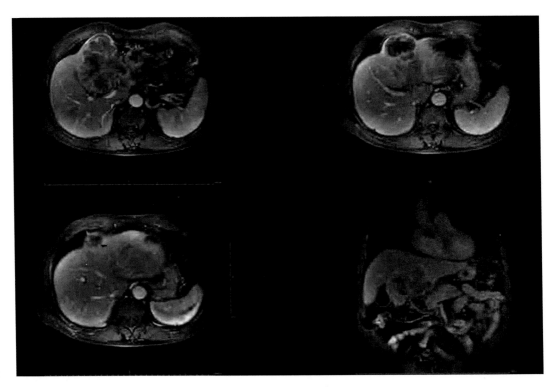

图 5-15　病例 3 MRI 资料

显露第一肝门，打开小网膜囊，于肝十二指肠韧带左侧游离、显露肝固有动脉、肝固有动脉左支、右肝固有动脉右支及中间支；结扎肝固有动脉左支，游离并结扎门静脉左支。游离肝并显露肝中静脉及肝右静脉间隐窝。用 Pringle 法阻断肝门，术前评估肿瘤侵犯肝中静脉，沿左半肝缺血线右侧，从胆囊床右侧以超声刀离断肝实质，肝中静脉 S5 段部分予以结扎后切断。后沿肝中静脉左侧离断肝实质至左侧肝门处，解剖、离断胆囊动脉及胆囊管，解剖左肝管并予以离断。用超声刀继续离断肝实质至肝左静脉处，缝扎、离断肝左静脉，完整移除标本（图 5-16）。

由于结扎、离断了 S5 段回流的肝中静脉，可见 S5 段淤血，创面渗血。

待观察 10min 后，由于肝 S5 段与 S6、S8 段流域回流，肝淤血区域逐渐减小，最终仅 S5 段胆囊床位置残存 2cm×2cm 淤血区域。S5 段创面止血满意，未见因淤血造成断面止血困难。

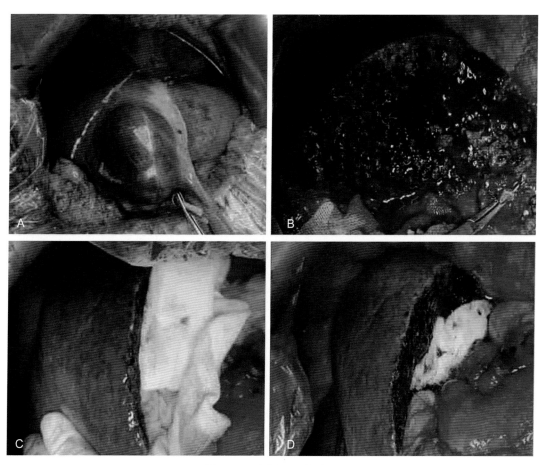

图 5-16　病例 3 手术过程

A. 显示肝肿瘤，划定预切除线；B. 切除左半肝及肝中静脉，肝断面渗血；C 和 D. 肝 S5 段淤血逐渐缓解

手术时长 175min，出血 150ml。术后患者恢复顺利，术后第 1 天恢复进食，术后第 3 天拔除腹腔引流管，术后第 5 天出院，肝功能、凝血功能均恢复正常。

四、静脉回流再通与肝动态流域理论

肝动态流域理论可以解释自然状态下的肝分段，更适用于解释解剖性肝切除过程中肝段血供分布的变动和肝周肝内潜在通路的开合。流域理论认为各主要肝静脉之间存在一定的区域性回流，虽然不能完全替代主干功能，但可以实现回流的部分代偿。在主要回流静脉切除后，可以通过静脉回流代偿实现创面止血，以及降低对后期淤血肝再生的影响。肝动态流域理论带来肝的解剖再认识，用"区域"代替"肝段"更符合肝的生理特性，每个肝区由其周围的肝蒂共同供血，毗邻的肝静脉共同引流，临床手术中肝的血流变化应是实时、动态的，肝的分段也非固定的范围，而是实时变化的，因此通过尸体静态解剖去描述临床中肝血流的变化有局限性，同理，对于腹腔其他脏器在解剖学认识上也存在同样的问题。用临床肝动态流域理论来描述肝的临床解剖、血流变化和潜在通路的开合似乎更优于树干理论。

肝动态流域理论在肝切除术的应用中，一个重要的领域就是指导肿瘤侵犯重要回流静脉时的肝切除手术。当肿瘤位于肝 S7/S8 段侵犯肝右静脉时，常规可能需要进行右半肝切除，但这种方式同时切除了大量的无瘤肝，而在肝炎肝硬化的背景下残余肝体积不足易引起术后肝衰竭。此外，根治性切除的同时为了增加后期肿瘤复发时重复切除的机会，也要求我们尽可能保留更多的残肝体积，特别是在转移癌的情况下。在此背景下，我们认为针对局限于 S7/S8 段并侵犯肝右静脉的肿瘤，在存在粗大的右后下静脉能够完成流域引流时，行 S7/S8 段联合肝右静脉的双节段切除具有一定优势。然而，这种手术方式也面临一些问题。首先，技术上要求很高，S7/S8 段因靠近膈顶而难以显露，同时无明确表面解剖标记，而肝静脉分支较多，即便使用术中超声也存在难以定位手术切除线的问题。此外，需要确保引流静脉通畅，否则 S5/S6 段静脉血流出可能存在困难，造成切面淤血术中止血困难，影响手术安全。Wang 等报道了在肝炎肝硬化背景下，对位于肝右静脉根部侵犯肝右静脉的小肝癌行 S7/S8 双节段切除对比右半肝切除的近期及远期疗效。研究纳入了 36 例双节段切除的患者，并匹配了 36 例右半肝切除的患者。72 例患者均无围手术期死亡，在围手术期指标方面，出血、胆瘘、腹水、胸腔积液及肝衰竭均无明显差异。长期预后方面，双节段切除组的无病生存时间显著优于右半肝切除组，中位无病生存时间分别为 24 个月和 8 个月。中位累积生存方面，双节段切除也具有明显优势，35 个月对比 27 个月。重要的是 Wang 等认为 S6 段的回流需要右后下流域的保证。Jo 等也得出了相似的结论。通过回顾性分析 20 例 S7/8 段切除对比 41

例右半肝切除，Jo 等发现右半肝切除的患者术后并发症发生率更高（43.9% vs. 10%，$P=0.008$）。但需要保证患者拥有通畅的右后下静脉流域，反之则需要进行肝右静脉重建。而 Makdissi 等报道了更加激进的手术方式：右上横截肝切除术（right upper transversal hepatectomy，RUTH）。即在肿瘤同时侵犯肝右静脉和肝中静脉根部时，行 S7/S8/S4A 段联合肝右静脉 / 肝中静脉根部切除。Makdissi 等认为残肝可以通过右后下静脉及肝左静脉回流，即便是无右后下静脉的情况下，肝也能通过肝左静脉回流完全代偿。在 4 例成功实施 RUTH 的患者中，2 例患者未见右后下静脉，但肝近端肝右静脉、肝中静脉与肝左静脉之间存在肝内交通静脉。在未进行静脉重建的情况下，右下节段仅出现轻度充血，但未观察到即时、早期或晚期并发症。

　　合并肝中静脉切除的扩大半肝切除术报道较多。主要问题是术后残肝体积不足及部分肝淤血。为解决淤血问题，有部分学者尝试行肝中静脉重建。Miyata 等报道在 27 例肝中静脉切除的病例中，有 5 例患者进行了肝中静脉重建，肝淤血区域由 63% 降至 26%（$P < 0.01$）。在未进行重建的 22 例患者中，3 例发生了术后肝衰竭。S4A 段联合肝中静脉切除也可见部分病例报道。Miyata 等认为术前明确肝中静脉分型，进行静脉流域指导下的切除有助于降低术后淤血的发生。

　　解剖性肝切除考虑的是动脉及门静脉流域，部分学者提出了基于肝静脉引流区域的肝切除手术。这一手术理念的提出是源于：肿瘤靠近肝中静脉、肝右静脉时，行常规解剖性肝切除，不但会切除大量无瘤肝，而且靠近静脉的切缘仍难以保障。为达到满意的切缘，部分学者认为应当行基于静脉引流区域的联合肝静脉切除。难点在于淤血区域的确定，流域理论认为，由于肝段之间存在流域回流，单纯阻断肝段的静脉时难以观察到满意的淤血区域，部分学者通过术前三维重建联合术中超声明确静脉引流区域和切除范围。

　　静态的 Couinaud 分段法在手术过程中的指导意义存在局限性，未来需要依据个体化的肝内血管分布规划手术。影像学技术的进步也为动态认识肝提供了支持。如前所述，三维重建技术可以帮助医生重新认识肝动脉、门静脉、静脉分型，以及肿瘤和血管的空间位置关系。有效地计算残肝或供肝体积，分析肝内部管道的解剖及变异，还可在术前明确血管分型，进而实现以供血及引流为基础的肝病的术前精确诊断和术中精准肝切除，提高患者无瘤生存率及总生存率。尤其是针对血供复杂的右半肝，其分支分型使得右半肝分叶、分段具有不规则性，直接影响右半肝手术边界的精确判定。因此，术前了解右半肝的静脉回流情况，有助于更精确和灵活地指导肝切除。

　　血行转移是肝肿瘤转移的主要途径。当手术切除了常规的引流静脉后，部分肝通过附近流域引流，此时这部分肝的血流动力学就发生了改变。许文犁等认为阻断回流静脉后，肝区域回流不畅会引起肝肿瘤细胞更易滞留于肝内，形成肝内转移。Kanazawa等通过研究发现肝静脉流出道梗阻后，对应区域的动脉入肝血流会有一定程度的增加。未来期望通过动脉灌注化学治疗来解决肝回流不畅区域可能出现的肿瘤定植转移问题。

除肝切除外，活体肝移植也面临着肝静脉回流的问题。活体肝移植是拓展肝源的重要手段，除小儿肝移植或辅助性肝移植等情况可以使用成人肝左外叶作为移植物外，现在的成人间活体肝移植手术多采用带或不带肝中静脉的右半肝移植物作为供肝。切取肝中静脉的右半肝移植物虽然对受体较为理想，但是理论上存在供体 S4 段淤血的可能。不切取肝中静脉的移植物理论上会使得受体 S5、S8 段肝回流受到影响，而这其中的关键就是供肝切取及移植后不带肝中静脉的残余肝断面的止血，以及后期淤血肝的再生。蒋文涛等对 80 例活体右半肝移植供体进行研究，其中 44 例保留肝中静脉，36 例不保留肝中静脉。结果显示，相比于不保留肝中静脉的供体，保留肝中静脉的供体外叶再生率更高（$P < 0.05$），但二者的残肝总体再生率无统计学差异（$P > 0.05$）。而供体残肝术后淤血组与非淤血组比较，两组的残肝总体再生率也无明显差异（$P > 0.05$）。基于此得出结论，淤血并不影响术后的残肝再生。进一步的病理检查证实淤血区域并未完全坏死，仍具有一定的生理功能。但是，不同研究之间的结论并不统一。Inoue 等对比保留或不保留肝中静脉的半肝切除术后残肝再生情况。在纳入的 75 例患者中，39 例患者行右半肝切除，其中保留与不保留肝中静脉的患者分别为 29 例和 10 例，通过增强 CT 对比术前和术后 7d、1 个月、2 个月、5 个月、12 个月的左半肝体积发现，术后 7d 的残肝增生率达到峰值，在 1 个月后下降明显，保留肝中静脉时 S4 段的残肝增生率显著高于不保留肝中静脉者。左半肝切除时同样如此。

Thomoson 等研究发现，肝切除后残肝有丝分裂频率较高是由于供血中氧饱和度增加所致，血流增加本身并不引起肝组织生长。刘玉东等的研究认为，肝切除附加肝中静脉阻断后，由于全肝容积的下降和回流量的减少，势必引起门静脉压力的明显升高和门静脉血流量的降低，导致流向残肝门静脉血的肝营养因子减少，从而引起残肝再生能力下降，表现为肝细胞分裂指数及肝细胞的合成率明显下降。他们还发现，肝切除合并结扎组门静脉血内毒素含量明显增高，表明肝实质的切除合并肝中静脉的阻断严重影响肝自身的微循环调节机制，引起大量炎性介质的产生与释放，炎性介质进入肝微循环后导致失衡，加重已紊乱的肝微循环损害，同时还可引起肝细胞变性坏死，明显抑制残肝的再生。肝实质的切除合并肝中静脉阻断后全肝容量的明显降低与肝静脉回流血量的下降使肝的清除功能降低，库普弗细胞吞噬功能严重低下，不能有效地灭活肠源性内毒素。因此，切除回流静脉后促进肝再生、减少淤血引起的一过性炎症反应是术后关注的重点。

第四节　不同肝门阻断方式对血流系统的影响

一、肝分段基础

肝分段的最早研究来源于对尸体解剖肝标本的静态观察，通过肝的外在形态将肝划分为左、右半肝等。随着对肝内管道的进一步认识，逐渐形成了以肝管道结构为依据的肝分段方法，其中以 Couinaud 的肝分段对当前肝分段影响最为明显，成为现有肝分段研究以及外科手术肝段、肝叶切除的主要理论基础依据，但 Couinaud 的肝段分段方法同样为采用尸体静态肝的铸型来实现，划分肝主要依据肝的门静脉系统及肝静脉系统。

肝分段的一个重要依据为门静脉的走行，且 70% ～ 80% 的门静脉走行稳定，门静脉主干主要分成门静脉右主干和门静脉左主干，门静脉右主干再分成右前门静脉支和右后门静脉支。但仍有约 20% 的门静脉存在变异情况，Cheng 等描述了常见的几种门静脉变异方式。①门静脉三支型：右前门静脉支、右后门静脉支及门静脉左支均来自于门静脉主干；②门静脉右后支提前发自门静脉主干，而右前门静脉支与门静脉左支共干；③门静脉右前支来源于门静脉左支。

对于 Couinaud 分段方法存在的不足，也出现了其他的各种分段方法。Cho 等对右半肝门静脉系统进行研究发现，门静脉右支可分出腹侧支与背侧支，以此为依据将右半肝分成了腹侧段、背侧段及后段。根据 Glisson 系统也有着不同的分段方法，Takasaki 等将肝分成了左侧段、中段与右侧段，其每一段都有着独立的 Glisson 肝蒂，有着相对独立的血流供应，而尾状叶单独成立一段，有着自己特有的血流管道系统，且对于肝分为三段的方法，其各段体积基本占到肝总体积的 30% 左右。后续出现的对肝分段方法的改进，是依据 Couinaud 等肝分段理论的完善，但仍未突破静态肝分段方法或尸体肝解剖的研究。

门静脉血流对于每个肝段的血流供应与肝动脉之间保持着动态平衡状态，在门静脉高灌注时，肝动脉血流会明显降低，这种现象为肝动脉缓冲反应。肝移植时，小的移植物相对受体体积不足，同时又出现门静脉高灌注情况，导致动脉供血进一步减少，移植肝进一步缺氧，导致肝功能损伤，出现小肝综合征（small-for-size syndrome，SFSS）。进行大体积肝切除后，残留肝体积相对不足或出现门静脉高灌注情况，仍可能出现术后肝衰竭的表现，其结果类似小肝综合征的表现。

控制门静脉血流变化对肝再生与肝损伤十分重要，尤其在肝切除术后和进行脾切除、门腔分流等方面，通过观察门静脉血流的调整来预测可能出现的肝功能变化。

二、肝门血流控制

（一）概述

肝门血流控制是减少术中出血而有效手段。基于肝对缺血的耐受性，从术后患者恢复的角度而言，肝门血流控制的结果明显优于手术中出血。Delvaet 等人的回顾性临床研究显示：长达 90 分钟的血流缺血持续时间对并发症发病率或住院时间没有影响，而术中输血量与发病率和住院时间呈显著负相关。从理论上讲，移除血管夹后发生的再灌注可能会加重持续的肝缺血性损伤，特别是在发生多次缺血再灌注（I/R）的间歇性 Pringle 操作期间。然而，部分临床研究的结果与这一概念相矛盾，因此我们必须考虑到血流控制只在肝实质横断期才能消除出血，而在肝动员阶段，根据国内外的一些研究，当肝切除期间发生显著的出血性损伤时，血流控制只会消除出血。此外，在肝大部分切除术中，通过使用血管蒂结扎的组合，在完全不进行血流控制或限制其使用的情况下，能够实现合理或最小的出血量。然而还必须考虑到，血流控制只在肝实质横断期才能消除出血，而在肝动员阶段是没有获益的。因此，临床医师在实施肝大部分切除术中，通过联合使用血管蒂结扎，进而实现了合理或最小的失血，实现患者的最优获益。目前肝血流控制方法可分为单纯阻断肝流入的方法、阻断肝流入和流出的方法。

1. 流入血管阻断

（1）肝门阻断：①持续 Pringle 动作（CPM）；②间歇性 Pringle 操作（IPM）。

（2）选择性流入阻断：①半肝血管阻断；②节段性血管阻断。

2. 流入和流出血管阻断

（1）完全阻断肝血管。

（2）流入阻断并控制主要肝静脉：①选择性肝血流阻断；②保留腔静脉的肝血管阻断。

（二）流入血管阻断分析

1. 全肝门阻断　　肝是一个富血供器官，控制术中出血是肝切除术的关键。为了控制肝切除术中的出血量，目前普遍采用全肝门阻断（Pringle）法，该方法可完全阻断第一肝门的肝动脉与门静脉的入肝血流。该方法简单易行，术中不需要解剖第一肝门，应用最为广泛。早期 Pringle 法为连续性阻断入肝血流，其阻断左肝的同时也阻断了右半肝血流，离断左肝需要一段时间，此时右肝易发生缺血再灌注损伤，不能控制肝静脉反流性出血，增加了术后肝衰竭的风险。目前 Pringle 法已由连续性阻断发展为间断性阻断，肝门一般每阻断 15 min 再开放 5 min，该优势在于延长了肝的缺血、缺氧时间，减轻肝缺血再灌注损伤，从而降低术后肝衰竭风险。常温阻断入肝血流的安全时长是 15 ~ 20 min，若合并肝硬化的肝切除，则应将阻断时长控制在 15 min 以内，时间过长可能会发生继发的肝坏死、肝衰竭等。

连续 Pringle 方法肝蒂夹闭（CPM）是最古老的肝血流控制方法。CPM 法是通过用尿管缠绕肝十二指肠韧带，然后使用止血带或血管夹直到肝动脉脉搏远端消失的步骤实施。在放置闭塞钳或止血带之前，应解除肝十二指肠韧带周围的任何粘连。如果这些粘连完好无损，则在放置止血带或血管夹时有严重损伤下腔静脉或十二指肠的风险。此外，如果存在程度较高的血管粘连（如术前肝动脉化学治疗栓塞后形成的粘连）允许侧支流向肝，则 CPM 法的有效性会降低。如果存在起源于胃左动脉的异常左肝动脉，也应将其阻断。夹闭血管蒂后，肠系膜盆内积血导致静脉回流适度减少，心脏指数下降 10%。同时，夹闭肝蒂产生的交感反射导致全身血管阻力增加 40%，平均动脉压增加 40%。此外，打开肝蒂会导致一过性血压下降，因为上述交感反射失活。CPM 法通常耐受性很好，因为腔静脉血流不会中断，不需要特殊的麻醉处理，但仍应警惕术中空气栓塞的可能性，类似任何类型的流入血管阻塞（主要肝静脉保持开放）。在肝实质横断术中可能发生空气栓塞，特别是在降低中心静脉压以防止肝静脉回流或再灌注期间，由于开放静脉内的气泡被激活，尤其是当中心静脉压降低时更容易发生空气栓塞。在肝离断过程中，甚至可以从小静脉进入空气，当卵圆孔未闭允许空气栓子迁移到颈动脉循环时，这一点尤其危险。

间歇性 Pringle 方法肝蒂夹闭（IPM）包括持续 15 ~ 20min 的流入血流夹闭周期和随后 5min 的解夹周期。IPM 法的一个技术优势是间歇性释放门静脉夹可以在较小的横断面上逐渐止血。另一方面，在 IPM 法过程中反复拔除门夹可能会导致全身血压波动，多次发生肝缺血再灌注损伤，并反复从横断面出血。然而，多项前瞻性的临床研究证实了IPM 法的保肝作用。在 IPM 法与 CPM 法的前瞻性研究中，既往研究对比了 IPM 法（模式：20/5min）和完全不使用血流控制，发现使用 IPM 法组的总失血量显著减少，尤其是在肝离断过程中，输血量更少，肝离断时间更短。上述差异在肝硬化患者中表现得尤为明显。目前已证实的 IPM 法在减少出血方面的有效性及其对肝的保护作用鼓励了该方法的广泛应用。IPM 法在正常肝和受损肝都可以安全地应用到 120min。总之，即使在肝异常的患者中，IPM 法也可以进行复杂、耗时的切除。在低中心静脉压下和肝大静脉外控制下，可以应用 IPM 法，以减少实质离断和开夹期间的出血。但如果预计夹闭时间 < 60min，则首选 CPM 法。

2. 半肝血流阻断　半肝血流阻断法由 Makuuchi 等首次创立，即选择性地阻断动脉和门静脉流入需要切除病变的同侧肝部分（右半肝或左半肝）。在仔细地从左肝门分支分离右肝门后，或者在没有预先进行肝门解剖的情况下，在右或左门静脉结构上放置弯曲的肾蒂夹子后，可以实现选择性夹闭，这一技术被称为半肝血流阻断法。半肝血流阻断法可同时阻断同侧肝大静脉。选择性血流阻断切除患侧肝避免了保留侧肝的缺血再灌注损伤，并且可以允许长时间的肝血流阻断，使术者有充分的时间对断面进行精细的处理，比较适用于合并肝硬化肝癌患者的肝叶切除。在临床中，半肝血流阻断的方法有两种：①经肝实质途径，即不解剖肝十二指肠韧带，沿肝总管行径向肝门寻及左叶肝管汇合部，于其上方肝被膜处或在肝圆韧带下方横裂处插入直角钳，在肝实质中、Glisson 鞘外钝性分离，在无阻力的情况下向肝十二指肠韧带后方、门静脉分叉部与尾状叶交界处穿出，带入并缩紧阻断带即可阻断血流，此为右半肝阻断方法。如将阻断带一端经小网膜孔送至肝胃韧带处穿出并缩紧即可阻断左半肝。②分别游离患侧肝动脉和门静脉支，可以同时阻断或按需分别阻断患侧入肝血流。

半肝血流阻断的优点包括避免残肝缺血。预防这种血管控制还可以清楚地界定切除边缘，这在中央二段切除和右前段切除过程中至关重要。在这种情况下，可以用另一种方式进行半肝血流阻断（即阻断位于主要病变右侧肝横断的右门静脉分支，然后在病变左侧工作时阻断左分支）。半肝血流阻断也可以间歇性地进行，从而延长缺血时间。在对正常肝和肝硬化的前瞻性研究中，间歇性半肝阻断法与 IPM 法相比失血量和输血需求显著减少，并且没有应用血流控制。由于半肝血流阻断仅阻断肿瘤所在半肝的肝动脉及门静脉血流，保留了对侧半肝的正常入肝血流，可达到有效控制术中出血。该方法的阻断时间明显延长，由于其可减少手术中的出血量，因此可减少对术后肝功能的影响。这种血流阻断方法可以使切除边缘界线清楚，术中可以灵活应用。但此方法也存在缺点，就是在残肝（未阻断）横切时出血。有限切除时出血可能更为明显，由于未阻断血流的半肝与阻断侧存在交通支，肝断面出血可能会非常严重。该方法手术操作要难于 Pringle 法，对术者肝门解剖熟练程度要求较高。而较低的中心静脉压有助于减少出血，完全阻断肝总动脉和选择性单侧门静脉阻断也是如此。如果出血严重，必须改用 Pringle 手法。已有研究报道了在采用半肝血流阻断的患者中发生了高达 21% 的中转率。半肝血流阻断法特别适用于处理位于肝周围有异常实质的肿瘤，尤其是肝硬化患者。总而言之，在处理肝硬化和大范围切除平面时，半肝血流阻断法是一种极其有用的方法（图 5-17）。但也存在许多禁忌：①接近或浸润肝门的肿瘤；②肝十二指肠韧带周围致密粘连（由于先前手术或化学治疗栓塞）导致门静脉夹层的危险；③存在门静脉或肝动脉解剖变异的情况。

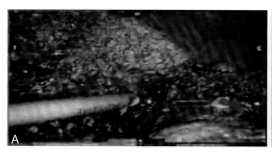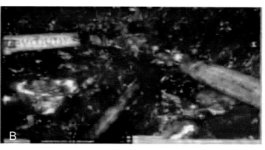

图 5-17　全肝血流阻断与半肝血流阻断的肝断面出血比较
A. 全肝血流阻断；B. 半肝血流阻断

　　但在笔者所在中心丰富的临床实践中，存在部分经历了全肝血流阻断与半肝血流阻断的患者出现与理论上不同的阻断效果。在解剖性半肝切除过程中，可采用全肝血流阻断法或将左、右肝门游离后采用半肝血流阻断法控血。从 Couinaud 分段法角度分析，半肝切除的断面在 V / Ⅷ段与Ⅳ段之间，此间隙理论上应该无联系，因此两种阻断方法的阻断效果理应相同。然而，在大量的临床实践中发现，全肝血流阻断后断面基本无出血，而若只采用半肝血流阻断，切除过程中断面的出血量明显多于全肝血流阻断，这与肝段分段法的理论相矛盾，肝段之间似乎还存在着某种血流上的联系。

　　根据肝动态流域理论，肝内血液的流入和流出会根据周围循环的血流情况适时变化。在肝切除侧入肝血流被阻断后，保留侧的门静脉系统会因为压力相对聚集，随着时间延长，肝内门静脉血流会进入切除侧肝，在切除过程中表现为缺血线模糊，在切除后则表现为肝断面渗血。

　　在肝段以上肝切除手术中，大出血和术后严重肝功能损害是危及患者生命的严重并发症。而肝癌患者的肝功能往往相对较差，虽然大部分接受肝手术的患者肝功能尚可，但肝硬化背景下的肝在切除过程中仍有出血的可能。因此，控制出血是肝手术中的重要目标。为减少肝切除术中失血，常采用阻断入肝血流。但是，慢性肝病的患者接受肝血流阻断时间长后仍有可能出现肝功能损害加重。肝门阻断的好坏对手术起着重要的影响。肝动态流域理论指出，由于肝血流并非如肝段理论那样，Ⅳ段和 V 、Ⅷ段肝之间仍有血流通过。因此，在半肝血流阻断肝切除手术中，如果出现出血控制不满意的情况，应及时改行全肝血流阻断，以减少术中失血。

　　半肝血流阻断加肝静脉阻断技术是近年来开展的一种新的肝血流阻断技术，是在半肝血流阻断技术的基础上阻断被切除肝的肝静脉。此方法往往应用在肝左叶切除术中。在游离左肝和处理左肝动脉、门静脉左支、左肝管后，将左外叶肝向右掀起，可显露肝左静脉根部，通过夹闭肝左静脉实现肝静脉阻断。该方法可保持正常侧肝的血流通畅，保证肝门静脉的良好回路不被破坏，可避免肠道充血引起的肠道菌群紊乱和黏膜损伤，实现更长时间的阻断。

3. 节段性肝血流阻断　节段性肝血流阻断需要在肝门分离后，闭塞与要切除的肝段同侧的肝动脉的右或左分支，同时球囊闭塞该节段的门静脉分支。门静脉引流切除段的分支由缺血线识别，并用胆道造影针穿刺。将一根柔性导丝通过针进入门静脉分支，气囊导管通过这根导线并指向门静脉分支的起始处。通过充气导管的气囊夹夹住相应的肝动脉分支，闭塞门静脉分支。然后将亚甲蓝注入门静脉导管，通过在肝实质上显色，可以更精确地识别节段。这样就实现了选择性流入血流阻断，然后横切染色的节段。这种阻断方法已经应用于连续的和间歇性的模式。节段性血管夹闭在处理肝硬化患者的小的周围型肝癌时是有用的，它最大限度地减少了对异常肝的缺血性损伤，并精确地勾勒出要切除的部分。该方法允许将肿瘤和连同受累的门静脉分叉一起切除，由于门静脉途径是肝细胞癌的主要扩散途径，因此具有理论上的肿瘤学优势。

（三）流入和流出血管阻断

1. 全肝血管阻断术（THVE）　THVE 结合了肝的总流入和流出血管阻断，将其与体循环完全隔离。这是在完成肝动员后，像 Pringle 手法一样应用流入阻断，然后在肾静脉和右肾上腺静脉上方穿过肝下下腔静脉，然后在主要肝静脉开口上方放置肝上、下腔静脉夹。在完成实质横切和止血后，以与放置顺序相反的顺序取出夹。THVE 法的应用与显著的血流动力学变化有关，需要密切的有创监测和麻醉医师关注。

THVE 法是一项技术要求很高的技术，需要更为庞大的手术和麻醉方面的专业知识。与 CPM 法和选择性肝血管阻断术（SHVE）相比，10% ～ 20% 的患者存在血流动力学上的不耐受，导致发病率和住院时间增加。然而，当病变浸润到腔肝交界处或必须进行主要的下腔静脉重建时，这是一种有用的方法。在某些情况下，可以在 IPM 法下开始实质离断，然后在接近腔肝交界处时进行 THVE 法。THVE 法的使用应仅限于选定的病例，因为单独的流入阻断或结合主要肝静脉的实质外控制可以安全地执行复杂的肝切除，甚至下腔静脉或主要肝静脉重建，但发病率相当低。

2. 肝静脉主干门外控制的流入阻断　肝实质外控制主要肝静脉的流入阻断可使肝与体循环完全隔离（与 THVE 法相似），但不会中断腔静脉血流。因此，它与 THVE 法的血流动力学和生化缺陷无关。该技术被 Cherqui 等称为保留腔静脉血流的肝血管隔绝术（HVEPC），或 Smyrniotis 等称之的选择性肝血管阻断术（SHVE）。该技术需要通过分离肝韧带和肝短静脉来完全动员和切断肝与下腔静脉的连接。肝静脉主干和副肝右静脉干、肝中静脉和肝左静脉共同干、肝中静脉和肝左静脉分离干被游离解剖并回绕。最后，在收紧环路或钳夹后应用 Pringle 手法，然后闭塞主要肝静脉。SHVE 法需要与 THVE 法相似的外科专业知识。少数情况下，肝静脉主干环扎过程中的意外撕裂需要迅速转换为深静脉。此外，如果 S1 段没有完全与下腔静脉断开，由于手术是在高中心静脉压下进行的，或者肝硬化或既往的化学治疗栓塞导致肝实质纤维化，则 S1 段可能出现中度出血。SHVE 法可以作为血流控制的标准方法之一，因为它提供了与 THVE 法相似的无血手术野，但患者的耐受性要好得多。该方法特别适用于对受损的肝实质和心血管状况较差的患者进行复杂的肝切除术。

3. "适时分合"肝控血技术　基于肝动态流域理论的适时分合控血技术，其核心是强调控制各肝段区域间交汇带内的血流。"适时"即个体化选择各种控血手段，如前所述，随着外科技术的发展，出现了全入肝血流阻断、解剖性肝段/肝叶血流阻断、出肝血流控制/阻断等基本手段，针对不同患者病情、不同术式，单独"分"或联合"合"上述控血手段。不同于现有肝控血技术基于的肝"树干型"孤立分段理论，适时分合肝控血技术脱胎于肝切除术中血流动态分布的肝流域理论。该技术适时地单独或组合选用各种肝控血手段，核心在于控制肝段/肝叶间血流交汇带，更符合术中肝血流的适时变化规律，较解剖性肝血流阻断法控血更彻底。此方案较普遍使用的单纯 Pringle 法全入肝血流阻断，能带来较小的血流动力学影响，缓解肠道淤血和血栓形成问题，减轻保留肝的热缺血及缺血再灌注损伤，延长肝控血安全时间。同时，较现有肝树干理论指导下强调控制肝切除界面单侧血流的解剖性肝血流阻断，此方案能够控制肝段交汇带血流，控血更彻底，术中出血较少，尤其能够为微创手术提供更"干净"的术野。

三、总结

现有肝控血技术以入肝血流控制 Pringle 法和解剖性入肝血流阻断为主，以出肝血流控制之低中心静脉压技术为辅。其中 Pringle 法阻断效果好，但肝损伤较大，阻断时间有限；解剖性入肝血流阻断法肝损伤较小，安全阻断时间长，但血流阻断效果不理想；全肝血流阻断效果最确切，但操作复杂，全身血流动力学影响大，应用范围局限。现有肝外科手术控血方案并非完美。基于肝流域理论的适时分合控血技术，其核心是强调控制各肝段区域间交汇带内的血流。"适时"即个体化选择各种控血手段，针对不同患者病情、不同术式，单独"分"或联合"合"上述控血手段。同时尽量减少使用 Pringle 法的全肝入肝血流阻断，减轻全入肝血流阻断的不良反应，适用于开腹、腹腔镜和机器人肝切除术，有较好的临床价值。

在解剖性半肝切除过程中，可采用全肝血流阻断法或将左、右肝门游离后采用半肝血流阻断法控血，但阻断效果却不相同。从 Couinaud 分段法角度分析，半肝切除的断面在 V/Ⅷ段与Ⅳ段之间，此间隙理论上应该无联系，因此两种阻断方法的阻断效果理应相同。然而，在大量的临床实践中发现，全肝血流阻断后断面基本无出血，倘若只采用半肝血流阻断，切除过程中断面的出血量明显多于全肝血流阻断，这与肝段分段法的理论相矛盾，肝段之间必然还存在着某种血流上的联系，这种联系就是通过肝内复杂的网络化血管实现的。因此，肝动态流域理论更适用于解释不同肝门阻断方式结果的不同。

第五节　缺血肝的存活现象

我国是乙型病毒性肝炎大国，据统计，我国乙型肝炎病毒的感染率约为 7%，乙型肝炎病毒的感染使得我国肝癌的发病率居高不下，手术治疗作为肝癌的有效治疗手段，将肿瘤所在部位的肝组织切除，再进行相应的内科治疗，可以得到较好的预后。临床上为追求"术中出血量少""更加精细的解剖性肝切除""减少肝段内的肿瘤转移的发生率"，众多手术方法涌现。如早前流行的超声引导下门静脉栓塞染色、Glisson 鞘外解剖离断等，到现行推广的 ICG 荧光显影下肝段切除和循肝静脉肝切除术等。总结前人的研究成果，我们不难发现前人的研究成果多基于肝解剖模型、血管和胆道模型等静态体外模型，各国学者利用肝表面和内部的各种解剖标记物对肝进行分割。但对一些肝硬化较严重的患者，需要尽可能地保证肝的残肝率，保证患者的肝功能，但是保存下来的部分肝可能会出现其原来主要的供血血管被破坏，这部分肝是否能存活下来是我们迫切需要研究的内容。

一、缺血肝存活的理论背景

Couinaud 分段法以及以 Couinaud 分段法为基础的解剖性肝切除（anatomic resection，AR）理论来源于离体肝铸型的尸体静态解剖学研究结果。该理论将每个肝段视为一个独立的功能单位，有独立的供血和血液流出通道。切除一个肝段对周围肝段无影响。将每一个肝段视为一个独立的功能单元，在一定程度上忽略了肝段与肝段的关系，以及每个肝段和肝整体的关系，使每个部分相对孤立。而外科医师也更倾向于将肝段作为一个独立的单位，将疾病通过肝段区别其位置，手术也可以通过肝段进行区分。这削弱了肝作为一种独立器官的地位。经过广泛的临床实践和总结，我们相信肝节段之间的关系不应忽略不计。实践过程中，通过术前和术后的对肝血管三维重建，大量病例数据表现出门静脉及肝动脉的走行存在大量变异，而标准解剖学分段理论是基于门静脉和肝静脉的走行将肝分段的界线。并且在血管的三维重建中还发现"异位供血""交叉供血"现象大量存在，并不能将一些血管归类为解剖分段法理论中典型的门静脉和肝静脉主干。在病理状态下，如在肝肿瘤、肝硬化、肝内胆管病变等病例中，存在假小叶形成和肝血管重建等病理情况下肝组织自身的适应性变化，也对传统的解剖分段法理论提出了一定的挑战。

肝动态流域理论旨在将肝视为一个整体，摆脱传统的 Couinaud 提出的肝分段法将肝视为多个相对独立的段与叶的概念，不再将肝的血液的流出、流入以静态的血管主干为界线，而将肝内的血液的流入和流出看作是河流流经区域内河水灌溉和流失一样，相互交通。而肝血流也存在着动态变化，肝的大的主干发生梗阻，就好比一条主要流出道发生阻塞，会有另一条河流的多条分支通过多种路径重新代替阻塞河道的功能，替代其所支配地区的灌溉，根据周围河流的水流情况和特点，适时变化河流流经区域水域供应。该区域的血流同样也会出现多种动态变化的特点：由该区域周围的河流支流共同参与灌溉，该河流的水流供给越多，河流的水流越大，灌溉区域的代偿能力越强；一侧河流的水流减少或停止时，对侧河流灌溉范围将向水流停止侧或减少侧扩大；下游河水停滞时，流经区域会出现短时的水流流失下降，形成"淤水"的表现，短时间内淤滞的水流很快找到新的流出通道，并在长时间的改道与再通中形成新的水域系统。肝的流域理论可以解释自然状态下的 Couinaud 肝分段无法解释的缺血肝段在失去典型血流主干供应后的再存活现象，以及缺血肝段血供分布的变动和缺血肝段周围的潜在通路再通现象。流域理论并不是另立观点，我们更可以把它看作是对前人思想的一种补充和完善，面对多种不同的临床情况给予最合理化的动态规划。流域理论为肝功能较差的患者、肝切除耐受力较低的患者施行肝部分切除术并尽可能地保留正常肝组织提供了可行性依据。流域理论的提出是基于临床工作中动态的真实的病例建立的模型，是基于临床实践的数据案例进行归纳发展的理论，并将动态变化的理论合理地应用和指导临床实践。合理地保存潜在具有功能的肝组织，就是最大程度地保存术后患者的肝功能，提高术后患者的预后与生活质量。

二、缺血肝存活的临床实践

由于肝的血管分布复杂和血液供应丰富，以往的肝切除术总是伴随着大量出血和较高的病死率。随着对肝解剖研究的深入、手术技术的提高、围手术期处理系统化发展及麻醉技术的进步，肝切除术已变得相对安全和成熟。但是对肝特殊部位肿瘤的手术切除，尤其是合并有肝硬化的病例，术式的选择仍没有取得国际共识。为了保证残肝的体积满足术后患者对肝的生理需求，流域理论主张对 Couinaud 肝分段内的肝进行更加细致的分离，在保证肿瘤被完全切除的条件下，仍要尽量保留肝。在 Couinaud 肝分段的理论体系下，部分保存下来的肝组织会因为缺少血供或血液流出道梗阻、血液淤滞等情况而出现坏死性脓肿和缺血再灌注损伤。但在临床实践过程中，我们发现一些病例无法用 Couinaud 肝分段解释。例如，为保证肝功能较差患者的预后，无法进行典型的解剖性肝切除，保留的本应该缺血坏死的肝段组织却能在术后存活，术后随访发现这部分未完全进行解剖性切除的肝会出现血流的重建。相对的肝动态流域理论可以很好地解释这种现象，保留下来的肝组织失去了原来的血供和血液流出通路，短期内缺血肝发生血管的重建再通。随着流入、流出血流变化，各肝段血供随之变化，相应的肝组织也发生了结构层面的重建。可发现肝各段并非独立的功能单位，肝细胞的再生能力强，将肝作为一个整体器官而不是各段作为肝切除术的基础单位，这种整体性的观点规避了解剖性肝切除的缺点，如手术时间过长、肝门阻断时间延长、术后肝功能异常等情况。而流域理论则是从实际出发，依据患者的基础肝功能、合并肝硬化的程度、肿瘤大小和位置、是否侵犯肝静脉或下腔静脉、术者的经验以及残存肝的预后分析等多种因素，对患者的手术入路、切缘大小和路径、残肝体积大小等进行个体化手术切除。

在一些肝功能较好、肝硬化不是特别严重（Child 分级在 1 级或 2 级）的病例中，在手术中对单侧肝蒂进行结扎后，会发现被结扎肝血管所分布的肝组织和未被结扎肝血管所分布的肝组织之间出现一条界线相对清晰的缺血线，被结扎肝血管侧的肝组织显现的颜色较浅。在保证缺血侧肝组织正常生理功能的手术时间内，两侧肝组织根据 Couinaud 肝分段理论体系应该相对独立，不会出现血液交互，但随着手术的进行，在未解开肝门部位结扎的条件下，结扎开始时还相对清晰的缺血线会变得模糊，并向被结扎肝血管所分配的肝组织侧推进或迁移。同样的流域理论却可以提供相对合理的解释，就是在手术中肝门阻断的短期内，缺血的肝段失去了原来的主要动脉供血，可以通过缺血线另一侧其他"流域"的血液来保证缺血区域肝细胞自身的营养需求。不同于血管重建需要长时间的血管重构，这种短期内缺血线模糊的现象是通过多种组织因子对肝细胞血液供应的优势再分布，在短期内肝自身有相应的机制保证缺血肝的血液供应与流出，从而为缺血肝的再存活提供了必要条件。

临床实践技术的长足发展也为临床操作的理念提供了革新的条件，医疗技术的不断进步为临床医师提供了很多新的辅助手段和治疗方法，确保保留的肝组织的术中血供情况，如现行推广的 ICG 荧光显影，ICG 自 20 世纪 50 年代被美国食品药品监督管理局批准用于临床以来，在血管、淋巴、胆道造影以及肝储备功能检查中得到了广泛应用，ICG 荧光显像系统可以帮助外科医师通过肉眼判断肝段的切除范围、肿瘤的边界及隐匿的肿瘤病变，为开腹和腹腔镜下解剖性肝切除术提供了极大的便利。新的手术技术为临床医师精准确定肿瘤位置、肝的血流情况提供了更精细化的手术方案，并为手术中确保肿瘤组织被尽可能地切除提供了强大的技术支持。

三、缺血肝存活的临床病例

以肝动态流域理论为基础，将肝动态流域理论应用于临床实践中，能够使广大的肝肿瘤患者得到了较好的手术预后，所保留的失去典型血流通路的肝段在术后都保留了较好的活性。下面列举一些典型案例进行学习。

■ 案例一

程某，中年男性，查体时发现肝右叶及左外上叶富血供占位病变，考虑肝癌；乙型肝炎病毒、丙型肝炎病毒携带者，肝硬化，脾稍大，食管胃底静脉曲张；AFP 17.96μg/ml。首次住院后进一步检查，使用肝细胞特异性造影剂莫迪司行肝 MRI 检查，提示肝内多发多血供实性结节，其中最主要结节为 S8 段、大小为 4.5cm×3.8cm×3.5cm 和肝左外叶、大小为 1.2cm×0.8cm×0.9cm；PET-CT 提示肝右叶及肝左叶边缘略低密度影，无异常高代谢，考虑高 - 中分化肝癌。根据检查和检验结果，患者经多学科联合会诊，诊断为多发肝癌，行信迪利单抗和贝伐珠单抗的免疫靶向治疗 8 个疗程后，复查行肝 MRI 提示肝内多发结节，体积较首次入院时缩小，且无手术禁忌证，遂行机器人肝多发肿瘤切除术。术中插入腹腔镜探查见腹腔无腹水，肝呈小结节性肝硬化，腹、盆腔无转移结节，术中超声探查肿瘤位于 S8 段，直径约 2cm；肝左叶表面可见肿物，直径约为 1cm；其余部分未见明显肿瘤；肿瘤局限，边界清晰，与周围组织未见明显粘连，遂决定行肝肿瘤局部切除术。放置肝门阻断，沿肿瘤周围划出预切线，待肝门阻断后应用超声刀沿预切线离断肝实质，深部遇到较大管道时使用可吸收夹夹闭，较小静脉分支使用百克钳止血，完整切除肝右叶及肝左叶肿瘤，S8 段的门静脉及肝固有动脉血管通路以及肝静脉回流血管通路已在手术的过程中被完全阻断，对肝断面渗血处行电凝止血，松开肝门阻断，检查创面，确认无出血及胆漏时，肝断面放置止血材料，术后取出标本并送常规病理检查。手术顺利完成，患者术后病情平稳。病理标本检查结果示：肝左外上叶肿瘤中分化肝细胞癌伴坏死，肿瘤大小为 1.3 cm×1.2 cm×1.2 cm，肝右叶 S8 段肝中 - 低分化肝细胞癌，肿瘤大小为 2.0 cm×2.1 cm×1.2 cm，两处标本未见明确血管内癌栓及卫星结节，癌组织未侵犯肝被膜。肝实质断端未见癌，周围肝组织结节性肝硬化表现，汇管区炎细胞浸润。术后 3 个月随访发现保留的 S8 段肿瘤未侵犯的肝组织无明显淤血所反映的组织水肿或缺血性坏死所反映的组织萎缩的影像学表现。在对位于 S8 段内的瘤体进行切除时，按照解剖性肝切除理论，S8 段除手术创面外的区域应失去血供，但在松开肝门阻断后进行 ICG 荧光显影观察残肝的供血情况时，会发现该区域荧光存在并逐渐强化（图 5-18）。根据流域理论，该缺血区域正在通过周围的优势血流肝组织间的"支流"完成该区域的血液供应与流出，在短期内为缺血肝再存活提供条件。

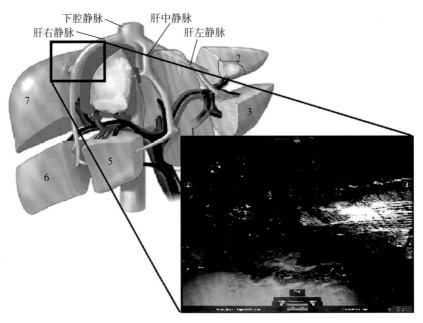

图 5-18　缺血肝荧光显影

■ 案例二

李某，中年男性，查体时发现肝左外叶富血供占位病变，考虑肝巨大血管瘤；肝硬化，脾稍大，食管胃底静脉曲张；AFP 19.02μg/L。首次住院后进一步检查，使用肝细胞特异性造影剂莫迪司行肝 MRI 检查，提示肝左叶巨大血管瘤，其大小为 4.5cm×3.8cm×3.5cm；增强 CT 提示肝左叶呈"快进快出"的增强占位信号影，考虑增生性肝血管瘤。根据检查和检验结果，患者经多学科联合会诊，诊断为肝血管瘤。随访观察 6 个月，复查行肝 MRI 检查，提示肝左叶富血供占位病变，体积较首次入院时增大，大小为 5.1cm×4.4cm×3.9cm，且无手术禁忌证，患者 BMI 为 27kg/m²，属于肥胖患者，遂行机器人肝左叶肿瘤切除术。术中插入腹腔镜探查见腹腔无腹水，肝呈小结节性肝硬化，肝门部无肿大淋巴结，术中超声探查肿物位于 S2、S3 段，S4 段略有累及，直径约 4cm；肿瘤局限，边界清晰，与周围组织未见明显粘连，遂决定行肝左叶切除术。放置肝门阻断，待肝门阻断后，沿肿物周围画出预切线，应用超声刀沿预切线离断肝实质，使用可吸收夹对深部肝左静脉、门静脉、左叶动脉以及与之伴行的肝固有动脉分支和胆管进行夹闭，较小静脉分支使用百克钳止血，完整切除肝左叶肿瘤，肝左叶的门静脉及肝固有动脉血管通路以及肝静脉回流血管通路已在手术的过程中被完全阻断，对肝断面渗血处电凝止血，松开肝门阻断，检查创面，确认无出血及胆漏时，在肝断面放置止血材料，术后取出标本并送常规病理检查。手术顺利完成，患者术后病情平稳。病理标本检查结果示肝左外叶肿瘤为血管源性，肿瘤大小为 2.4 cm×1.7 cm×1.6 cm，肿瘤失去血液后萎缩。肝

实质断端血管瘤，周围肝组织结节性肝硬化表现。术后 5d 出院前检查发现保留的部分 S4
段肝组织血流灌注相对较差，但无淤血所反映的组织水肿表现。确定术后无活动性出血，
患者生命体征平稳后予以出院。患者出院后未按照医嘱进行 6 个月 1 次的随访。术后第 4
年，患者回到医院进行复查，在左肝动脉、肝门动脉左支夹闭阻断后，参照 Couinaud 肝
分段法左内叶应缺血、萎缩，但影像结果提示保留左内叶仍完好保存，无变形（图 5-19）。
根据流域理论，该左内叶肝组织通过与肝右叶之间的交通的血流"支流"进行血流系统
的重建，使得术后缺血的 S4 段在长期的代偿重构下存活下来。

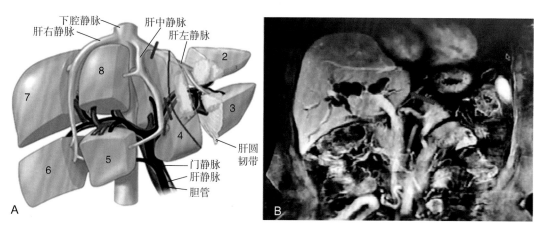

图 5-19　**缺血肝存活状态**
A. 肿瘤位置及手术示意图；B. 术后 CT 示缺血肝存活状态

四、展望和临床意义

探讨肝切除术中各种肝血流控制技术一直是肝胆外科领域研究的热点。至今各种肝
血流控制技术仍有各自的优缺点，残肝能否存活并建立新的血液循环在临床研究和应用
中应引起注意。传统的肝节解剖可以描述为"树干"结构。门静脉主干可以被看作是树干，
门静脉各节段均可见树干的分支，以及每一节的血主要由节段门静脉供血；在这些肝节之
间无交通分支。而通过对以上病例和长期的临床实践观察，笔者发现 Couinaud 肝分段法
以及以其为基础的解剖性肝切除有其理论局限性和时代局限性，随着解剖性肝切除在临
床上的广泛应用，过度偏执追求和推崇精细的肝段解剖及切除的临床趋势也带来了许多
临床问题。解剖性肝切除是否在肝癌远期预后方面存在优势的对比研究迟迟没有得到一
致性结论。而在术中出血、手术时间和术后并发症发生率等方面，解剖性肝切除与非解
剖性肝切除相比处于相对劣势。Couinaud 肝分段法以及以其为基础的解剖性肝切除慢慢
地不能满足于复杂的肝占位性疾病的手术治疗。肝动态流域理论与"干流型"理论相比

是一种动态的理论。肝动态流域理论的提出，通过与河流流域做类比，将整体思想、动态平衡思想与临床实践中的具体问题具体分析。可以将缺血的肝段看作"河流"干涸的区域，当该地区缺乏河流"灌溉"时，其他河流会形成多条细小的"支流"，多方向来"灌溉"缺血肝段，通过长时间的自然选择，新形成的侧支不断变化，有的"支流"逐渐增宽"河道"，成为优势水系，并成为该干涸区域的主要河流；有的"支流"逐渐干涸，由比邻的分支替代其功能。同样，如果一条支流被堵塞，就会造成短期的停滞，但随着其他"支流"适应性的变化，经过这个时间窗口，水在这个区域也可以流经其他相邻的"支流"，最终形成新的流出通路，防止次肝段出现淤血性坏死。缺血肝的血流就会到达一种新的平衡状态，其流域的分布也会随之改变，形成新的有效的肝血液循环流域，从而解释了缺血肝为何可以再次存活。应用肝动态流域理论也基于在临床应用中发现的肝血管的不典型分支多、血管变异普遍存在的现象。它并不是和 Couinaud 肝分段法等肝血管分布理论体系的相对立，只局限在通过缺血肝自身的代偿，而无系统、无章法地盲目保证残肝率。恰恰相反，作为一种相对宏观的概念，流域理论是对前人总结的肝切除策略的一种发展与补充。正如长江、黄河等大的江河虽有断流改道，但基本的走向并不会出现颠覆性的变化；同样，我们在制订手术方案的过程中也不能完全脱离前人的肝分段切除的理论基础。保存孤立的完全没有血流重建可能的肝分段是对肝动态流域理论的一种误解。应用流域理论解决临床具体问题需要术者有相对健全的肝血流理论基础，从而确保缺血的肝段不会出现术后的缺血性或淤血性坏死。系统评估缺血肝段术后存活的可能性，对于残肝的大小、可能重建的血液来源、血液的去向、术后对缺血肝的活性检测方法等多方面因素仍缺乏可行性的直观框进行评估。在应用于具体问题时，流域理论为术者提供了更具普适性肝血流理论，术前通过静态血流分布的 Couinaud 分段法对肿瘤所需要切除的肝段进行合理化确定和动态分析这些肝段中未被侵犯的肝保留的可行性，制订最合理的切除方案。

基于肝动态流域理论所发现的缺血肝的再存活现象，弱化了过热的"解剖性肝切除"概念，将孤立的、固化的切除方案变成根据实际情况动态的、灵活的方案，从而更加强调以患者获益为主的预后控制理念。合理的手术方案能够使术者在术中不追求刻意显露解剖标志，从而缩短手术时间和肝门阻断时间。手术时间的缩短一方面减少了术中出血和输血的风险；另一方面，肝门阻断时间的相应缩短也使残肝缺血再灌注损伤的发生率减小，有益于患者术后肝功能的恢复。缺血肝能否存活除了关注时间窗口外，重点应把控肝段的血供分布空间的动态变化。潜在通路的重建与开合是动态发展的过程，将流域理论灵活应用于临床实践中，更加积极地保留经典理论下管道不全的肝实质，不但可以减小切缘从而控制术中出血，同时因患者切除肝组织的体积减小加快了患者术后恢复的时间。从术者的角度来看，应针对患者肿瘤的形态、大小、位置、性质的差异，系统地评估肿瘤的治疗方案，提出个体化的治疗策略。不局限于单纯的手术治疗，重视肿瘤的全身多维饱和治疗，动态地规划手术路线，深化多中心合作，在现阶段新辅助化学治疗、新的影像技术、免疫靶向治疗等多领域整合应用的基础上，应用发展的思维减小手术创面，使得在以传统 Couinaud 分段法为基础的肝切除术中无法保留的"缺血的肝叶"不但能够保存下来，还可以长久存活并完成它本该应有的生理功能。

主要参考文献

伏旭，唐敏，孙士全，等，2019. 肝静脉回流区切除术治疗肝癌的临床疗效. 中华消化外科杂志，18（11）：1069-1074.

高伟，朱志军，淮明生，等，2006. 肝移植供体切取中变异肝动脉的保护. 中华肝胆外科杂志，12(9):610-612.

黄民，黄粲宸，肖乐，等，2018. ALPPS 一期术后肝内干 / 祖细胞的变化及其与肝再生的关系. 中国普通外科杂志，27(2): 210-218.

蒋文涛，2012. 淤血对肝切除后早期残肝再生影响的研究. 天津医科大学.

刘荣，胡明根，2007. 腹腔镜肝段叶切除的难点与对策. 中国普外基础与临床杂志，14(5): 510-511.

刘荣，赵国栋，2018. 肝脏解剖：从尸体静态解剖学下的树干理论到临床潜能形态学下的流域学说. 中华腔镜外科杂志（电子版），11(5): 257-260.

刘玉东，2004. 肝切除附加主肝静脉阻断后残余肝脏再生能力的实验研究. 山东医药，44（18）:18-19.

竜崇正，赵明浩主编. 王继春，马笑雪译，2012. 肝脏的外科解剖. 沈阳：辽宁科学技术出版社.

谭晓宇，许文犁，葛新兰，等，2013. 淤血 / 再灌注损伤对大鼠术后剩余肝脏的影响. 南方医科大学学报，33（3）:332-337.

吴孟超，1991. 肝癌与肝病：中国人民解放军肝胆外科研究所论文选集 (1960—1990). 北京：人民军医出版社.

吴孟超，2000. 肝脏外科学. 上海：上海科技教育出版社，上海科学技术文献出版社.

许文犁，谭晓宇，张爱群，等，2013. 流出道梗阻对大鼠肝癌细胞肝内定植的影响. 中华实验外科杂志，30（7）：1437-1439.

叶启发，2006. 肝动脉变异与肝移植的关系. 中国现代手术学杂志，10(6):401-403.

张慧，杨明，甘欣怡，等，2021. 基于 64-MSCT 重建右半肝门静脉的分支分型与临床解剖学研究. 临床放射学杂志，40：5.

张绍祥，姜洪池，梁力建，等，2017. 计算机辅助联合吲哚菁绿分子荧光影像技术在肝脏肿瘤诊断和手术导航中的应用专家共识. 中国实用外科杂志，37(5):531-538.

ADAM R, IMAI K, CASTRO BENITEZ C, et al., 2016. Outcome after associating liver partition and portal vein ligation for staged hepatectomy and conventional two-stage hepatectomy for colorectal liver metastases. Br J Surg, 103(11): 1521-1529.

ANWNWAN D, SINGH S K, SINGH S, et al., 2020. Challenges in liver cancer and possible treatment approaches. Biochim Biophys Acta Rev Cancer,1873(1): 188314.

ARNOLETTI J P, BRODSKY J, 1999. Reduction of transfusion requirements during major hepatic resection for metastatic disease. Surgery, 125:166-171.

BELGHITI J, NOUN R, MALAFOSSE R, et al., 1999. Continuous versus intermittent portal triad clamping for liver resection: a controlled study. Ann Surg, 229:369-375.

BERECIARTUA A, PICON A, GALDRAN A, et al., 2016. 3D active surfaces for liver segmentation in multisequence MRI images. Comput Methods Programs Biomed, 132:149-160.

BISMUTH H, 1982. Surgical anatomy and anatomical surgery of the liver. World J Surg, 6(1):3-9.

CAI X, TONG Y, YU H, et al., 2021. Use of the liver hanging maneuver in laparoscopic hepatectomy: a systematic review and meta-analysis. Surg Endosc, 35(1):127-137.

CASTAING D, GARDEN O J, BISMUTH H, 1989. Segmental liver resection using ultrasound-guided selective portal venous occlusion. Ann Surg, 210: 20-23.

CHAN A, ZHANG W Y, CHOK K, et al., 2021. ALPPS versus portal vein embolization for hepatitis-related hepatocellular carcinoma: A changing paradigm in modulation of future liver remnant before major hepatectomy. Ann Surg,273(5): 957-965.

CHEN J G, HUANG K, WU J H, et al., 2011. Survival after anatomic resection versus nonanatomic resection for hepatocellular carcinoma: a meta-analysis. Dig Dis Sci, 56(6):1626-1633.

CHENG Y F, HUANG T L, LEE T Y, et al., 1996. Variation of the intrahepatic portal vein; angiographic demonstration and application in living-related hepatic transplantation. Transplant Proc, 28:1667-1668.

CHERQUI D, MALASSAGNE B, COLAU P I, et al., 1999. Hepatic vascular exclusion with preservation of the caval flow for liver resections. Ann Surg, 230: 24-30.

CHO A, OKAZUMI S, TAKAYAMA W, et al., 2000. Anatomy of the right anterosuperior area (segment 8) of the liver: evaluation with helical CT during arterial portography. Radiology, 214:491-495.

CHOI S H, CHOI G H, HAN D H, et al., 2013. Clinical Feasibility of Inferior Right Hepatic Vein-Preserving Trisegmentectomy 5, 7, and 8（with Video）. Journal of Gastrointestinal Surgery, 17: 1153-1160.

CIOFFI L, BELLI A, IZZO F, et al., 2023. Minimally Invasive ALPPS Procedure: A Review of Feasibility and Short Term Outcomes. Cancers (Basel), 15(6): 1700.

COUINAUD C, 1992. The anatomy of the liver. Ann Ital Chir, 63(6):693-697.

COUINAUD C, 1994. Intrahepatic anatomy. Application to liver transplantation. Ann Radiol (Paris), 37(5):323-333.

CUNHA G, FOWLER K J R, 2022. Automated liver segmentation for quantitative MRI analysis. Radiology, 302(2): 355-356.

DEAL R, FREDERIKS C, WILLIAMS L, et al., 2018. Rapid liver hypertrophy after portal vein occlusion correlates with the degree of collateralization between lobes-a study in pigs. J Gastrointest Surg, 22(2): 203-213.

DECAILLIOT F, CHERQUI D, LEROUX B, et al., 2001. Effects of portal triad clamping on haemodynamic conditions during laparoscopic liver resection. Br J Anaesth, 87: 493-496.

DELVA E, CAMUS Y, NORDLINGER B, et al., 1989. Vascular occlusions for liver resections. Operative management and tolerance to hepatic ischemia: 142 cases. Ann Surg, 209: 211-218.

DETROZ B, HONORÉ P, DENOISEUX C, et al., 1998. Biology, physiology and physiopathology of clamping during liver surgery. Hepatogastroenterology, 45: 357-363.

D'HAESE J G, NEUMANN J, WENIGER M, et al., 2016. Should ALPPS be used for liver resection in intermediatestage HCC? Ann Surg Oncol, 23(4): 1335-1343.

ENRIQUEZ J, JAVADI S, MURTHY R, et al., 2013. Gastroduodenal artery recanalization after transcatheter fibered coil embolization for prevention of hepaticoenteric flow: incidence and predisposing technical factors in 142 patients. Acta Radiol, 54(7):790-794.

ESHMUMINOV D, TSCHUOR C, RAPTIS D A, et al., 2017. Rapid liver volume increase induced by associating liver partition with portal vein ligation for staged hepatectomy (ALPPS): Is it edema, steatosis, or true proliferation? Surgery, 161(6): 1549-1552.

FARGES O, BELGHITI J, KIANMANESH R, et al., 2003. Portal vein embolization before right hepatectomy: prospective clinical trial. Ann Surg, 237(2): 208-217.

FELLI E, SANTOPAOLO F, GUGLIELMO N, et al., 2019. The Pringle maneuver: a meta-analysis of clinical applications and outcomes in liver surgery. World J Surg, 43(11): 2812-2824.

GAUZOLINO R, CASTAGNET M, BLANLEUIl M L, et al., 2013. The ALPPS technique for bilateral colorectal metastases: three "variations on a theme". Updates Surg, 65(2): 141-148.

GOTOHDA N, CHERQUI D, GELLER D, et al., 2022. Expert consensus guidelines: how to safely perform minimally invasive anatomic liver resection (MIALR). J Hepatobiliary Pancreat Sci, 29(1):16-32.

GRUTTADAURIA S, MANDALA L, MIRAGLIA R, et al., 2008. Preoperative portal vein embolization for liver transplantation. Transplant Proc, 40(4): 1204-1206.

HEALEY J J, SCHROY P C, 1953. Anatomy of the biliary ducts within the human liver; analysis of the prevailing pattern of branchings and the major variations of the biliary ducts. AMA Arch Surg, 66(5): 599-616.

HO H, SORRELL K, BARTLETT A, et al., 2013. Modeling the hepatic arterial buffer response in the liver. Med Eng Phys, 35:1053-1058.

HUA Y, ZHANG J, JIN Y Z, et al., 2020. Laparoscopic hemihepatectomy with modified glissonean pedicle transection in cirrhotic patients. Surg Endosc, 34(3):1143-1150.

HUANG J, ZHANG Y, PENG B, 2020. The evolving preoperative strategies for laparoscopic liver resection. J Clin Transl Hepatol, 8(1):73-80.

INOUE Y, SUZUKI Y, OTA M, et al., 2018. Comparison of regeneration of remnant liver after hemihepatectomy with or without the middle hepatic vein. World J Surg, 42: 1100-1110.

ISHIZAWA T, FUKUSHIMA N, SHIBAHARA J, et al., 2009. Real-time identification of liver cancers by using indocyanine green fluorescent imaging. Cancer, 115(11): 2491-2504.

JAECK D, BACHELLIER P, NAKANO H, et al., 2003. One or two-stage hepatectomy combined with portal vein embolization for initially nonresectable colorectal liver metastases. Am J Surg, 185(3): 221-229.

JIANG C P, WANG Z X, XU Q X, et al., 2014. Inferior right hepatic veinpreserving major right hepatectomy for hepatocellular carcinoma in patients with significant fibrosis or cirrhosis. World J Surg, 38:159-167.

JIAO L R, FAJARDO A B, GALL T M H, et al., 2019. Rapid induction of liver regeneration for major hepatectomy (rebirth): A randomized controlled trial of portal vein embolisation versus ALPPS assisted with radiofrequency. Cancers (Basel), 11(3): 302.

JO H S, YU Y D, YOON K C, et al., 2020. Feasibility and safety of bisegmentectomy 7-8 while preserving hepatic venous outflow of the right liver - A retrospective cohort study. Int J Surg, 79: 273-279.

KAMBAKAMBA P, LINECKER M, ALRAREZ F A, et al., 2016. Short chemotherapy-free interval improves oncological outcome in patients undergoing two-stage hepatectomy for colorectal liver metastases. Ann Surg Oncol, 23(12): 3915-3923.

KANAZAWA S, YASUI K, DOKE T, et al., 1995. Hepatic arteriography in patients with hepatocellular carcinoma: change in findings caused by balloon occlusion of tumor-draining hepatic veins. American journal of roentgenology, 165: 1415-1419.

KAYASHIMA H, SHIRABE K, MATONO R, et al., 2014. Three-dimensional computed tomography analysis of variations in the middle hepatic vein tributaries: proposed new classification. Surgery Today, 44: 2077-2085.

LANGIEWICZ M, SCHLEGEL A, SAPONARA E, et al., 2017. Hedgehog pathway mediates early acceleration of liver regeneration induced by a novel two-staged hepatectomy in mice. J Hepatol, 66(3): 560-570.

LEE B, CHOI Y, CHO J Y, et al., 2020. Laparoscopic segment 4 resection including middle hepatic vein with vaginal extraction of the specimen. Surg Oncol, 32: 46-47.

LI P P, HUANG A, JIA N Y, et al., 2022. Associating liver partition and portal vein ligation for staged hepatectomy versus sequential transarterial chemoembolization and portal vein embolization in staged hepatectomy for HBV-related hepatocellular carcinoma: a randomized comparative study. Hepatobiliary Surg Nutr, 11(1): 38-51.

LIU C, SONG J L, LU W S, et al., 2016. Hepatic Arterial Buffer Response Maintains the Homeostasis of Graft Hemodynamics in Patient Receiving Living Donor Liver Transplantation. Dig Dis Sci, 61: 464-473.

LIU K, CHEN Y, CHEN W Z, et al., 2020. Anatomical basis and clinical application of hepatic vein-fi rst approach in laparoscopic right hepatectomy. Ann Surg Treat Res, 99(6): 301-308.

LIU R, WANG Y, ZHANG X P, et al., 2021. Revisiting human liver anatomy: dynamic watershed theory. Hepatobiliary Surg Nutr, 10(1): 139-141.

LIU Z Q, MAO X H, JIANG V F, et al., 2019. Changing trends in the disease burden of primary liver cancer caused by specific etiologies in China. Cancer Med, 8(12): 5787-5799.

LUBEZKY N, OYFE I, CONTRERAS A G, et al., 2015. Segment 4 and the left lateral segment regeneration pattern after resection of the middle hepatic vein in a living donor right hepatectomy. HPB（Oxford）, 17: 72-78.

MAKDISSI F F, KRUGER J A P, JEISMANN V B, et al., 2021. Feasibility of right upper transversal hepatectomy in the absence of an inferior right hepatic vein: new insights regarding this complex procedure. Case Rep Surg, 2021: 6668269.

MAKUUCHI M, HASEGAWA H, YAMZAKI S J S, et al., 1985. Ultrasonically guided subsegmentectomy. Surgery Gynecology & Obstetrics, 161(4): 346-350.

MAKUUCHI M, YAMASAKI S, HASEGAWA H, et al., 1990. Preoperative portal embolization to increase safety of major hepatectomy for hilar bile duct carcinoma: a preliminary report. Surgery, 107(5): 521-527.

MAN K, FAN ST, NG IO, et al., 1997. Prospective evaluation of Pringle maneuver in hepatectomy for liver tumors by a randomized study. Ann Surg, 226:704-711; discussion 711-703.

MARENGO A, ROSSO C, BUGIANESI E, 2016. Liver cancer: Connections with obesity, fatty liver, and cirrhosis. Annu Rev Med, 67:103-117.

MINAGWA M, MISE Y, OMICHI K, et al., 2022. Anatomic resection for hepatocellular carcinoma: prognostic impact assessed from recurrence treatment. Ann Surg Oncol, 29(2): 913-921.

MIYATA A, SAKAMOTO Y, YAMAMOTO S, et al., 2016. Aggressive hemihepatectomy combined with resection and reconstruction of middle hepatic vein for intrahepatic cholangiocarcinoma. Ann Surg Oncol, 23: 494-500.

MORIMOTO M, MONDEN K, WAKABAYASHI T, et al., 2022. Minimally invasive anatomic liver resection: results of a survey of world experts. J Hepatobiliary Pancreat Sci, 29(1): 33-40.

MURATORE A, CONTI P, AMISANO M, et al., 2005. Bisegmentectomy 7–8 as alternative to more extensive liver resections, Journal of the American College of Surgeons, 200: 224-228.

NAKASEKO Y, ISHIZAWA T, SAIURA A, 2018. Fluorescence-guided surgery for liver tumors. J Surg Oncol, 118(2): 324-331.

NGUYEN KT, GAMBLIN T C, GELLER DAJAOS, 2009. World review of laparoscopic liver resection-2804 patients. Ann Surg, 250(5): 831-841.

OLTHOF P B, COELEN R J S, WIGGERS J K, et al., 2017. High mortality after ALPPS for perihilar cholangiocarcinoma: case-control analysis including the first series from the international ALPPS registry.

HPB (Oxford), 19(5): 381-387.

PENG J F, HU P, LU F, et al., 2015. 3D liver segmentation using multiple region appearances and graph cuts. Med Phys, 42: 6840-6852.

PRINGLE J H V, 1908. Notes on the arrest of hepatic hemorrhage due to trauma. Ann Surg, 48(4): 541-549.

RASSAM F, ROCHE-NAGLE G, Ó CÉILLEACHAIR R, et al., 2021. The use of surgical clamps in hepatic resection: a systematic review and meta-analysis. J Surg Res, 258: 1-10.

RATTI F, SCHADDE E, MASETTI M, et al., 2015. Strategies to Increase the resectability of patients with colorectal liver metastases: A multi-center case-match analysis of ALPPS and conventional two-stage hepatectomy. Ann Surg Oncol, 22(6): 1933-1942.

REICHERT P R, RENZ J F, D'ALBUQUERQUE L A, et al., 2000. Surgical anatomy of the left lateral segment as applied to living-donor and split-liver transplantation: a clinicopathologic study. Ann Surg, 232: 658-664.

ROBLES R, PARRILLA P, LÓPEZ-CONESA A, et al., 2014. Tourniquet modification of the associating liver partition and portal ligation for staged hepatectomy procedure. Br J Surg, 101(9): 1129-1134; discussion 1134.

RUSH N, SUN H, NAKANISHI Y, et al., 2016. Hepatic arterial buffer response: pathologic evidence in non-cirrhotic human liver with extrahepatic portal vein thrombosis. Mod Pathol, 29: 489-499.

SANDSTRÖM P, RØSOK BI, SPARRELID E, et al., 2018. ALPPS improves resectability compared with conventional two-stage hepatectomy in patients with advanced colorectal liver metastasis: results from a scandinavian multicenter randomized controlled trial (LIGRO trial). Ann Surg, 267(5): 833-840.

SCHADDE E, ARDILES V, ROBLES-CAMPOS R, et al., 2014. Early survival and safety of ALPPS: first report of the International ALPPS Registry. Ann Surg, 260(5): 829-836; discussion 836-838.

SCHLEGEL A, LESURTEL M, MELLOUL E, et al., 2014. ALPPS: from human to mice highlighting accelerated and novel mechanisms of liver regeneration. Ann Surg, 260(5): 839-846, discussion 846-847.

SCHLOTTMANN K, STROTZER M, MESSMANN H, et al., 1999. Color Doppler detected spontaneous recanalization after transarterial catheter embolization-induced dissection of the hepatic artery—therapeutic implications. Am J Gastroenterol, 94(11):3385-3386.

SCHNITZBAUER A A, LANG S A, GOESSMANN H, et al., 2012. Right portal vein ligation combined with in situ splitting induces rapid left lateral liver lobe hypertrophy enabling 2-staged extended right hepatic resection in small-for-size settings. Ann Surg, 255(3): 405-414.

SHI H J, WANG H L, WANG Y, et al., 2017. Combined 3D-tomography and 3D-power Doppler for vascular imaging of the liver. J Biol Regul Homeost Agents, 31: 347-352.

SMYRNIOTIS V E, KOSTOPANAGIOTOU G G, CONTIS J C, et al., 2003. Selective hepatic vascular exclusion versus Pringle maneuver in major liver resections: prospective study. World J Surg, 27: 765-769.

SMYRNIOTIS V E, KOSTOPANAGIOTOU G G, GAMALETSOS E L, et al., 2002. Total versus selective hepatic vascular exclusion in major liver resections. Am J Surg, 183: 173-178.

SUREKA B, SHARMA N, KHERA P S, et al., 2019. Hepatic vein variations in 500 patients: surgical and radiological significance. British Journal of Radiology, 92(1102): 20190487.

TAKASAKI K, 1998. Glissonean pedicle transection method for hepatic resection: a new concept of liver segmentation. J Hepatobiliary Pancreat Surg, 5(3):286-291.

TAKETOMI A, TAKEISHI K, MANO Y, et al., 2012. Total resection of the right hepatic vein drainage area with the aid of three-dimensional computed tomography. Surg Today, 42: 46-51.

TORZILLI G, PROCOPIO F, VIGANO L, et al., 2018. Hepatic vein management in a parenchyma-sparing policy for resecting colorectal liver metastases at the caval confluence, Surgery, 163: 277-284.

TZENG C W, ALOIA T A, 2015. Preoperative evaluation and surgical planning for hepatic resection in the modern era. J Surg Oncol, 111(2): 163-170.

WAKABAYASHI G, CHERQUI D, GELLER D, et al., 2022. The tokyo 2020 terminology of liver anatomy and resections: updates of the brisbane 2000 system. J Hepatobiliary Pancreat Sci, 29(1): 6-15.

WANG X, LEI Y, HUAN H, et al., 2021. Bisegmentectomy 7-8 for small-for-size remanant liver for cirrhotic patients under right hemi-hepatectomy with hepatocellular carcinoma: A Case-Matched Comparative Study, Front Surg, 8: 675666.

WATANABE A, YOSHIZUMI T, HARIMOTO N, et al., 2020. Right hepatic venous system variation in living donors: a three-dimensional CT analysis. British Journal of Surgery, 107: 1192-1198.

YI F, ZHANG W, FENG L, 2022. Efficacy and safety of different options for liver regeneration of future liver remnant in patients with liver malignancies: a systematic review and network meta-analysis. World J Surg Oncol, 20(1): 399.

ZHANG W, HU B, HAN J, et al., 2021. Surgery after conversion therapy with PD-1 inhibitors plus tyrosine kinase inhibitors are effective and safe for advanced hepatocellular carcinoma: a pilot study of ten patients. Front Oncol, 11: 747950.

ZHAO G D, MA B, LIU R, 2021. A new blood controlling concept based on the dynamic liver blood watershed theory: cross interface blood control maneuver. Zhonghua Yi Xue Za Zhi, 101（40）: 3261-3265.

ZHENG H, WANG F, ZHANG G, et al., 2021. Cost-benefit analysis of the hepatitis B vaccination to prevent mother-to-child transmission strategies in China, 1992—2019. Chinese Journal of Epidemiology, 42(9): 1537-1545.

第6章 肝动态流域理论的动物实验证据

第一节 SD 大鼠不同肝叶血流阻断模型的建立

一、概述

原发性肝癌在全球恶性肿瘤中排名第六，在男性中位居第 5 名，在女性中则为第 8 名。在新诊断的恶性肿瘤患者中，约占 5.7%。我国是乙型病毒性肝炎的高发区，超过 50% 的原发性肝癌患者来自中国。然而，在北美地区，肝癌的发病率持续上升，且死亡率与发病率相近。发病率从 2000 年的 4.4/10 万增长至 2012 年的 6.7/10 万，年均递增 4.5%。全球范围内，原发性肝癌的情况依然严峻，前景并不乐观。

治疗原发性肝癌的方法有很多，包括外科手术切除、射频消融、TACE、肝移植等，目前以外科手术切除为主要治疗手段。肝切除术后患者能获得较长的生存期。随着手术技术的飞速进步，手术方法从开腹手术向腹腔镜手术和机器人手术转变。微创技术的发展使更多的患者受益，同时对肝解剖的认识需求加剧，尤其是机器人技术。放大的视野和精细的解剖动作要求更高的肝解剖精度，而在微创手术中，实现有效的肝门血流阻断较为困难，如何控制术中出血成为腹腔镜和机器人手术肝切除的关键问题。原发性肝癌手术切除的难点在于肿瘤定位和术中出血的有效控制。为了确定肿瘤位置，目前主要采用肝分段定位方法，结合术前影像学检查，特别是 CT 和 MRI 检查，并以此为基础进行 3D 重建，使肝肿瘤定位更加直观。

肝解剖研究最早可追溯至 15 世纪末，早期主要关注肝外观的形态变化和外部结构，以便进行肝分段和分叶。最初的划分依据是镰状韧带，将肝划分为左、右两部分。随着对肝内管道系统的解剖和理解，以门静脉系统为特征的半肝划分开始出现。1954 年，Couinaud 根据静态尸体肝解剖，按照门静脉和肝静脉的走行对肝进行分段，逐渐形成了目前的 8 段划分方法，这也成为现代肝手术的主要解剖学依据。在解剖性左、右半肝切除或解剖性肝段切除过程中，依据入肝血流进行结扎，显示肝缺血区域，以此在肝表面标记肝段区域或肝叶区域。但在肝硬化较为严重的患者中，显示情况较为困难。目前可采用多种方法显示肝分段,如门静脉注射亚甲蓝染色法、近红外线 ICG 荧光显影技术等,并逐步应用于开腹手术、腹腔镜手术和机器人手术中。

现有的肝分段方法,无论是基于尸体解剖学的划分还是计算机技术重建的 3D 影像,都是在静态条件下进行的,采用了强制性的肝分段和分叶方法,忽略了肝各个结构之间的内在联系。这也是为什么在临床实践中,即使在肝叶切除手术中选择性阻断肝段血流,仍需要进行全肝门血流阻断,以减少术中肝出血。本实验采用 SD 大鼠建立不同肝叶血流阻断区域,形成缺血/淤血诱导的再灌注动物模型,观察非缺血区域对相邻缺血/淤血区域血流灌注的影响,并使用近外红外线 ICG 荧光显影技术动态观察肝相邻肝段间的血流影响及特点。

本实验的目的是探索肝各个结构之间的内在联系以及相邻肝段间血流的影响。通过在 SD 大鼠身上建立不同肝叶血流阻断区域的再灌注动物模型,研究者可以更深入地观察非缺血区域对相邻缺血/淤血区域血流灌注的影响。借助近红外线 ICG 荧光显影技术,实验能动态观察肝相邻肝段之间的血流影响及特点,为临床实践提供更多信息和指导。

通过这些实验,我们可以更好地理解肝的生理和解剖特点,从而优化肝手术的方法和技术。实验结果可能有助于减少肝叶切除手术中的术中出血和并发症,提高手术的安全性和有效性。此外,这些研究还将有助于临床医师更准确地评估肝病的范围和严重程度,从而制订更合适的治疗方案。

总之,通过对肝解剖学的深入研究和动物实验,我们可以更好地了解肝内在结构之间的联系及其对手术的影响。这些研究结果对于提高肝手术的成功率、降低并发症以及优化治疗方案具有重要意义。

二、SD 大鼠不同肝叶血流阻断模型分类及方法

1. SD 大鼠不同肝叶血流阻断模型分类　SD 大鼠的肝叶分为肝中叶、右侧叶、左侧叶、尾叶,而肝中叶又分为左中叶、右中叶。其门静脉解剖结构分为右侧叶门静脉支、尾叶门静脉支及中叶门静脉支,中叶门静脉支又分为右中叶门静脉支及左侧叶门静脉支,左中叶门静脉支与左侧叶门静脉支共干;其静脉回流中,右侧肝叶静脉及尾叶肝静脉汇入下腔静脉,肝中叶静脉分成右中叶静脉支、左中叶静脉支及中静脉支,分别汇入下腔静脉,左侧叶支经左中叶静脉支汇入下腔静脉(图 6-1)。

根据 SD 大鼠各个肝叶入肝血流及出肝血流血管分布情况,选择 SD 大鼠肝中叶入肝血流及出肝血流进行阻断,建立的缺血/淤血诱导肝血流再灌注动物模型分类如下。

(1)左中叶入肝血流门静脉及肝动脉阻断模型。

(2)右中叶入肝血流门静脉及肝动脉阻断模型。

(3)右中叶出肝血流肝静脉阻断模型。

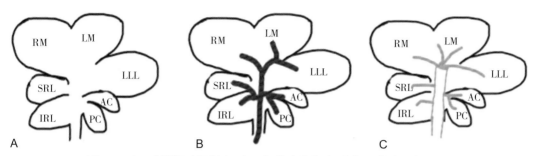

图 6-1　SD 大鼠肝叶解剖（A）、门静脉分布（B）与肝静脉分布（C）

RM. 右中叶；LM. 左中叶；LLL. 左外侧叶；AC. 前尾叶；PC. 后尾叶；SRL. 右外侧叶；IRL. 三角叶

（4）左中叶出肝血流肝静脉阻断模型。

（5）肝中静脉阻断模型。

2 SD 大鼠不同肝叶血流阻断模型的建立方法

（1）肝左中叶入肝血流阻断模型建立：将 SD 大鼠开腹后，显露各肝叶结构，辨认各个肝叶后以无菌棉签将肝中叶向上抬起，贴近膈肌，然后显露肝中叶的肝门部结构。用分离钳游离左中叶门静脉支，显露并以 5-0 丝线结扎门静脉支；在其内侧缘靠近左侧门静脉支主干位置，游离左中叶肝动脉支，以 5-0 丝线结扎左中叶肝动脉支，完成左中叶入肝血流阻断，并观察肝左中叶缺血区域是否完全（图 6-2）。

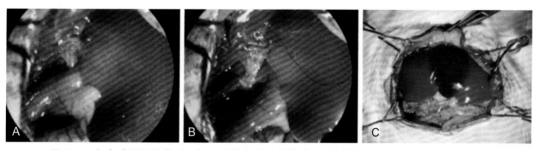

图 6-2　左中叶肝门结构（A）、结扎左中叶门静脉（B）及左中叶入肝血流阻断（C）

（2）肝右中叶入肝血流阻断模型建立：将 SD 大鼠开腹后，显露右中叶门静脉及肝动脉结构，以分离钳在近右中叶肝门处打开血管周围浆膜后，解剖、游离出右中叶入肝血流（门静脉与肝动脉），以 5-0 丝线将右中叶门静脉与右中叶动脉进行同时结扎，并观察结扎后肝右中叶缺血情况，明确是否完全结扎右中叶入肝血流（图 6-3）。

（3）肝右中叶出肝血流模型建立：将 SD 大鼠开腹后，充分显露肝中叶，将肝周韧带进行充分游离。离断肝镰状韧带和右侧肝中叶周围韧带，将右侧三角韧带游离后结扎、离断。游离右中叶脏面韧带，在近右中叶静脉入下腔静脉处游离右中叶静脉根部，并经肝中叶膈面游离出肝静脉窝，将弧形分离钳绕过右中叶静脉根部后，以 5-0 丝线结扎右中叶静脉。阻断右中叶静脉后，观察右中叶回流区域肝的形态变化（图6-4）。

（4）肝左中叶出肝血流模型建立：将SD大鼠开腹后，充分显露肝中叶，将肝周韧带进行充分游离。离断肝镰状韧带和左侧肝中叶周围韧带。左中叶肝静脉经肝外显露后，用弯镊游离左中叶肝静脉后，然后用5-0丝线结扎并观察阻断左中叶肝静脉后的形态特点（图6-5）。

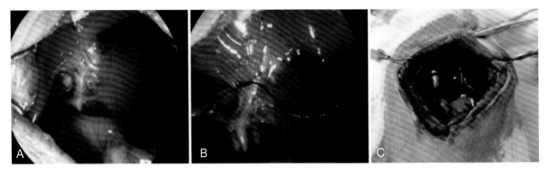

图6-3　显露右中叶肝门结构（A）、结扎右中叶门静脉及肝动脉（B）及血流阻断后形态（C）

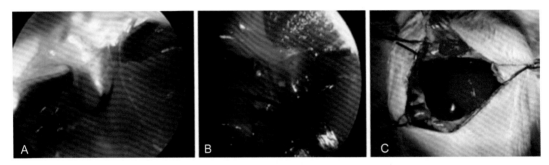

图6-4　显露肝中叶静脉窝（A）、结扎右中叶肝静脉（B）及肝右中叶静脉阻断（C）

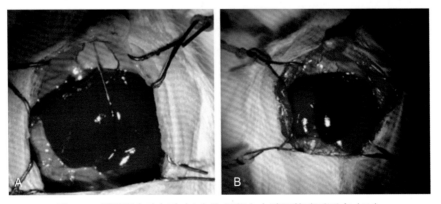

图6-5　显露肝中叶各叶（A）和阻断左中叶肝静脉后形态（B）

（5）肝中叶中静脉血流阻断模型建立：将SD大鼠开腹后，显露肝叶各叶形态。以小动物超声进行定位肝中叶中静脉位置，因中静脉位置深在，在肝实质外难以显露。定位明确后，以 5-0 带针线在靠近中静脉根部缝扎中静脉。阻断肝中叶中静脉后，观察阻断后中静脉回流区域的形态（图 6-6）。

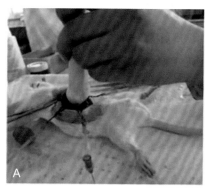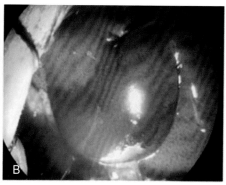

图 6-6　小动物超声定位肝中叶中静脉（Ａ）和肝中叶中静脉阻断后形态（Ｂ）

3. 吲哚菁绿显影　采用近红外线 ICG 荧光显像系统（由中国科学院自动化所研制并提供），对所有入组 SD 大鼠肝进行荧光显影。所有 SD 大鼠在完成肝不同肝叶血流阻断手术建模后，显露下腔静脉，采用 1ml 注射器，经下腔静脉缓慢注入吲哚菁绿（0.5mg/kg）（图 6-7）。分别取大鼠 0h、1h、2h、24h 及 72h 时间节点，观察 SD 大鼠肝吲哚菁绿分布情况。

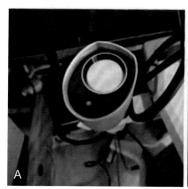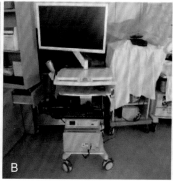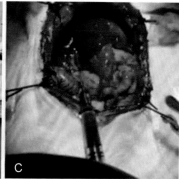

图 6-7　近红外线 ICG 荧光显像系统
A. 荧光显影采集端；B. 主机设备；C. 注入吲哚菁绿

三、结果

本部分实验采用 15 只 SD 大鼠，成功建立不同肝叶血流阻断模型，其中右中叶肝静脉阻断，分离中 1 只大鼠静脉损伤，导致右中叶肝静脉出血无法控制，大鼠死亡 1 只，其余各只大鼠存活良好。

SD 大鼠肝叶入肝血流阻断组（左中叶入肝血流阻断、右中叶入肝血流阻断），肝呈暗红色、边界清晰，能够明确入肝血流供应区域缺血导致的形态变化，缺血区域与正常区域界线清晰。随着时间延长，见阻断肝叶缺血区域 24h 后由暗黑色向灰白色过渡，术后 72h 后有小区域的散斑红点向暗灰色过渡，且范围有所缩小（图 6-8 和图 6-9）。

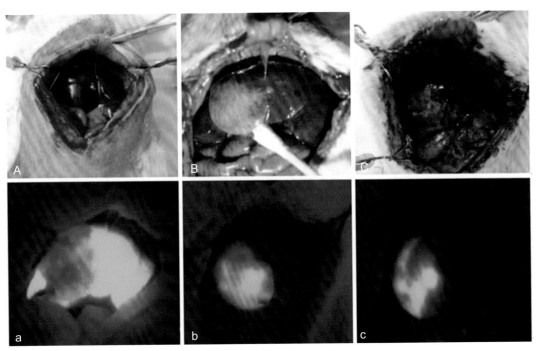

图 6-8　肝右中叶入肝血流阻断后大体形态及荧光显影成像

A. 0.5h；B. 24h；C. 72h；a、b、c 分别为图 A、图 B、图 C 的对应时间点荧光显影

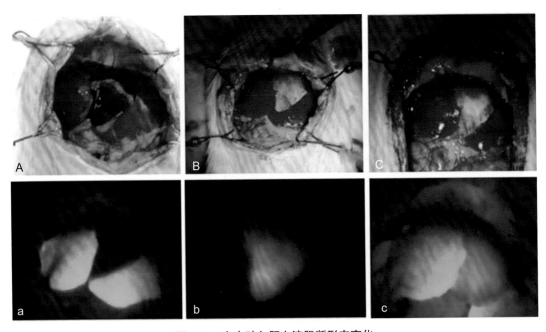

图 6-9　左中叶入肝血流阻断形态变化

A. 0.5h；B. 24h；C. 72h。a、b 分别为图 A、图 B 的对应时间点荧光显影；c. 72h 后再次注入 ICG

　　SD 大鼠肝叶出肝血流阻断组（左中叶静脉、肝中叶中静脉及右中叶静脉阻断），肝肿胀，呈暗红色，界线清晰，显露回流肝区域淤血状态。各静脉回流区域之间有明确的界线，未能按静脉血管走行分界，术后 24h 仍呈淡红色（图 6-10 ～图 6-12）。

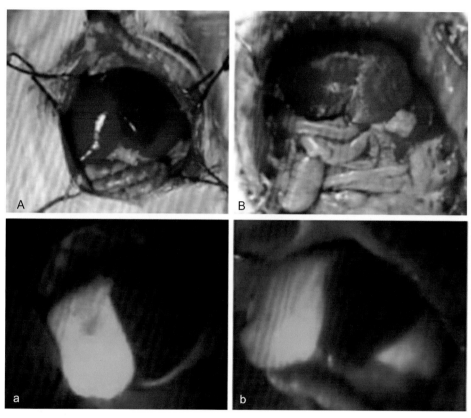

图 6-10　**左中叶肝静脉阻断形态**
A. 0.5h；B. 24h；a、b 分别为图 A、图 B 对应时间点荧光显影

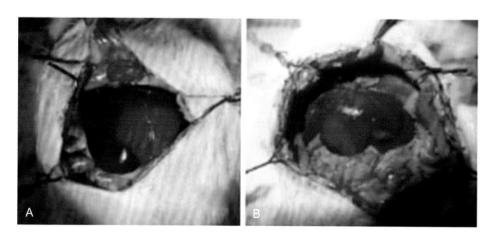

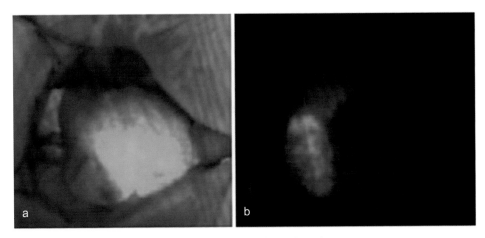

图 6-11　右中叶肝静脉阻断形态

A:0.5h；B. 24h；a、b 分别为图 A、图 B 对应时间点荧光显影

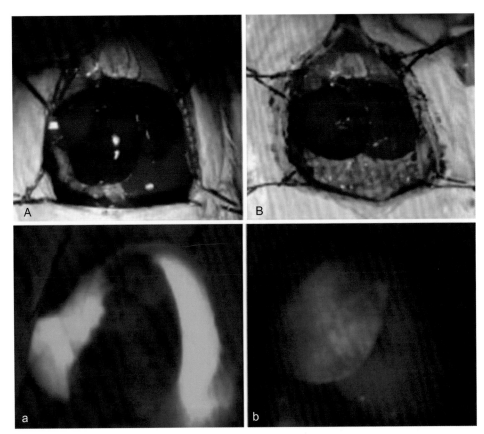

图 6-12　肝中叶中静脉阻断形态

A. 0.5h；B. 24h；a、b 分别为图 A、图 B 对应时间点荧光显影

对应 SD 大鼠不同肝叶血流阻断时期，注入 ICG 以显示不同肝叶血流阻断时间 0.5h、24h、72h 的荧光显影，与血流阻断区域的缺血范围或静脉阻断血流区域范围相同，具有

相似的边界（图 6-13）。随着时间的推移，在对应的肝入肝血流阻断模型中，缺血区域面积趋于减少。在入肝血流阻断模型中，术后 24h 及 72h 再次注入 ICG 后，阻断侧有散在荧光显影斑点且有增强趋势（图 6-14）。

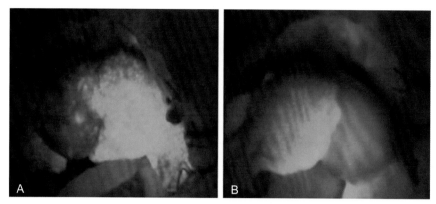

图 6-13　入肝血流阻断 72h 再灌注 ICG
A. 右中叶肝血流阻断；B. 左中叶入肝血流阻断

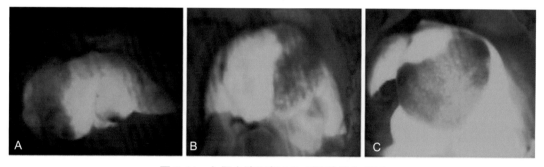

图 6-14　入肝血流阻断 24h 后再次注入 ICG
A. 右中叶静脉；B. 左中叶静脉；C. 肝中静脉

四、讨论

人类和啮齿类动物的肝在形态和外观上具有明显区别。啮齿类动物的肝呈分叶状，由于胚胎早期的发育不同，导致后期形态特征不同。最早的大鼠肝叶切除实验始于 1931 年，而人类的肝叶切除手术要晚于此 20 余年。但在肝小叶结构方面，两者非常相似，这也使得许多啮齿类动物的肝成为相关基础研究的主要对象，例如药物和功能研究等。

肝分段的研究历史悠久，最早可以追溯到 15 世纪末。由于缺乏对肝内部结构的认识，肝分段的研究仅限于对外部形态的描述，最典型的例子是根据镰状韧带将肝分为左、右两半肝。随着对肝血管和胆管系统的进一步研究，对肝左、右分界的初步认识已经形成。胆囊床和下腔静脉连接线被认为是左、右半肝的分界线，其下方是肝中静脉的走向，因此将肝中静脉作为肝内部的半肝分界线。在之后的研究中，Healey 和 Schroy 使用肝铸型的方法对肝进行了深入的分段。而 Couinaud 进一步将肝分成了 8 个肝段，形成了目前对肝分段的概念，并成为当前肝手术命名的主要依据。该研究主要采用尸体肝静态分段方法，但缺乏关于肝各肝段相互交叉关系和动态血流分布的细节研究依据。8 个肝段各自是独立的功能单位，具有独特的入肝血流和出肝血流，各段之间干扰较少，这也成为后来许多肝段研究学者的研究基础，逐渐形成了类似于"树干"的理论。在目前，随着计算机技术的进步，临床肝手术指导中采用的 3D 成像技术仍依赖于 CT 或 MRI 对肝内血管走行的分析，以进行肝的分段和分叶。

总的来说，对肝结构和功能的研究历史悠久，随着技术的进步，研究方法也不断发展和完善。肝分段和分叶的研究为肝手术提供了重要的指导，并且对于药物和功能研究也有重要的作用。未来，随着技术的不断更新和深入研究的推进，我们对肝的认识和了解也将不断提高。

肝分段的主要依据是门静脉和肝静脉，其中肝静脉的走向是肝分段和分叶的主要标志。例如，肝中静脉是左、右半肝的分界，肝右静脉则是肝右前叶和右后叶的分界线。门静脉进入肝的血流区域，对应的主干和分支与相应的肝段或肝叶相对应，例如左右半肝、左外叶、右后叶等，形成了以门静脉供应区域为特点的肝分段和分叶方法。因此，在进行入肝血流阻断或结扎后，会形成明显的缺血区域，标识出对应肝血流的供应区域。但是对于静脉的研究，回流区的边界相对较少。有些学者虽然给出了肝静脉流域的界线，但仍相对比较模糊。Cho 等提出了静脉裂的概念，认为右前裂间静脉走行在肝前裂中，作为肝中静脉和肝右静脉的分界，但实际情况下，前裂间静脉大多数情况下流入右肝中，部分情况下也会流入肝中静脉中，对于静脉交汇区域是否存在交通或阻塞后再开放，需要进一步研究。

肝分段标记方法早期采用注射亚甲蓝进行染色。在超声引导下确定对应肝区域的门静脉后，通过门静脉注入亚甲蓝来标记肝门静脉的供应区域。该方法也用于动物实验中，研究肝缺血再灌注损伤，但其操作需要较高的超声引导水平，特别是对于特殊的肝内门静脉管道的标记更为困难。吲哚菁绿与白蛋白结合，同时不改变白蛋白的结构，并经由胆汁排泄，对人体无害。该方法的注射部位可以选择外周血管，操作简便，被广泛应用于临床操作中。

在本实验中，选择 SD 大鼠进行入肝血流阻断和出肝血流阻断，形成缺血/淤血动物模型。SD 大鼠肝中叶有两组门静脉和肝动脉血流供血，3 支肝静脉进行肝血流回流通路，且肝中静脉走行与两支门静脉阻断后区域分界线基本一致。进行门静脉及肝动脉阻断后，缺血区域与正常肝血流供应区域有着明确的缺血界线，与临床外科手术实践中一致。经过连续观察，可以看到，在入肝血流阻断（右中叶入肝血流及左中叶入肝血流）后，随着时间推移，经过 24h 及 72h 后，缺血区域呈现再灌注表现，缺血肝组织范围缩小。再次注入 ICG 后，使用荧光红外成像系统能够看到早期门静脉及动脉结扎区域与荧光显像区域重合，可见缺血区域呈现明确的散在荧光显影，且与对侧正常荧光显像相同，提示血管再通或入肝血流阻断区域代偿性血流再灌注。

对于阻断静脉后的 SD 大鼠模型，阻断区域呈现明显缺血性表现，近红外线 ICG 荧光显像系统能够很好地标记静脉回流不畅区域，标识出对应静脉的回流范围。因此，吲哚菁绿在明确肝静脉阻断性疾病的诊断方面具有重要意义，可以应用于术后鉴定和明确肝静脉是否存在回流障碍。静脉阻断区域虽然保留了血流供应，但呈现出无血流灌注或少血流灌注的表现。但在 24h 和 72h 进行荧光显影后，仍能显示出静脉阻断区域呈现再灌注表现，表明在正常肝叶与阻断肝叶间已建立起静脉回流通路。

五、结论

（1）成功建立了 SD 大鼠不同肝叶入肝血流阻断及出肝血流阻断，形成缺血／淤血诱导的肝血流再灌注动物模型。

（2）将近红外线 ICG 荧光显影技术应用于入肝血流阻断及出肝血流阻断肝叶范围的显示，特别是对于肝静脉的阻断仍有明显的提示作用，可用于指导临床肝静脉闭塞的评估。

（3）入肝血流阻断后，随着时间的推移，阻断缺血区域呈现再灌注趋势；出肝血流阻断后，荧光显影技术显示阻断淤血肝叶呈现部分再灌注通畅情况，提示阻断肝叶与正常肝叶间形成了静脉回流通路。

第二节　SD 大鼠不同肝叶血流阻断后再分布特点

一、概述

肝恶性肿瘤的治疗仍然以外科手术为主，对于大体积的肝切除手术，仍存在较高的手术风险，特别是术后肝衰竭或小肝综合征的发生率较高。早期进行门静脉栓塞（portal vein embolization，PVE）或门静脉结扎（portal vein ligation，PVL）手术，以促进肝再生与肥大，取得了一定的效果，但增生缓慢。两种手术方式均阻断了切除部分肝的门静脉血流，具有相同的安全性，但部分患者在等待手术过程中失去门静脉血流灌注的肝叶的肝动脉血流增加，进行代偿，从而组织供氧增加，肿瘤发生快速进展，导致失去手术再切除的机会。最早进行 ALPPS 手术的是德国医师 Hans Schlitt。他在一次偶然的肝门部胆管癌根治性手术时，因残留左肝体积不足而临时改用了左肝管胆肠吻合，并进行肝实质离断和右侧门静脉离断。术后复查，影像学检查时发现左肝体积快速增大。直到2012年Santibanes等报道门静脉结扎或门静脉栓塞后再联合肝实质离断的二期肝切除手术，才正式命名为ALPPS。ALPPS手术能促进残留肝的再生，且在实际手术操作及动物实验中均比单纯进行门静脉结扎组取得较好的肝增生效果。在进行大体积肝切除时，ALPPS术式能够避免残肝体积不足而导致术后肝衰竭或术后诱发小肝综合征发生的风险，同时也为再次手术切除病灶创造了良好机会。

ALPPS在促进肝再生方面，明显优于单纯的门静脉结扎（PVL）。动物实验反复验证，临床实践也进行了大量证实。究其机制方面，也有众多的基础研究支持。研究表明，ALPPS手术后能刺激肝释放炎症介质，如IL-6、肿瘤坏死因子等，同时上调肝细胞再生基因，促进残留肝再生。此外，也有文献就ALPPS手术后肝血流的再分布进行研究，认为ALPPS手术后，对于切除侧肝血流完全阻断，减少了保留侧肝对对侧肝的影响。

本研究旨在探究SD大鼠肝入肝血流及出肝血流阻断后，阻断侧肝叶血流再灌注及其变化特点，并对比两组PVL和ALPPS组的血流变化情况，以观察影响肝再生的血流变化方面的因素。

二、实验方法

（一）实验动物选择

选择SD大鼠，雄性，成年，24只，体重220～260g，饲养方法与条件同本章第一节。随机将DS大鼠分为两组：一组为单纯进行左中叶入肝血流阻断，另一组为左中叶入肝血流阻断并进行肝实质离断（PVAL+ALPPS）。同时进行大鼠肝叶血流阻断侧与未阻断侧的肝表面血流微循环测定。

（二）动物模型建立

将SD大鼠用无水乙醚诱导麻醉后，异氟烷以1.5vol%/min的流量维持麻醉，并置于自制手术平台上。固定大鼠四肢，腹部备皮，并用碘伏对腹部手术区消毒。沿腹部正中线逐层开腹，进入腹腔后，显露肝的各叶。

1. SD大鼠入肝血流阻断组　手术方法同本章第一节左中叶入肝血流阻断模型，每组入组6只，同时采用近红外线ICG荧光显影系统进行显像。

2. SD大鼠入肝血流阻断并肝实质离断（PVAL+ALPPS）　手术的难点主要在于对手术切面的界定，其次是采用哪种方法进行实质离断，最后就是如何进行肝断面的止血。先将SD大鼠肝左中叶入肝血流阻断，显示肝中叶缺血线，并进行荧光显影。沿缺血线对肝正常侧实质以5-0丝线"U"形缝扎肝断面，注意保护肝中静脉，用剪刀将肝实质切开，将出血面按压后用双极电凝止血处理，至肝实质完全离断（图6-15）。

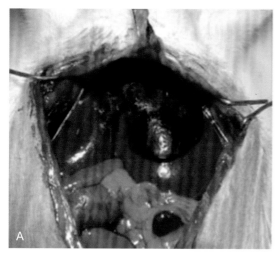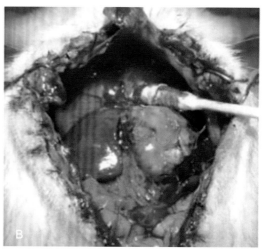

图 6-15　PVAL+ALPPS 模型建立

A. PVAL+ALPPS 模型建立术后；B. 72h 组织取材前

（三）肝血流测定与病理学观察

肝血流微循环测定

（1）测定方法：本研究采用 PeriCam PSI-ZR 型激光散斑对比成像系统（瑞典帕瑞医学公司）的激光散斑对比成像（laser speckle contrast imaging, LSCI）技术对 SD 大鼠肝微循环血流数据进行采集与图像分析（图 6-16）。激光散斑对比成像系统能同时获取肝表面的微循环血流量图（flux image）、彩色图（color image）和灰度图（photo image），从而对肝不同肝叶的微循环变化进行测定和分析。在显露 SD 大鼠肝及所需测定的肝叶时，应保持测定肝叶呈现平顺、自然状态，并调整激光散斑测定成像仪与大鼠测定肝叶之间的距离，保持镜头与测定肝叶表面距离在 15 ～ 20cm 为最佳状态，以获得图像高分辨率。每次测定应以 25 帧 / 秒的速度进行，连续测定时间为 10 ～ 20s，每次测定保存为一个单独文件进行处理。在手术和测定过程中，应尽可能保持室内温度稳定在 25 ～ 28℃，并避免阳光直射和红外线辐射等干扰。操作过程应稳定，尽可能保持 SD 大鼠呼吸平稳，以降低呼吸幅度过大导致的测定不准确的影响。

（2）分析方法：采用激光散斑对比成像系统其自带软件，能够对观察测定的 SD 大鼠的肝血流采集数据并进行有效的定量分析。可以在软件上有效显示血流量图、灰度图和彩色图，选择需要测定的圆形的感兴趣的区域（region of interest, ROI），从而设定测量的圆形区域面积（15 ～ 20mm^2），软件自动得出 ROI 区域的平均 LSCI 数值，测定的肝表面微循环血流量数值采用激光散斑灌注单位（laser speckle perfusion unit, LSPU）来表示。SD 大鼠肝表面测定时呈凸起状，需要进行多点测定并避开肝表面反光点，最后采用肝表面多个测定的 ROI 的血流量数值的平均数作为该肝叶时间节点的 LSCI 测量值（图 6-17）。

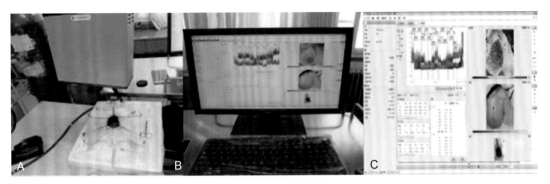

图 6-16　激光散斑成像系统

A. 测定探头；B. 采集设备；C. 采集及处理软件界面

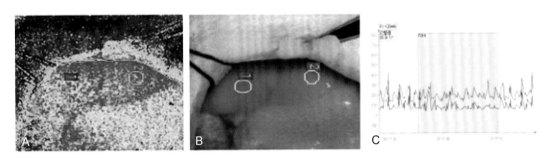

图 6-17　激光散斑对比成像系统进行表面血流测定与分析

A. 彩色图像；B. 灰色图像；C. ROI 数据测量

（四）组织取材与病理学观察

1. 组织取材　将所有模型的 SD 大鼠（入肝血流阻断组、出肝血流阻断组及入肝血流阻断联合肝实质离断组）进行放血处死，选取正常肝叶、手术干预肝叶在福尔马林溶液中进行组织固定，时间为 24 ~ 48h。进行常规组织脱水、石蜡包埋、切片（厚度为 5μm）、HE 染色，然后在光学显微镜下和荧光显微镜下观察组织学变化。

2. 病理制备

（1）切片制作。

（2）组织切片进行脱蜡和水化。

（3）HE 染色。

（4）脱水及封片。

三、结果

（1）成功建立 SD 大鼠左中叶 PVAL 和 PVAL+ALPPS 动物模型。

（2）应用激光散斑对比成像系统观察 SD 大鼠肝叶入肝血流阻断后肝血流微循环变化趋势。在激光散斑血流成像中，彩色血流图显示，随着时间的推移，肝血流灌注发生不同的变化，肝缺血区域（蓝色区域，低灌注区）呈现逐渐递减趋势（图 6-18，图 6-19）。微循环血流测定，则呈现阻断肝叶血流的快速下降（0 ～ 2h），至 24h 后再次进行微循

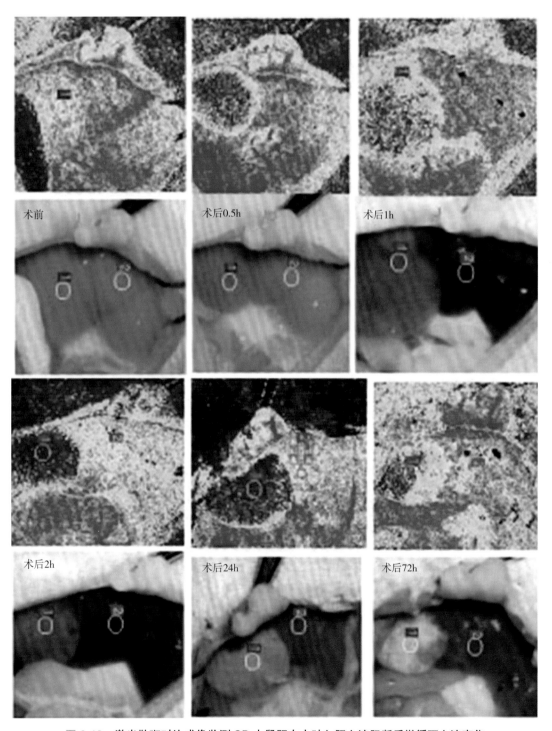

图 6-18　激光散斑对比成像监测 SD 大鼠肝右中叶入肝血流阻断后微循环血流变化

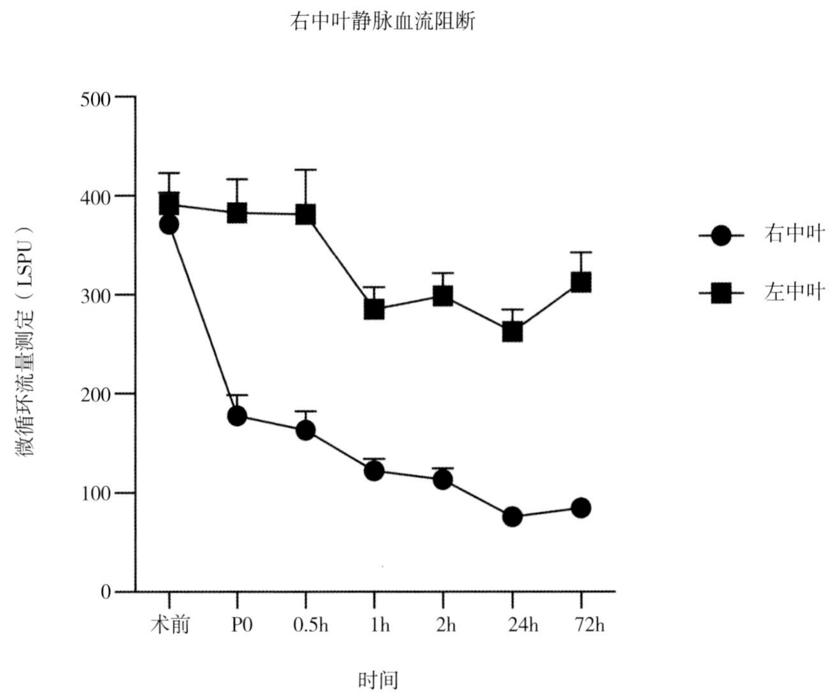

右中叶静脉血流阻断

图 6-19　激光散斑成像测定右中叶入肝血流阻断后血流变化

环血流测定时，阻断肝叶的肝血流趋于平稳，且 72h 后开始呈现微循环灌注血流的逐渐回升。其中 SD 大鼠肝右中叶入肝血流阻断后，血流呈现一定的变化幅度且相对平稳，右中叶肝表面微循环血流变化进行激光散斑对比成像系统测定，则呈现快速下降趋势，至 24h 后趋于平稳，并于 72h 后开始呈现血流再灌注情况，测定值提示血流上升。

（3）SD 大鼠肝叶的肝静脉阻断后，肝血流呈现快速下降趋势，下降幅度高于入肝血流阻断模型。经历 72h 后，再次应用激光散斑对比成像系统测定血流，血流变化呈上升趋势（图 6-20，图 6-21）。

（4）SD 大鼠入肝血流阻断并联合肝实质离断（PVAL+ALPPS）后，激光散斑血流成像显示阻断侧血流呈现明显持续性下降，降低幅度与未联合肝实质离断组对比，两组肝微循环血流在术前及术后 0h、0.5h、1h、2h 存在差值，PVAL+ALPPS 组血流明显降低，但无统计学差异。

而术后 24h［PVAL：（78.72±14.88）LSPU；PVAL+ALPPS：（56.42±12.54）LSPU，$P < 0.05$］和 72h［PVAL：（86.59±16.26）LSPU；PVAL+ALPPS：（42.16±12.56）LSPU，$P < 0.05$］激光散斑血流测定，存在统计学差异（图 6-22～图 6-24）。

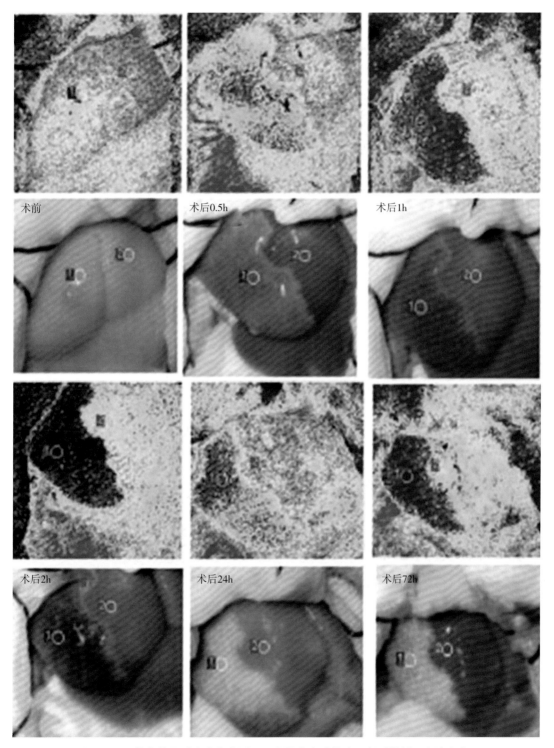

图 6-20　激光散斑对比成像监测 SD 大鼠右中叶静脉阻断后微循环血流变化

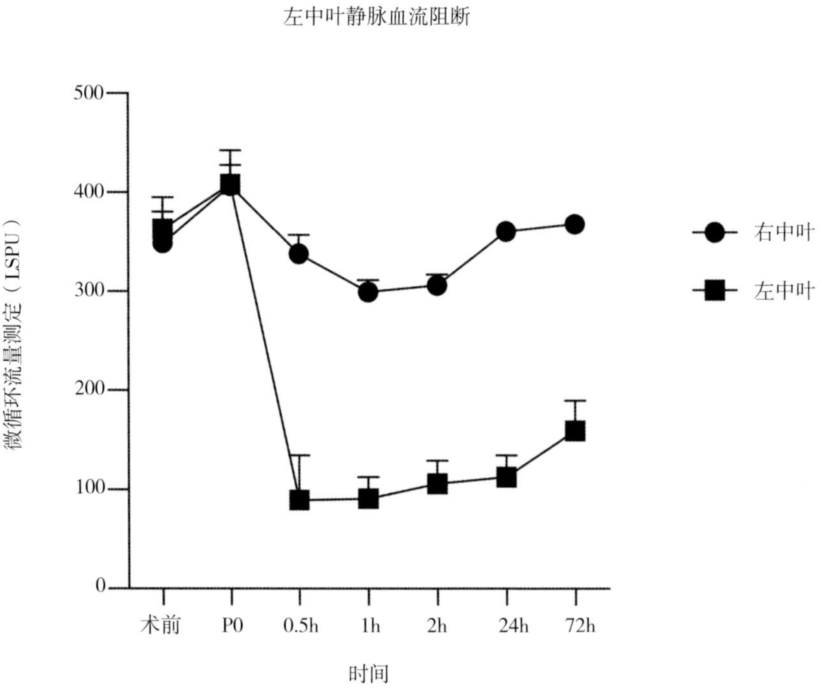

左中叶静脉血流阻断

图 6-21　激光散斑对比成像测定 SD 大鼠左中叶静脉阻断后血流变化

（5）组织学检查：在入肝血流阻断的肝叶中，明显存在着血供良好，存活状态正常的肝细胞呈散在分布。在未进行阻断入肝血流与入肝血流阻断者之间，具有一定的过渡与交叉区域，显示血流灌注是一个渐进递增过程。HE 染色明确显示左、右肝中叶正常供血与缺血区域的变化状态。在入肝血流阻断的肝实质内见大量肝细胞萎缩、消失的背景下，有着明显远离汇管区的肝细胞正常状态分布，提示该区域具有良好的供血来源。在荧光显微镜下观察组织荧光显像，坏死的肝细胞区域因缺少入肝血流的灌注，导致荧光难以去除，荧光显像明显；正常入肝血流供应侧表现为明显降低的荧光显像，但在入肝血流缺血背景的高亮度下有着正常的弱荧光区域，提示有正常的肝细胞存在（图 6-25和图 6-26）。

将 PVAL+ALPPS 标本进行组织学 HE 染色，可见入肝血流阻断侧肝实质明显呈现干酪样坏死，背景下未见有正常肝细胞存在（图 6-27）。

（6）SD 大鼠肝中叶肝静脉阻断后，肝叶表现为肝窦和脉管明显淤血，肝窦间隙扩张，同时伴有肝细胞肿胀，但肝淤积的肝实质背景内仍存在较多的正常肝细胞结构，成为肝再生的基础（图 6-28 和图 6-29）。

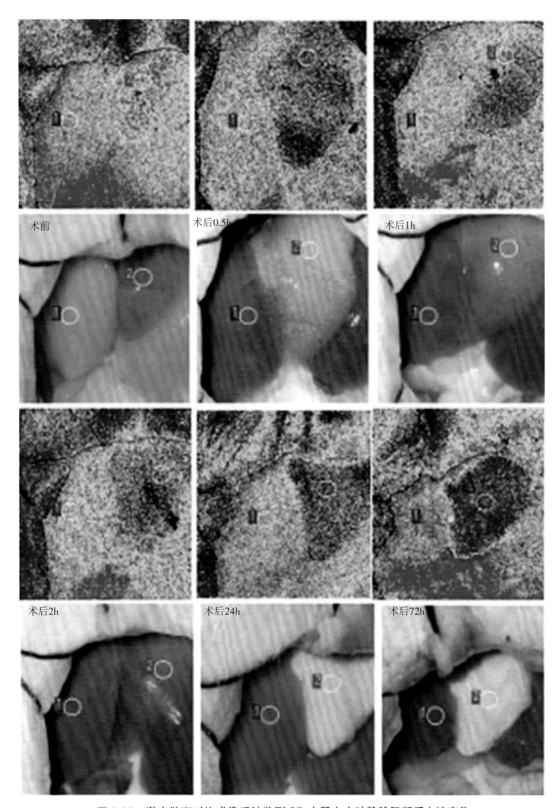

图 6-22　激光散斑对比成像系统监测 SD 大鼠左中叶静脉阻断后血流变化

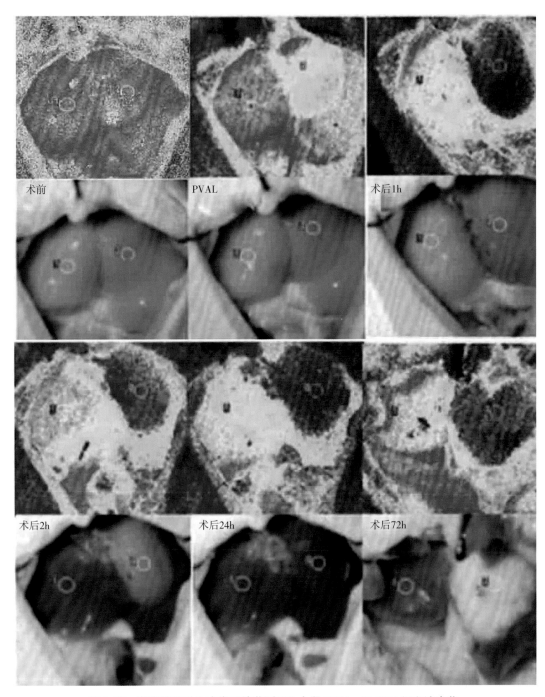

图 6-23　激光散斑对比成像系统监测 SD 大鼠 PVAL+ALPPS 组血流变化

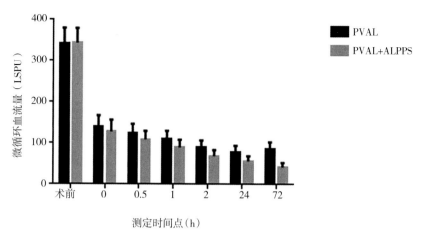

图 6-24 激光散斑对比成像测定 PVAL 与 PVAL+ALPPS 微循环血流变化

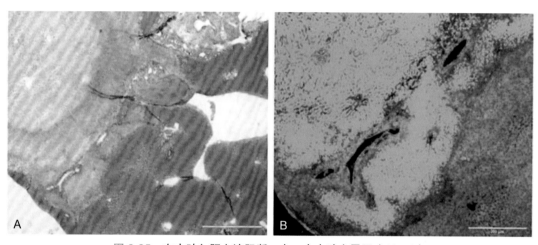

图 6-25 左中叶入肝血流阻断，左、右中叶交界区（10×4）

A.HE 染色；B. 荧光显像

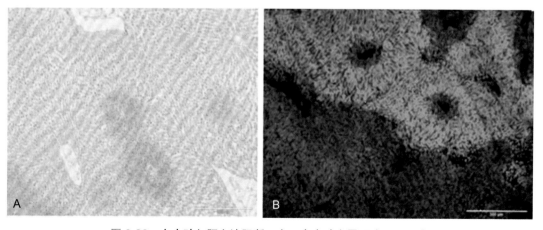

图 6-26 左中叶入肝血流阻断，左、右中叶交界区（10×10）

A.HE 染色；B. 荧光显像

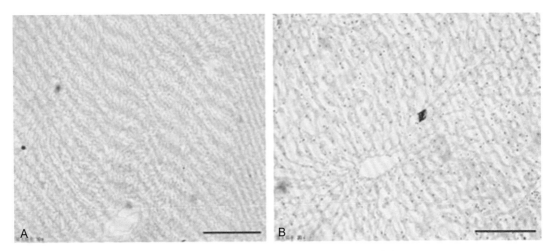

图 6-27 PVAL+ALPPS 标本 72h 进行 HE 染色
A.10×10；B.10×20

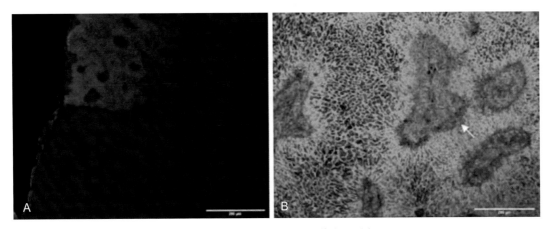

图 6-28 左中叶静脉阻断（荧光显影）
A. 交界区（10×4）；B. 左中叶（10×10）

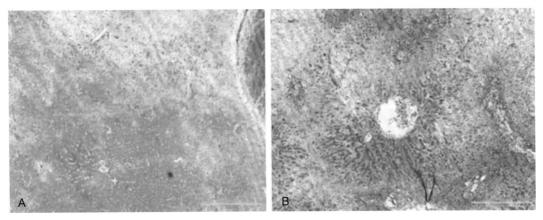

图 6-29 左中叶静脉阻断（HE 染色）
A. 交界区（10×4）；B. 左中叶（10×10）

四、讨论

当前肝外科技术已经进入了高精尖的时代，随着手术精细度的提高，手术的难度和复杂程度也越来越大。另一方面，肝手术对解剖学和功能方面的要求也越来越高，需要尽可能地保留肝功能。在肝手术中，肝静脉阻断导致大范围肝淤血的现象并不少见，特别是在右半肝移植或右半肝切除后，左半肝或左外叶位置转位，导致肝静脉阻断等，引起肝衰竭较为常见。Tan 等对 SD 大鼠进行充血再灌注损伤和缺血再灌注损伤的研究表明，肝静脉阻断后再灌注的肝功能损伤在一定程度上比入肝血流阻断后再灌注的损伤还要严重，对肝再生的抑制作用更为明显。在肝静脉阻断后，肝血窦进行血管化，淤血区域向正常区域进行血流变化，改变了淤血区域的血流方式。本研究采用 PeriCam PSI-ZR 型激光散斑对比成像系统的激光散斑对比成像技术对 SD 大鼠肝静脉阻断后的肝叶微循环血流进行采集和图像分析。在手术过程和测定过程中，需要保持室内温度稳定在 25 ～ 28℃，避免阳光直射和红外线辐射等干扰。在采集肝叶的过程中，需要充分显露 SD 大鼠的肝，并保持测定肝叶呈现平顺、自然状态，调整激光散斑测定成像仪与大鼠测定肝叶之间的距离维持在 15 ～ 20cm 为最佳状态，以获得高分辨率的图像。研究结果表明，肝静脉阻断后，阻断肝叶的血流呈现明显地下降和缺血趋势，并且在 24h 内呈现持续下降趋势，但在术后 SD 大鼠门静脉及肝动脉阻断后，采用荧光显微镜观察其肝组织学变化，结果显示，阻断肝叶的肝细胞坏死明显增加，血窦扩张和血流淤积明显，而对侧正常肝叶肝细胞坏死较轻，血窦扩张较少，血流变化不明显。在术后 72h，阻断侧肝叶组织学变化呈现出部分恢复趋势，肝细胞坏死减轻，血窦扩张减少，血流也有所改善，但与正常侧相比，仍有明显的差距。激光散斑血流成像技术显示，阻断侧肝叶的血流速度明显下降，在术后 72h 内血流速度有所提高，但仍未恢复到术前水平。对侧正常肝叶血流速度无明显变化。

综上所述，本部分研究结果表明，门静脉及肝动脉阻断后，阻断肝叶的血流速度明显下降，肝细胞坏死和血窦扩张明显增加，肝缺血程度较大。在术后 72h 内，阻断侧肝叶肝细胞坏死减轻，血窦扩张减少，血流也有所改善，但仍未完全恢复到术前水平。本研究结果提示，在肝手术中，尽量避免阻断肝叶的血流，同时在手术中尽量保留肝的血流供应，以最大程度地保持肝功能。

通过激光散斑血流变化的测定，可以观察到在阻断肝血流后，切除侧肝叶的血流再灌注会被正常侧肝叶的血流灌注所代偿。即使在完全阻断肝门静脉和肝动脉的情况下，也能形成缺血肝叶血流再灌注或再分布变化。这可以在一定程度上解释为什么 ALPPS 和 PVL 对肝再生产生不同的影响。

在 PVL 中，虽然通过门静脉结扎有效地阻断了切除侧入肝血流的门静脉，但是保留侧肝叶的门静脉血流增强，这在一定程度上提高了压力和灌注量，并形成了向切除侧肝叶的再灌注血流。同时，门静脉血流阻断后，动脉血流的增强也有效地补充了切除侧肝叶的血流。

而在 ALPPS 中，门静脉血流阻断并肝实质离断，根本上阻断了切除侧肝叶的门静脉血流灌注及补偿，这意味着只能通过保留侧肝叶的再生来进行代偿。这种方法可以有效地代偿保留侧肝叶的再生情况。

通过对 SD 大鼠进行入肝血流阻断后的组织学检查，使用 HE 染色显示肝坏死的背景下，肝中存在正常的肝细胞。同时，在荧光显微镜下观察 ICG 再灌注时，阻断区域的肝有明显的荧光显影增强，提示存在正常肝叶向阻断区域进行血流再灌注或血流再开放的情况。

在一项有关大鼠 ALPPS 的研究中，与 PVL 组进行对比，发现前者肝再生明显，而阻断血流侧肝叶明显萎缩。其中，可能的原因是阻断一侧门静脉后，门静脉血流重建加强了对正常侧的血流供应，减少了阻断区域肝叶血流灌注。同时，还观察到在左中叶和右中叶中再次形成血管网，而在 ALPPS 组中则没有血管侧支网的形成。另一方面，结扎侧门静脉的阻断导致对侧肝叶门静脉血流的增加，更高的压力引起肝再生增强。

本部分研究还对 PVL 组的左中叶和右中叶交界区进行组织染色，并能明确显示在缺血区域和正常灌注区域呈现一定的交错变化。在部分组织学检查中，肝细胞形态由缺血区向正常供血区递增。

针对 PVAL+ALPPS 组 SD 大鼠的血流观察，可以看到其血流变化与 PVAL 组相同，阻断肝叶血流呈现快速下降趋势，但 PVAL+ALPPS 组下降趋势更加持续，未观察到血流再灌注的情况。使用激光散斑对比成像系统对两组 SD 大鼠进行阻断肝叶血流测定，在术后 0h、0.5h、1h、2h、24h、72h 等时间节点进行对比，结果显示，PVAL+ALPPS 组阻断肝叶血流下降更加明显。在术后 2h 时，两组血流测定无显著性差异，但在 24h 和 72h 后，PVAL+ALPPS 组的血流明显低于 PVAL 组，并且两组存在统计学差异。在组织染色方面，使用 HE 染色可以看到阻断肝叶内大量肝细胞坏死，相比 PVAL 组，PVAL+ALPPS 组的坏死情况更加明显。因此，可以得出结论，PVAL+ALPPS 组的阻断肝叶血流灌注明显进一步减少。

Yao 等进行了相关研究，将 SD 大鼠分为 3 组：PVL 组、PVL+ALPPS 组和 PVAL+ALPPS 组，比较 3 组的肝血流变化、肝再生和肝损伤等情况。结果证实，在 PVL 和 PVAL 后，流向肝左中叶的血流明显减少。在术后肝再生方面，PVAL+ALPPS 组明显优于其他两组，但肝损伤更加严重。然而，该实验中的 PVAL+ALPPS 组中，左中叶血流完全被阻断，肝失去功能，相对于其他组，PVAL+ALPPS 组进一步减小了肝体积。因此，在这方面还需要进行进一步的研究和对比。

五、结论

（1）成功建立了 SD 大鼠 PVAL+ALPPS 动物模型，实现入肝血流阻断并肝实质离断。

（2）组织病理学检查证实，SD 大鼠入肝血流结扎后，正常侧肝向血流阻断侧进行再灌注，肝左、右中叶交汇处的血流呈渐进性变化趋势，血流阻断区域与正常灌注区域呈插指状。因此，在实际的肝实质离断手术中，需要适当远离肝缺血线位置。

（3）组织病理学检查证实，对于 SD 大鼠肝静脉结扎后，肝窦大量充血导致肝细胞坏死，但仍有可见的正常肝细胞存在。这支持肝静脉回流通过对侧正常肝组织的代偿来实现。

（4）激光散斑血流测定显示，入肝血流阻断后血流变化呈现先下降后上升的趋势，这与肝静脉血流阻断后血流变化趋势相似。

（5）通过比较 PVAL 组与 PVAL+ALPPS 组血流变化趋势，发现后者完全阻断肝灌注血流，导致肝损伤加重，与完全肝叶切除相似。

第三节　SD 大鼠不同门静脉血流灌注对肝功能损伤与肝再生的影响

一、概述

肝损伤和肝再生是肝病，尤其是肝外科手术中必须关注的问题。减少肝功能损伤、促进肝再生，是预防术后肝功能不良或肝衰竭的紧迫任务。门静脉血流是影响肝再生和肝功能损伤的主要原因之一，一直是研究的热点和重点。在肝移植中，供肝的选择多来自活体供肝或脑死亡患者捐献供肝。对于活体供肝，可以选取右半肝或左半肝，但右半肝切除作为供肝，具有较高的风险。已有数据证实，采用右半肝作为供肝的供体，术后发生并发症或死亡的风险明显增高，因此多数情况下采用供体的左半肝。选择供体的左半肝，可以保证供体的安全性，但对于受体而言，供肝体重比（graft recipient weight ratio，GRWR）下降，多数 < 0.8%，增加了术后供体肝不足的风险，导致肝功能不全或肝衰竭，最常见的是术后小肝综合征。另一方面，肝体积不足、门静脉血流高灌注及门静脉高压、术后肝静脉阻塞等原因，会进一步导致肝内皮细胞和肝实质损伤，诱发 SFSS，增加术后发生肝衰竭的风险。扩大的肝叶切除同样面临着残留肝体积不足导致术后功能不全的问题。对于这种情况，多数情况下采用 ALPPS 进行二期手术切除病灶肝，以保证残留肝的

进一步增生，以满足机体需求。

高门静脉血流灌注和肝体积不足是导致大体积肝切除术或肝移植术后肝功能不全的主要原因之一。有多种方法可以控制门静脉血流，例如脾动脉和脾静脉结扎、永久的门腔分流等，这些方法在一定程度上可以减轻门静脉血流对残留肝的影响，缓解 SFSS 的症状。2002 年，Boillot 等报道的门体分流方法在一定程度上减少了对移植肝的损伤，避免了 SFSS 的发生。Kiuchi 等报道，在进行门静脉分流的肝移植接受者中，当 GRWR > 0.65 或 < 0.65 时，90d 的生存率分别达到 95% 或 62.5%，与 GRWR 为 0.8 时的生存率相似。

在前两节研究肝血流分布特点的基础上，本节认为肝血流分布类似于河流中的水分布特点，门静脉血流同样会对灌注区域的肝细胞形成过度灌注和灌注不足两种状态。因此，本节研究旨在建立一种门静脉血流与小肝叶体积相匹配的动物模型，研究不同门静脉灌注流量对肝损伤和肝再生的影响。

二、实验材料与方法

1. 材料准备　医用套管针（18G）、医用棉球、医用纱布、带针缝合线（9-0）、一次性注射器（1ml，5ml）、生化检测试管、离心管（1.5ml/2ml）、EP 管（1.5ml/2ml）。

2. 试剂准备　苏木素试剂。伊红试剂、PBS 缓冲液、EDTA 缓冲液、DAB 显色剂、$3\%H_2O_2$、$1\%BSA$、抗 Ki-67 小鼠单抗、二抗（羊抗鼠）、肝素注射液（2ml: 12 500U）、0.9% 生理盐水、医用氧气、TRIzol 试剂、反转录第一链 cDNA 合成试剂盒、TB Green® premix Ex Taq II（Tli RNase H plus）。

3. 仪器设备　实时超声波血流测量仪、全自动生化分析仪、高速冷冻式离心机、全自动组织脱水机（ASP200S）、石蜡包埋机（EG1150H）、切片机（CM3600）、烤片机、冷冻台（EG1120）、光学显微镜、CMS800 型显微镜图像采集分析系统、–80℃ 冰箱、水浴锅、移液枪 1 套、超高速离心机、Bio-photometer、Mastercycler、RT-PCR 仪、小型离心机。

4. 实验动物选择　选择 36 只雄性 Sprague-Dawley 大鼠，大鼠体重在 220～260g，单笼喂养，常规食料，自由摄食、饮水，自然昼夜采光，室温 20～28℃，相对湿度 40%～70%，噪声控制在 60dB 以下。动物实验过程中，遵守解放军总医院实验动物伦理委员会有关动物实验的规定。

将 SD 大鼠随机分成两组：一组采用 90% 门静脉结扎（G1 组）；一组进行 90% 门静脉结扎并进行肠系膜上静脉分流至下腔静脉（G2 组）。每组按时间第 3 天、第 7 天和第 14 天再分为 3 个亚组。

5. 动物模型建立　SD 大鼠自购买后饲养 1 周，待适应环境后再建立手术模型。SD

大鼠经测量体重后，采用自制麻醉诱导装置，用无水乙醚诱导麻醉，并用 1.5vol%/min 的异氟烷维持麻醉。采取上腹部切口，逐层进入腹腔后，显露肝的各叶及肝门结构。

6. 门静脉血流与肠系膜上静脉血流流速测定

（1）测定内容：显露 SD 大鼠门静脉主干及肠系膜上静脉主干，以实时超声波血流测量仪 Transonic TS420 测定门静脉主干血流流速与肠系膜上静脉血流流速。G1 组测量 90% 门静脉结扎前以及结扎后门静脉血流流速和肠系膜上静脉血流流速，测量术后 24h、72h、第 7 天和第 14 天门静脉血流流速；G2 组测量 90% 门静脉结扎前以及结扎后门静脉和肠系膜上静脉血流流速，测量肠系膜上静脉分流后门静脉血流流速，测量术后 24h、72h、第 7 天和第 14 天门静脉血流流速（图 6-30）。

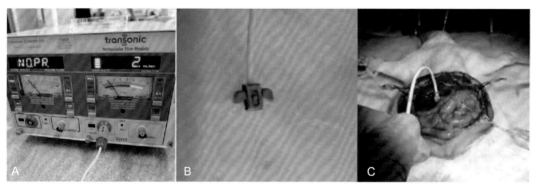

图 6-30　实时超声波血流测量仪 Transonic TS420 设备与操作
A. 主机；B. 探头；C. 术中血流流速测定

（2）测定方法：调整 Transonic TS420 各项参数后，采用 0.7PS 探头，将探头放置于静止的生理盐水中并进行信号调零。完成各项指标调整后，将探头绕过游离后的门静脉 / 肠系膜上静脉，进行门静脉 / 肠系膜上静脉流速测定，待探测信号达到 3 ～ 4 个信号后记录测定仪上血流流速的数值，并采用同样方法进行术后门静脉血流流速测定与肠系膜上静脉血流流速测定。

7. 手术过程

（1）G1 组：建立 90% 门静脉结扎模型。SD 大鼠的尾叶约占其肝重的 10%。因此，在建立 90% 门静脉结扎模型时，尾叶的门静脉血流被保留，其余门静脉则被结扎处理。

为显露肝门结构，首先游离出右侧尾叶门静脉，保留右侧叶肝动脉。接着，显露出右侧叶门静脉，将门静脉外侧浆膜打开，然后使用分离钳完整地绕过右侧叶门静脉主干，使用 5-0 丝线结扎右侧叶门静脉支，并在外科手术中进行结扎。结扎后，观察肝右侧叶缺血颜色变化，以确保无变异门静脉支存在。接下来，显露出肝中叶门静脉与左侧叶门静脉汇合处的主干，打开门静脉周围浆膜，游离出门静脉干，同样使用 5-0 丝线结扎门静脉干（图6-31）。最后，游离出SD大鼠的左肾，结扎肾动、静脉后切除左肾。

（2）G2组：建立90%门静脉结扎并肠系膜上静脉下腔静脉转流模型。

1）90%门静脉结扎线准备：显露SD大鼠肝门后，游离右侧叶、中叶和左叶的门静脉干，并以5-0丝线预结扎。

2）游离SD大鼠左肾静脉及动脉，结扎左肾静脉第1、第2分支后完整游离左肾，并以血管夹夹闭左肾静脉根部，近肾门处离断肾静脉，完整切除左肾。将左肾静脉游离至下腔静脉汇入处，修整左肾静脉断端，并以肝素盐水（10U/ml配制）冲洗左肾静脉管腔，准备吻合用。

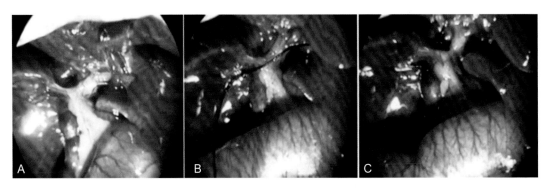

图6-31　90%门静脉结扎模型的建立

A.显露肝门结构；B.结扎门静脉右支；C.结扎门静脉中叶支与左叶支

3）游离门静脉及肠系膜上静脉，并测定门静脉及肠系膜上静脉血流流速。先行结扎预制的90%门静脉结扎线后，在脾静脉汇合下方结扎肠系膜上静脉。同时用血管阻断夹夹闭近端肠系膜上静脉后，离断肠系膜上静脉。

4）经SD大鼠下腔静脉注入肝素盐水（10U/kg）进行肝素化。肠系膜上静脉断端与左肾静脉断端进行端端吻合。在手术显微镜下，以9-0尼龙线进行后壁的连续缝合或前壁的间断缝合。完成缝合后，阻断左肾静脉，见近端充盈后，提示吻合血管通畅。再次测量门静脉血流流速并进行记录。

8.测量数据　采集SD大鼠术前体重（g）、术前门静脉血流流速（ml/min）、肠系膜上静脉血流流速以及术后24h、第3天、第7天、第14天门静脉血流流速，并同时测定取材时间体重。测定SD大鼠尾状叶肝重量（g）及全肝重量。

9.血样留取及处理　在第3天、第7天及第14天进行SD大鼠血液采集，采集方法为经大鼠下腔静脉抽取5ml静脉血，置入红色生化促凝管内，将生化促凝管置入4℃冰箱内静止2h，然后采用离心机（3000r/min）离心10min。取上清液，分装后置入-80℃冰箱内，以备肝功能化验用。

10. 组织取材与病理学

（1）组织取材：将 SD 大鼠在术后第 3 天、第 7 天及第 14 天进行肝组织（右中叶肝组织）取材，尾状叶肝组织，经冻存管液氮处理后，置于 -80℃冰箱内冻存；另外取肝组织置入中性福尔马林溶液中备用，进行组织 HE 染色及免疫组化 Ki-67 染色。

（2）病理学检查

1）HE 染色：详细步骤同本章第一节 HE 染色步骤。

2）免疫组化：Ki-67 染色。

A. 组织脱水、包埋、切片、烤片同本章第一节。

B. 组织脱蜡及水化：制作完成的组织切片，经二甲苯溶液Ⅰ、Ⅱ、Ⅲ（5min），无水乙醇溶液Ⅰ、Ⅱ（2min），95% 乙醇溶液（2min）、85% 乙醇溶液（2min）脱蜡，然后用自来水冲洗。

C. 抗原修复（EDTA 法）：采用 EDTA 法进行抗原修复，修复方法为取 1000ml 抗原修复液置于不锈钢锅中，将脱蜡及水化后的组织切片放在切片架上并放入不锈钢锅中，固定好。加热至溶液呈持续沸腾状态，继续加热 2.5min。关掉电源后，将不锈钢锅放在自然环境中，采用自然降温。

取出组织切片后用自来水冲洗，去除表面的 EDTA 修复液并将组织切片甩干水分，用免疫组化油笔沿组织边缘外 3mm 处画圈标记，然后用 PBS 液冲洗 2 次，每次 3min。

D. 过氧化物酶阻断：进行抗原修复后，用蒸馏水冲洗组织切片 3 次，去除表面的蒸馏水以显露组织区域，滴加过氧化物酶进行阻断抗原修复过程，并在室温下孵育 10min。孵育后，采用 PBS 液进行组织切片冲洗 3 次，每次 3min。

E. 加入一抗：去除组织切片表面的 PBS 液后，甩干。取 50μl 小鼠抗人 Ki-67 滴加于组织表面并全面覆盖组织，然后将组织切片置入 4℃冰箱内过夜。

F. 加入二抗：取出过夜的组织切片，采用 PBS 液冲洗 3 次，每次 3min，并甩干。组织切片中加入羊抗人小鼠抗体，并在室温下孵育 30min，然后用 PBS 液冲洗 3 次，每次 3min。

G. DAB 处理：甩干 PBS 液后，在每张组织切片上添加 50μl 新鲜配制好的 DAB 液，显色时间为 5min，然后用自来水冲洗。

H. 苏木素复染：取组织切片并固定于切片架上，然后将组织切片置入苏木素溶液内浸泡 30s 进行染色，染色后用自来水冲洗 2min，再用蒸馏水冲洗 2min。

I. 封片：组织切片经 85% 乙醇溶液（2min），95% 乙醇溶液（2min），无水乙醇溶液Ⅰ、Ⅱ（2min），二甲苯溶液（2min）脱水、脱脂后，采用中性树胶封片。

11. Ki-67 指数标记方法　本实验中，免疫组化染色，Ki-67 阳性染色信号为棕黄色，计数方法为每列标本在光学显微镜下随机选取 5 个高倍镜视野（×400），计数 1000 个细胞，得出其中 Ki-67 阳性细胞核的数目，以百分比进行表示。

12. RNA 提取、反转录和实时荧光定量 PCR（qRT-PCR）

（1）提取大鼠尾状叶肝组织 RNA：本实验中，采用 Trizol 组织裂解液进行 SD 大鼠肝组织中 RNA 的提取，其具体操作如下。

1）取 -80℃冰箱中冻存的 SD 大鼠肝组织 50～100mg，在 Trizol（1ml）溶液中进行研磨。研磨过程中，随时将组织及溶液放置于冰沙上面，研磨完成后，将研磨好的组织置入无 RNA 酶的 EP 管中。

2）将混匀的组织溶液室温下静止 15min，将核酸蛋白复合物完全分离。

3）4℃下，12 000r/min 进行组织溶液离心 5min，取上清液并转入新的无 RNA 酶的 EP 管中。

4）取 200μl 氯仿置入组织液中，盖好盖后，进行剧烈振荡 15s，并在室温下放置 3min。

5）在 4℃下，12 000r/min 离心 10min，见组织液分层（黄色的有机相、中间层和无色的水相），把水相转入新的无 RNA 酶的 EP 管中。

6）加入 0.5 倍体积的无水乙醇，将溶液混匀，转入吸附柱 CR3 中，进行 4℃、12 000r/min 离心 30s，弃废液。

7）向吸附柱 CR3 中加入 500μl 去蛋白液 RD，并 4℃、12 000r/min 离心 30s，丢弃废液。

8）向吸附柱 CR3 中加入 500μl 漂洗液 RW，并室温下静置 2min，且 4℃、12 000r/min 离心 30s。并再次重复该步骤。

9）将吸附柱放入 2ml EP 管中，4℃、12 000r/min 离心 2min，去除残液，将吸附柱在室温下充分通风，晾干。

10）再次将吸附柱 CR3 转入一个新的 1.5ml 离心管中，并加入 100μl RNase-FreeddH$_2$O，室温下放置 2min 后，进行 4℃、12 000r/min 离心 2min。

11）采用 eppendorf Bio-photometer Plus 核酸蛋白测定仪进行 RNA 浓度测定。A260/A280 在 1.80～2.00，测定值靠近 2.0 最为理想。

（2）mRNA 反转录：应用 Thermo Fist Stand cDNA Synthesis Kit 试剂盒进行反转录过程。将试剂盒和待用总 RNA 从低温冰箱内取出后置于冰上融化。融化后混匀，瞬时离心，离心后置于冰中备用。采用 20μl 体系进行反转录，方案如下。

1）制备 RNA 混合物。

总 RNA	4μg
Oligo，dT	1μl
无核酸酶水补充体积至	12μl

2）65℃孵育混合物 5min，结束后立即于冰中冷却。

3）向第 2 步 RNA 混合物中加入下列试剂，构成 20μl 体系，并混匀后离心。

5xReaction Buffer	4μl
RibolLock RNase Inhibitor	1μl
10mmol/L dNTP Mix	2μl
ReverAid M–MuLV RT	1μl

4）在 PCR 仪上，42℃、孵育 60min，70℃、孵育 5min，终止反应。

（3）qRT-PCR 实验：采用 TaKaRa 的 qPCR 试剂盒（TB Green® Premix Ex Taq Ⅱ，Rox Plus）。

1）稀释 cDNA 模板：用 1 ∶ 4 无核酸酶水稀释。

2）配制 qPCR 反应体系如下。

TB Green® Premix Ex Taq Ⅱ（TliRNaseH Plus）（2x）	10μl
PCR 上游引物（10μm）	0.8μl
PCR 下游引物（10μm）	0.8μl
ROX Reference Dye（50x）	0.4μl
DNA 模板（＜ 100ng）	2μl
dH$_2$O	6μl
总量至	20μl

qPCR 的反应程序如下（采用两步法）。① 95℃，30s，1 个循环。② PCR 反应：95℃，5s；60℃，40s；循环，40 个循环；溶解曲线，65 ～ 95℃。

qRT-PCR 反应结果通过与其中内参反应的差值进行比较，然后采用 2- △△ Ct 的方法比较两组中基因表达的不同，其中涉及的基因引物碱基序列如表 6-1 所示。

表 6-1　基因表达引物序列

基因	前（5′- 3′）	后（5′- 3′）
TNF-α	AAATGGGCTCCCTCTCATCAGTTC	TCTGCTTGGTGGTTTGCTACGAC
IL-1β	CACCTCTCAAGCAGAGCACAG	GGGTTCCATGGTGAAGTCAAC
MIP-1α	GCGCTCTGGAACGAAGTCT	GAATTTGCCGTCCATAGGAG
ET-1	CATCTGGGTCAACACTCCCG	GGCATCTGTTCCCTTGGTCT
TM-1	ACCAGTCGCCTCCACTTT	TTCTCGCACGGCTTCTC
eNOS	TATTTGATGCTCGGGACTGC	AAGATTGCCTCGGTTTGTTG

13. 统计分析方法　定量数据采用均数 ± 标准差来表示，所得数据采用 SPSS 23.0 进行统计分析，以 $P < 0.05$ 为差异有统计学意义。两组 SD 大鼠体重及肝重体重比、肝功能、门静脉血流流速等，采用独立样本均数 "t" 检验的方法进行对比分析。

三、结果

1. SD 大鼠门静脉与肠系膜上静脉流量测定　在 SD 大鼠中，门静脉及肠系膜上静脉流量的测定结果显示，术前门静脉流量、肠系膜上静脉流量和两组 90% 门静脉结扎后门静脉流量差异均无统计学意义。但 G2 组在对肠系膜上静脉进行分流后血流流量明显降低，与 G1 组相比具有显著性差异。术后 24h，G1 组门静脉血流流速开始上升，与分流组 G2 组门静脉血流流速对比，差异有统计学意义（t=26.3；P=0.000）。

在 SD 大鼠中，门静脉 90% 结扎后，血流流速快速下降。24h 后，门静脉血流流速开始上升，其上升数值与术前肠系膜上静脉血流流速接近，两者差异无统计学意义。但是，当 90% 门静脉结扎联合肠系膜上静脉分流组（G2 组）时，术后 24h 再次测定，门静脉血流流速明显降低，未能恢复至术前肠系膜上静脉流量水平。门静脉流量与肠系膜上静脉流量的差值与分流组（G2 组）分流后再次测定的门静脉流量［PV2（2.66 ± 0.88）ml/min］之间差异无明显统计学意义（$P > 0.05$）（表 6-2 和图 6-32）。

表 6-2　PV 与 SMV 血流流速测定表（单位：ml/min）

组别	Pre-PV	SMV	Po-PV	PV2
G1	16.38 ± 1.50	13.15 ± 0.89	5.69 ± 0.48	12.46 ± 0.97
G2	16.15 ± 1.28	13.83 ± 3.35	5.08 ± 0.90	2.66 ± 0.88

Pre-PV. 术前门静脉血流流速；SMV. 术前肠系膜上静脉血流流速；Po-PV. 90% 门静脉结扎后门静脉血流流速；PV2. 90% 门静脉结扎组（G1 组）及 90% 门静脉结扎并肠系膜上静脉转流组（G2 组）术后 24h 门静脉血流流速

2. 肝功能指标变化　采集两组 SD 大鼠静脉血，进行术后肝功能评估。测定两组术后不同时间节点的谷丙转氨酶、谷草转氨酶、白蛋白、总胆红素和直接胆红素水平，对比两组 SD 大鼠的肝功能差异（表 6-3）。

两组 SD 大鼠第 3 天白蛋白水平差异无统计学意义（P=0.112），第 7 天［G1：ALB（38.08 ± 2.85）g/L，G2：ALB（33.76 ± 2.09）g/L，P=0.014］和第 14 天［G1：ALB（46.23 ± 2.99）g/L，G2：ALB（38.10 ± 2.51）g/L，P=0.000］，差异有统计学意义，G1 组白蛋白水平高于 G2 组。

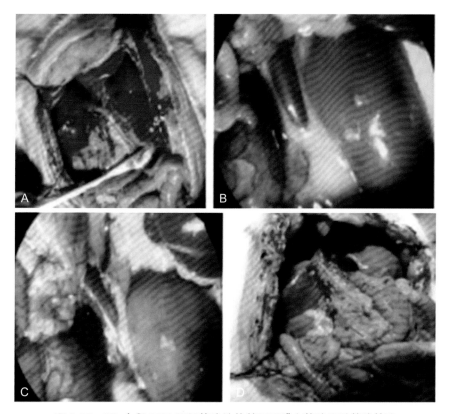

图 6-32　SD 大鼠 90% 肝门静脉结扎并肠系膜上静脉下腔静脉转流

A. 显露门静脉及肠系膜上静脉；B. 显露左肾静脉；C. 结扎左肾静脉；D. 完整肠系膜上静脉与左静脉吻合

表 6-3　两组 SD 大鼠不同时间节点肝功能变化对比

项目	第 3 天		第 7 天		第 14 天	
	t	P	t	P	t	P
ALB	1.727	0.112	2.988	0.014	5.498	0.000
ALT	3.966	0.011	6.17	0.066	3.354	0.000
AST	6.04	0.050	2.17	0.911	5.710	0.002
TBIL	2.81	0.149	0.51	0.023	0.447	0.664
DBIL	0.33	0.049	2.63	0.338	3.536	0.005

ALB. 血清白蛋白；ALT. 谷丙转氨酶；AST. 谷草转氨酶；TBIL. 总胆红素水平；DBIL. 直接胆红素水平；t. 检验 t 值；$P < 0.05$ 差异有统计学意义

　　ALT、AST、DBIL 术后第 3 天［G1：ALT（151.02±71.47）U/L，AST（355.70±117.21）U/L，DBIL（2.47±1.33）μmol/L；G2：ALT（55.00±33.55）U/L，AST（124.78±42.90）U/L，DBIL（0.82±0.56）μmol/L］ 和 第 14 天［G1：ALT（89.50±2.16）U/L，AST

（89.86±1.29）U/L，DBIL（0.167±0.103）μmol/L；G2：ALT（70.03±14.35）U/L，AST（68.80±2.29）U/L，DBIL（0.40±0.21）μmol/L］，G1 组与 G2 组差异有统计学意义，G1 组较 G2 组明显增高，提示肝功能损害，G1 组更加严重，但术后第 14 天，G2 组胆红素水平较 G1 组增高。第 7 天［G1：ALT（60.83±17.52）U/L，AST（174.5±51.07）U/L，DBIL（1.03±0.265）μmol/L；G2：ALT（40.66±14.48）U/L，AST（184.36±2.29）U/L，DBIL（1.17±0.57）μmol/L］，两组差异无统计学意义。

3. 肝再生变化　两组 SD 大鼠测量全肝湿重、尾状叶湿重及取材前体重，进行全肝重 / 体重比、尾状叶重 / 体重比以及尾状叶重 / 全肝重比进行对比（表 6-4）。

表 6-4　SD 大鼠肝重体重比

项目		G1	G2	
TLW/TW	第 3 天	0.030 8 ± 0.005 9	0.026 1 ± 0.001 9	*P=0.012
	第 7 天	0.027 6 ± 0.002 0	0.026 3 ± 0.002 4	P=0.070
	第 14 天	0.032 0 ± 0.006 2	0.031 3 ± 0.002 3	P=0.0804
CLW/TW	第 3 天	0.010 1 ± 0.002 2	0.005 3 ± 0.002 4	*P=0.000
	第 7 天	0.011 0 ± 0.001 1	0.010 3 ± 0.002 6	P=0.069
	第 14 天	0.023 5 ± 0.003 9	0.015 1 ± 0.002 7	*P=0.002
CLW/TLW	第 3 天	0.335 8 ± 0.097 0	0.171 6 ± 0.053 2	*P=0.004
	第 7 天	0.406 3 ± 0.044 0	0.397 3 ± 0.082 1	P=0.067
	第 14 天	0.736 5 ± 0.020 3	0.478 3 ± 0.0515	*P=0.000

TLW. 全肝重量；TW. 体重；CLW. 肝尾叶重量

全肝湿重与体重比两组第 7 天及第 14 天差异未见统计学意义；术后第 3 天［G1：（0.030 8 ± 0.005 9），G2：（0.026 1 ± 0.001 9），*P=0.012］两组之间差异具有统计学意义，G1 组肝重大于 G2 组。尾状叶湿重与体重比以及尾状叶湿重与肝重比，术后第 3 天及第 14 天，差异具有统计学意义，第 7 天两组差异无统计学意义（CLW/TW 第 3、第 7 天和第 14 天，t=5.65，P=0.000；t=2.61，P=0.069；t=4.32，P=0.002）。尾状叶湿重与全肝湿重比，术后第 3 天及第 14 天差异有统计学意义，第 7 天差异无统计学意义（CLW/TLW 第 3 天、第 7 天和第 14 天，t=3.68，P=0.004；t=2.68，P=0.067；t=11.41，P=0.000）。

4. 组织染色（Ki-67）　两组 SD 大鼠肝尾状叶组织切片进行免疫组化染色，Ki-67 表达阳性证实大鼠尾状叶在第 3 天和第 7 天肝增殖情况，术后第 14 天基本停止增殖。G1 组第 3 天和第 7 天 Ki-67 染色阳性细胞数量高于 G2 组，提示 G1 组肝细胞增殖较 G2 组明显（图 6-33）。

5. **基因表达**　进一步就肝损伤与肝再生进行基因方面的分析，对影响内皮功能和炎症反应的相关基因表达进行检测。其中对内皮功能相关基因（*ET-1*、*MT-1*、*eNOS*）、炎性相关基因（*IL-1β*、*MIP-1α*）及 TNF-α 表达情况进行测定。结果表明，进行 90% 门静脉结扎组（G1 组）中，内皮相关基因（*eNOS* 和 *MT-1*）对比肠系膜上静脉分流组，第 3 天和第 7 天的时间节点均呈上调趋势，两组间差异具有统计学意义（$P < 0.05$），而 ET-1 均呈下调趋势。在术后第 14 天，G2 组的 TM-1 呈上调趋势。而在炎症相关基因表达方面，在术后第 3 天，进行 90% 门静脉血流阻断并肠系膜上静脉分流组，IL-1β 及 MIP-1α 呈上调趋势，两组间差异有统计学意义（$P < 0.05$）；在第 7、第 14 天两组间差异未见统计学意义；在第 14 天时，G1 组的 TNF-α 和 MIP-1α 呈上调趋势。

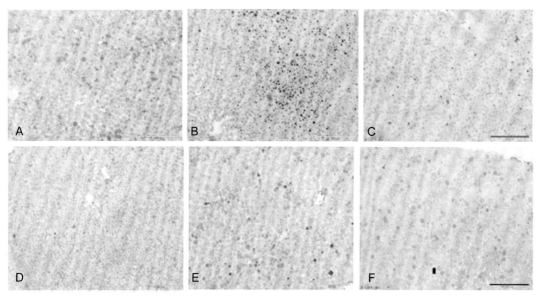

图 6-33　**Ki-67 染色**

G1 组：第 3 天（A）、第 7 天（B）和第 14 天（C）；G2 组：第 3 天（D）、第 7 天（E）和第 14 天（F）

四、讨论

小肝综合征是一种致命的并发症，常见于肝移植术后或大体积肝切除术后，其中肝移植术后的发生率高达 20%，是肝移植术后主要死亡原因之一。目前对该综合征的主要诊断标准尚无统一认识，但通常以 GRWR < 0.8% 为标准，同时伴有胆红素水平 > 100μmol/L、INR > 2 或肝性脑病等级达到 3 级及以上等症状之一为诊断标准。

近年来，随着对肝结构和功能的研究不断深入，对大体积肝切除的手术已经得到了广泛开展，特别是在治疗肝门部胆管癌、结肠癌肝转移癌、巨块型肝癌等恶性肿瘤时需要进行三肝以上的联合肝叶切除手术。然而，当同时存在胆道梗阻等导致肝损伤的因素时，手术后 SFSS 的发生率进一步增高。大体积肝切除后，多数患者会出现严重的肝功能损害，部分患者会发展为术后肝衰竭（post-hepatectomy liver failure，PHLF）。这些情况也被认为是肝切除术后出现 SFSS 的原因之一，因为它们与肝移植后小体积移植肝导致的 SFSS 在发病形式上具有相似性。因此，对肝移植术后和大体积肝叶切除术后出现 SFSS 的机制进行了大量的动物基础研究。其中，门静脉血流高灌注导致移植肝或残留肝肝窦损伤以及内皮细胞损害等被认为是 SFSS 的关键因素，也是当前研究的热点。Kayvan Mohkam 等对猪进行动物模型实验，收集与肝移植术后或肝切除术后 SFSS 相关的文献，其中 10 篇文献涉及门静脉血流调节（protal inflow modulation，PIM）。在肝切除术后的相关文献中，也有 16 篇文献使用 PIM，其中 PIM 主要采用脾动脉、脾静脉结扎，门腔分流及肠系膜静脉转流等方式，能够显著提高生存率。

本研究采用 SD 大鼠作为动物模型进行肝叶切除实验。在肝叶切除实验中，笔者发现 SD 大鼠能耐受最多 90% 的肝叶切除，但该方法仍存在较高的死亡率，主要原因是术后肝功能不全或肝衰竭，笔者认为这与门静脉血流对肝的影响有关。由于门静脉血流相对于小体积的肝呈现高灌注状态，因此笔者建立了 90% 门静脉结扎模型，并保留了 SD 大鼠的尾状叶，从而形成相对于尾状叶的高灌注状态，同时保证了 SD 大鼠术后的高成活率。在门静脉血流测定中，笔者按照肝叶所占体积比划分门静脉流量，并测定肠系膜上静脉的流量值，两者差值与 SD 大鼠尾状叶所需的门静脉流量数值接近。因此，笔者建立了 90% 门静脉结扎并进行肠系膜上静脉转流至下腔静脉的模型，以形成与尾状叶相匹配的门静脉血流灌注状态或低灌注状态。

采用实时超声血流测量仪对 SD 大鼠进行门静脉血流流速的术前、术后及取材前测定。结果表明，90% 门静脉结扎后，门静脉血流流速快速下降，并在 24h 内恢复到与肠系膜上静脉血流相匹配的流速，这表明 SD 大鼠肝有很好的顺应性和静脉血流调节能力，使得尾状叶能够很快适应门静脉血流的高灌注流速。然而，相对于术前门静脉血流，术后仍有所下降。两组 SD 大鼠形成了两种不同的肝尾状叶血流灌注状态，门静脉血流流速具有明显差异。进行肝功能检测后，G1 组呈现持续的门静脉血流高灌注状态，而 G2 组保证了尾状叶的门静脉血流灌注。在两组中进行肝功能检测，两组在术后第 3 天白蛋白水平差异具有统计学意义，这种差异仅与门静脉结扎有关，而没有进行肝叶切除。两组大鼠的结扎肝叶仍有一定的肝蛋白合成能力，但随着结扎肝肝叶的萎缩，两组的白蛋白水平开始出现差异。在对比谷丙转氨酶、谷草转氨酶、胆红素水平等指标时，G1 组术后第 3 天呈现明显的肝功能损伤，而 G2 组肝功能状态相对良好。然而在术后第 14 天，G2 组呈现肝功能下降，这可能与其体积增生后血流灌注相对不足有关。此外，在术后第 7 天，两组肝功能主要指标差异没有明显统计学意义，这可能与大多数 SD 大鼠肝在术后 1 周后肝功能得到修复有关。

Wang HS 等利用猪作为动物模型，评估扩大肝叶切除后是否采用门腔分流及能否减少 SFSS 的发生。研究分为两组，全部猪进行扩大肝叶切除并保留 17% 的肝叶，一组进行门腔分流，另一组未进行门腔分流。未分流组所有猪在 3d 内死亡，而分流组的猪存活时间超过 7d，同时也观察到组织学提示肝窦扩张及肝细胞水样变化的特点。Kohler A 等也利用猪进行扩大的肝叶切除，一组进行 70% 的门静脉血流控制，另一组未进行门静脉血流控制作为对照组。对照组的门静脉血流流速在术后 6h 内由 74ml/（min·100g）增加到 240ml/（min·100g），耗氧量也明显增加（4.0ml/min 增加至 7.7ml/min），而门静脉限流组的肝血清学检查及 ICG 排泄实验，均要优于对照组。因此，进行门静脉限流的调整对于扩大肝叶切除术后的肝功能恢复具有积极作用。

在本部分实验中，笔者对两组 SD 大鼠的肝功能进行持续的检测。转氨酶，两组均出现上升并逐渐下降的趋势。与 G2 组相比，G1 组在术后第 3 天的 ALT、AST 和 DBIL 上差异存在显著统计学意义，这与 G1 组的门静脉高灌注具有一定的关系，这也表明 G1 组的早期肝功能受损程度明显高于 G2 组。白蛋白水平，两组之间差异没有明显的统计学意义，且在不同时间点差异也未出现统计学意义，这可能与笔者的动物模型仅进行了 90% 门静脉结扎，而对于被结扎部分的肝仍有一定的肝功能，从而减轻了对白蛋白水平的影响。

在本部分实验中，笔者观察到门静脉血流高灌注状态对肝再生也有影响。对比两组 SD 大鼠的肝再生情况，发现在术后第 3 天，G1 组肝重体重比优于 G2 组，可能是由于门静脉高灌注导致尾叶肝血窦开放和淤血，从而增加了肝体积和重量。然而在术后第 7 天，两组之间的全肝重体重比、尾状叶湿重体重比及全肝重体重比差异均未见统计学意义，这可能是由于门静脉高灌注的损伤已经减轻，两组大鼠的肝增殖同步。此外，在肝功能变化方面，两组在术后第 7 天的 ALT、AST 和 DBIL 差异无统计学意义。但是在术后第 14 天，G1 组肝尾状叶重量明显增加，而 G2 组肝增生受到限制，这表明维持一定的门静脉灌注是肝再生的必要条件。随着肝尾状叶体积的增加，分流后的肝叶呈现出一种低灌注状态，导致门静脉血流灌注不足，可能会导致肝再生减缓，并且严重时可能会出现肝萎缩的表现。

两组进行相关基因表达测定，两组均未进行肝叶切除，保留了足够肝叶体积存在，在基因测定中，内皮相关基因（*ET-1*、*TM-1* 及 *eNOS*）在高灌注组均表达上调，而在肠系膜上静脉分流组也同时出现上调现象，但明显低于未分流组。这说明在肝再生过程中，内皮相关基因的表达受门静脉血流灌注状态的影响。在肝门静脉血流灌注状态对肝再生的研究中，Wege 等使用猪的左三叶进行切除后，建立经颈静脉肝内分流（TIPS）后发现，分流组与对照组相比具有更好的再生情况。Iida 等同样采用该动物模型并建立门–腔静脉侧侧分流，结果没有进行分流的猪在术后第 4 天肝体积增长更快，但肝细胞损伤更严重，而分流组的猪组织学检查显示肝组织基本正常，但增长缓慢，第 7 天的体重才与未分流组相当。这与本部分实验内容中 SD 大鼠的肝增殖情况有着相同结论。

五、结论

（1）成功建立 SD 大鼠 90% 门静脉结扎模型及 90% 门静脉结扎并肠系膜上静脉转流模型。

（2）门静脉血流高灌注组较正常灌注组，具有较明显的肝功能损伤，特别是在术后早期。

（3）肠系膜上静脉分流对肝功能具有一定的保护作用，其主要减轻了门静脉血流的高灌注、高流量。

（4）静脉高灌注组 SD 大鼠的术后第 3 天肝重体重比较分流组高，与术后门静脉血流高灌注导致肝窦内淤血具有一定的相关性，在术后第 7 天两组肝重、体积基本相等。

（5）长期的门静脉血流低灌注导致肝再生减缓，因此，保持一定的门静脉压力与灌注流量是肝再生的关键。

（6）高血流灌注能提高内皮相关基因的表达。

主要参考文献

ALMAU T H, MOULIN LE, PADIO J M, et al., 2014. Development of an experimental model of portal vein ligation associated with parenchymal transection (ALPPS) in rats. Cir Esp, 92(10): 676-681.

ANDERSEN K J, KNUDSEN A R, JEPSEN B N, et al., 2017. A new technique for accelerated liver regeneration: An experimental study in rats. Surgery, 162(2): 233-247.

ARUDCHELVAM J, BARTLETT A, MCCALL J, et al., 2017. Hepatic venous outflow obstruction in piggyback liver transplantation: single centre experience. ANZ J Surg, 87(3): 182-185.

ATHANASIOU A, SPARTALIS E, 2017. Porcine models for the study of small-for-size syndrome. J Hepatobiliary Pancreat Sci, 24(7): E6-E7.

BERECIARTUA A, PICON A, GALDRAN A, et al., 2016. 3D active surfaces for liver segmentation in multisequence MRI images. Comput Methods Programs Biomed, 132: 149-160.

BOILLOT O, DELAFOSSE B, MECHET I, et al., 2002. Small-for-size partial liver graft in an adult recipient; a new transplant technique. Lancet, 359(9304): 406-407.

BORGER P, SCHNEIDER M, FRICK L, et al., 2019. Exploration of the transcriptional landscape of ALPPS reveals the pathways of accelerated liver regeneration. Front Oncol, 9: 1206.

BUDAI A, FULOP A, HAHN O, et al., 2017. Animal Models for Associating Liver Partition and Portal Vein Ligation for Staged Hepatectomy (ALPPS): Achievements and Future Perspectives. Eur Surg Res, 58(3-4):

140-157.

CAI S W, LV W P, YANG S Z, et al., 2012. Application of persistent methylene blue dyeing method for anatomic hepatectomy of hepatocellular carcinoma with bile duct tumor thrombi. Zhonghua Wai Ke Za Zhi, 50(6): 502-524.

CAI S W, YANG S Z, LV N P, et al., 2015. Sustained methylene blue staining to guide anatomic hepatectomy for hepatocellular carcinoma: Initial experience and technical details. Surgery, 158(1): 121-127.

CANTLIE J, 1898. On a new arrangement of the right and left lobes of the liver. J AnatPhysiol, 32: 4-10.

CAO Y L, WANG G J, LI W, 2019. Meta-analysis of the outcomes of associating liver partition and portal vein ligation for staged hepatectomy versus portal vein embolization for the treatment of liver cancer with insufficient future liver remnant. Zhonghua Wai Ke Za Zhi, 57(7): 540-548.

CHO A, OKAZUMI S, MAKINO H, et al., 2004. Anterior fissure of the right liver--the third door of the liver. J Hepatobiliary Pancreat Surg, 11(6): 390-396.

CHO A, YAMAMOTO H, KAINUMA O, et al., 2010. Extended left hepatectomy of the left and middle hepatic venous drainage areas along the anterior fissure. Am J Surg, 200(1): 186-190.

COUINAUD C, 1954. Anatomic principles of left and right regulated hepatectomy: technics. J Chir (Paris), 70(12): 933-966.

COUINAUD C, 1999. Liver anatomy: portal (and suprahepatic) or biliary segmentation. Dig Surg, 16(6): 459-467.

DAHM F, GEORGIEV P, CLAVIEN P A, 2005. Small-for-size syndrome after partial liver transplantation: definition, mechanisms of disease and clinical implications. Am J Transplant, 5(11): 2605-2610.

DE ALMEIDA T N, VICTORINO J P, LIU B J, et al., 2018. Effect of hepatic preconditioning with the use of methylene blue on the liver of wistar rats submitted to ischemia and reperfusion. Transplant Proc, 50(3): 841-847.

DE SANTIBANES, CLAVIEN P A, 2012. Playing play-Doh to prevent postoperative liver failure: the "ALPPS" approach. Ann Surg, 255(3): 415-417.

DILI A, BERTRAND C, LEBRUN V, et al., 2019. Hypoxia protects the liver from Small For Size Syndrome: A lesson learned from the associated liver partition and portal vein ligation for staged hepatectomy (ALPPS) procedure in rats. Am J Transplant, 19(11): 2979-2990.

DIRSCH O, MADRAHIMOV N, CHAUDRI N, et al., 2008. Recovery of liver perfusion after focal outflow obstruction and liver resection. Transplantation, 85(5): 748-756.

ELNAGGAR A S, GRIESEMER A D, BENTLEY H S, et al., 2018. Liver atrophy and regeneration in noncirrhotic portal vein thrombosis: Effect of surgical shunts. Liver Transpl, 24(7): 881-887.

FONDEVILA C, HESSHEIMER A J, TAURA P, et al., 2010. Portal hyperperfusion: mechanism of injury and stimulus for regeneration in porcine small-for-size transplantation. Liver Transpl, 16(3): 364-374.

FORBES S J, NEWSOME P N, 2016. Liver regeneration - mechanisms and models to clinical application. Nat Rev Gastroenterol Hepatol, 13(8): 473-485.

GILG S, SANDSTROM R, RIZELL M, et al., 2018. The impact of post-hepatectomy liver failure on mortality: a population-based study. Scand J Gastroenterol, 53(10-11): 1335-1339.

GIULIANOTTI P C, BIANCO F M, DASKALAKI D, et al., 2016. Robotic liver surgery: technical aspects and review of the literature. Hepatobiliary Surg Nutr, 5(4): 311-321.

GOJA S, YADAV S K, SAIGAL S, et al.,2018. Right lobe donor hepatectomy: is it safe? A retrospective study. Transpl Int, 31(6): 600-609.

GOLRIZ M, LEMEKHOVA A, KHAJEN E, et al., 2019. Evaluation of the role of transhepatic flow in postoperative outcomes following major hepatectomy (THEFLOW): study protocol for a single-centre, noninterventional cohort study. BMJ Open, 9(10): e029618.

HEALEY J E, SCHROY P C, 1953. Anatomy of the biliary ducts within the human liver; analysis of the prevailing pattern of branchings and the major variations of the biliary ducts. AMA Arch Surg, 66(5): 599-616.

HIBI T, KITAGAWA Y, 2017. Small-for-size syndrome in LT. Clin Liver Dis (Hoboken), 10(4): 93-96.

HIGGINS G M, ANDERSON R M, 1931. Experimatal pathology of the liver. I. Restoration of the liver of the white rat following partial surgical removal. Arch Pathol Lab Med, 12: 186-202.

HIKSPOORS J, PEETERS M, MEKONEN, et al., 2017. The fate of the vitelline and umbilical veins during the development of the human liver. J Anat, 231(5): 718-735.

HUANG S W, OU J J, WONG, H P, 2018. The use of indocyanine green imaging technique in patient with hepatocellular carcinoma. Transl Gastroenterol Hepatol, 3: 95.

IESARI S, 2019. Adult-to-adult living-donor liver transplantation: The experience of the Universitecatholique de Louvain. Hepatobiliary Pancreat Dis Int, 18(2): 132-142.

IIDA T, YAGI S, TANIGUCHI K, et al., 2007. Improvement of morphological changes after 70% hepatectomy with portocaval shunt: preclinical study in porcine model. J Surg Res, 143(2): 238-246.

ISHIZAWA T, SAIURA A, KOKUDO N, 2016. Clinical application of indocyanine green-fluorescence imaging during hepatectomy. Hepatobiliary Surg Nutr, 5(4): 322-328.

KAN Z, MADOFF D C, 2008. Liver anatomy: microcirculation of the liver. Semin InterventRadiol, 25(2): 77-85.

KARADENIZ E, QZBILGIN M, EGELI T, et al., 2019. Assessment of effect of intraperitoneal tacrolimus on liver regeneration in major (70%) hepatectomy model after experimental pringle maneuver in rats. Transplant Proc, 51(4): 1172-1179.

KIKUCHI Y, HIROSHIMA Y, MATSUO K, et al., 2018. Impact of associating liver partition and portal vein occlusion for staged hepatectomy on tumor growth in a mouse model of liver metastasis. Eur J Surg Oncol, 44(1): 130-138.

KIUCHI T, KASAHARA M, URYUHARA K, et al., 1999. Impact of graft size mismatching on graft prognosis in liver transplantation from living donors. Transplantation, 67(2): 321-327.

Kohler A, Moller P W, Frey S, et al., 2019. Portal hyperperfusion after major liver resection and associated sinusoidal damage is a therapeutic target to protect the remnant liver. Am J PhysiolGastrointest Liver Physiol, 317(3): G264-G274.

KULIK L, EL-SERag H B, 2019. Epidemiology and management of hepatocellular carcinoma. Gastroenterology, 156(2): 477-491, e1.

LAI Y, DONG J, DUAN W, et al., 2015. Clinical application of precise liver surgery techniques for donor hepatectomy in living donor liver transplantation. Zhonghua Wai Ke Za Zhi, 53(5): 328-334.

LAMERS W H, AAGE H, ERWIN F, et al., 1989. Hepatic enzymic zonation: a reevaluation of the concept of the liver acinus. Hepatology, 10(1): 72-76.

LE ROY B, DUPER A, GALLON A, et al., 2018. Liver hypertrophy: Underlying mechanisms and promoting procedures before major hepatectomy. J Visc Surg, 155(5): 393-401.

LEE E C, PARK S J, HAN S S, et al., 2018. Risk prediction of post-hepatectomy liver failure in patients with perihilar cholangiocarcinoma. J Gastroenterol Hepatol, 33(4): 958-965.

LEE T B, CHOI B H, YANG K H, et al., 2018. Diamond-shaped patch technique for right hepatic vein reconstruction in living-donor liver transplant: A simple method to prevent stenosis. Medicine (Baltimore), 97(34): e11815.

LI H Y, WEI Y G, LI B, et al., 2017. Laparoscopic hepatectomy for segments Ⅰ, Ⅳ, Ⅴ and Ⅷ. Surg Endosc, 31(7): 3028-3029.

LIAO M H, ZHANG T, WANG H C, et al., 2017. Rabbit model provides new insights in liver regeneration after transection with portal vein ligation. J Surg Res, 209: 242-251.

LIU H X, KEANE R, SHENG L L, et al., 2015. Implications of microbiota and bile acid in liver injury and regeneration. J Hepatol, 63(6): 1502-1510.

LIU R, LIU Q, 2019. The core strategies of hepatectomy: blood control technique and hepatectomy plane determination. Zhonghua Wai Ke Za Zhi, 57(7): 500-502.

MARRONE G, SHAH V H, GRACIA-SANCHO J, 2016. Sinusoidal communication in liver fibrosis and regeneration. J Hepatol, 65(3): 608-617.

MOHKAM K, DARNIS B, MABRUT J Y, 2016. Porcine models for the study of small-for-size syndrome and portal inflow modulation: literature review and proposal for a standardized nomenclature. J Hepatobiliary Pancreat Sci, 23(11): 668-680.

MOON D B, LEE S G, 2004. Adult-to-adult living donor liver transplantation at the Asan Medical Center. Yonsei Med J, 45(6): 1162-1168.

NAKASEKO Y, ISHIZAWA T, SAIURA A, 2018. Fluorescence-guided surgery for liver tumors. J Surg Oncol, 118(2): 324-331.

NEWHOOK T E, LAPAR D J, LINDBERG J M, et al.,2016. Morbidity and mortality of hepatectomy for benign liver tumors. Am J Surg, 211(1): 102-108.

ORCUTT S T, ANAYA D A, 2018. Liver resection and surgical strategies for management of primary liver cancer. Cancer Control, 25(1): 1073274817744621.

ORUE-ECHEBARRIA M I, VAQUERO J, LISBONA C J, et al., 2019. Comprehensive characterization of a porcine model of the "small-for-flow" syndrome. J Gastrointest Surg, 23(11): 2174-2183.

PALANISAMY S, SABNIS S C, PATEL N D, et al., 2015. Laparoscopic major hepatectomy-technique and outcomes. J Gastrointest Surg, 19(12): 2215-2222.

PU W J, ZHANG H, HUANG X Z, et al., 2016. Mfsd2a+ hepatocytes repopulate the liver during injury and regeneration. Nat Commun, 7: 13369.

RAHBARI N N, GARDEN O J, PADBURY R, et al., 2011. Posthepatectomy liver failure: a definition and grading by the International Study Group of Liver Surgery (ISGLS). Surgery, 149(5): 713-724.

REN H, 2017. The experience of management of chronic hepatitis B in China. J Viral Hepat, 24(Suppl 1): 4-5.

RIDDIOUGH G E, CHRISTOPHI C, JONES R M, et al., 2019. A systematic review of small for size syndrome after major hepatectomy and liver transplantation. HPB (Oxford).

RODRIGUES T, SILVEIRA B, TAUARES F, et al., 2017. Open, Laparoscopic, and robotic-assisted hepatectomy in resection of liver tumors: a non-systematic review. Arq Bras Cir Dig, 30(2): 155-160.

ROLL G R, RAREKH J R, PARKER W F, et al., 2013. Left hepatectomy versus right hepatectomy for living donor liver transplantation: shifting the risk from the donor to the recipient. Liver Transpl, 19(5): 472-481.

SALMAN AL-SHAIKHLI S D, YANG M Y, ROSENHAHN B, 2016. 3D automatic liver segmentation using featureconstrained Mahalanobis distance in CT images. Biomed Tech (Berl), 61(4): 401-412.

SCHADDE E, GUIU B, DEAL R, et al., 2019. Simultaneous hepatic and portal vein ligation induces rapid liver hypertrophy: A study in pigs. Surgery, 165(3): 525-533.

SERENARI M, CESCON M, CUCCHETTI A, et al., 2013. Liver function impairment in liver transplantation and after extended hepatectomy. World J Gastroenterol, 19(44): 7922-7929.

SFORDINK C J, SAMIM M, BRAAT M N, et al., 2017. Portal vein ligation versus portal vein embolization for induction of hypertrophy of the future liver remnant: A systematic review and meta-analysis. Surg Oncol, 26(3): 257-267.

SHE W H, CHOK K S, FUNG J Y, et al., 2017. Outcomes of right-lobe and left-lobe living-donor liver transplantations using small-for-size grafts. World J Gastroenterol, 23(23): 4270-4277.

SHI J H, HAMMARSTRÖM C, GRZYB K, et al., 2017. Experimental evaluation of liver regeneration patterns and liver function following ALPPS. BJS Open, 1(3): 84-96.

SOEJIMA Y, SHIRABE K, TAKETOMI A, et al., 2012. Left lobe living donor liver transplantation in adults. Am J Transplant, 12(7): 1877-1885.

SONG G W, LEE S G, 2014. Living donor liver transplantation. CurrOpin Organ Transplant, 19(3): 217-222.

TAKASAKI K, 1998. Glissonean pedicle transection method for hepatic resection: a new concept of liver segmentation. J Hepatobiliary Pancreat Surg, 5(3): 286-291.

TAN A K Y, LOH K M, ANG L T, 2017. Evaluating the regenerative potential and functionality of human liver cells in mice. Differentiation, 98: 25-34.

TAN X Y, LU S T, LIU J, et al., 2014. Transient hepatic venous occlusion induced liver hemodynamic change and reperfusion injury in rats. Acta Acad Med Sin, 36(4): 394-399.

TAN X Y, XU W L, GE X L, et al., 2013. Influences of congestion/reperfusion injury on remnant liver in rats after hepatectomy. Nan Fang Yi Ke Da Xue Xue Bao, 33(3): 332-337.

TIAN G, YANG S G, YUAN J Q, et al., 2018. Comparative efficacy of treatment strategies for hepatocellular carcinoma: systematic review and network meta-analysis. BMJ Open, 8(10): e021269.

UBINK I, JONGEN J M J, NIJKAMP M W, et al., 2016. Surgical and oncologic outcomes after major liver surgery and extended hemihepatectomy for colorectal liver metastases. Clin Colorectal Cancer, 15(4): e193-e198.

UNGER L W, BERLAKOVICH G A, TRAUNER M, et al., 2018. Management of portal hypertension before and after liver transplantation. Liver Transpl, 24(1): 112-121.

WAGENAAR G T, GEETS W T, CHAMULEAU R A, et al., 1994. Lobular patterns of expression and enzyme activities of glutamine synthase, carbamoylphosphate synthase and glutamate dehydrogenase during postnatal development of the porcine liver. BiochimBiophys Acta, 1200(3): 265-270.

WANG H, OHKOHCHI N, ENOMOTO Y, et al., 2006. Effect of portocaval shunt on residual extreme small liver after extended hepatectomy in porcine. World J Surg, 30(11): 2014-2022; discussion 2023-4.

WEGE H, MÜLLER A, LÜLLER L, et al., 2007. Regeneration in pig livers by compensatory hyperplasia induces high levels of telomerase activity. Comp Hepatol, 6: 6.

WEI W, ZHANG T J, ZTFARNIA S, et al., 2016. Establishment of a rat model: Associating liver partition with portal vein ligation for staged hepatectomy. Surgery, 159(5): 1299-1307.

XIANG F, HU Z M, 2019. Chance and challenge of associating liver partition and portal vein ligation for staged hepatectomy. Hepatobiliary Pancreat Dis Int, 18(3): 214-222.

XIAO Y, LI W, WAN H F, et al., 2018. Central hepatectomy versus major hepatectomy for patients with centrally located hepatocellular carcinoma: A meta-analysis. Int J Surg, 52: 297-302.

XIE D Y, QUAN L, XUN J, et al., 2019. Quantitative study of liver hemodynamic changes in rats with small-for-size syndrome by the 4D-CT perfusion technique. Br J Radiol, 92(1098): 20180847.

XU Y Z, CHEN H, YEH H, et al., 2015. Living donor liver transplantation using dual grafts: Experience and lessons learned from cases worldwide. Liver Transpl, 21(11): 1438-1448.

YAMAMOTO Y, SUGIURA T, ASHIDA R, et al., 2017. Indications for major hepatectomy and combined procedures for advanced gallbladder cancer. Br J Surg, 104(3): 257-266.

YAN Y, CAI X, GELLER D A, 2017. Laparoscopic liver resection: a review of current status. J Laparoendosc Adv Surg Tech A, 27(5): 481-486.

YAO L B, LI C H, WU X J, et al., 2018. In situ splitting after selective partial portal vein ligation or simultaneous hepatic artery ligation promotes liver regeneration. Sci Rep, 8(1): 8699.

ZHU R X, SETO, WAI-KAY, et al., 2016. Epidemiology of hepatocellular carcinoma in the Asia-Pacific Region. Gut Liver, 10(3): 332-339.

第 7 章　肝动态流域理论的临床应用

第一节　恶性肿瘤的靶域切除技术

由于肿瘤细胞具有独特的自主增殖、侵袭、转移和去分化特性，因此恶性肿瘤成为预后最差的疾病之一。随着时间的推移，治疗恶性肿瘤的方法不断涌现，但归根结底，实体性恶性肿瘤的根治性治疗仍然以手术切除为基础。对于手术切除范围，必须根据不同肿瘤的生物学特性确定切除区域。肝、胆、胰恶性肿瘤是恶性程度较高的一类，为规范肝、胆、胰手术步骤，本文提出了"四标"概念，强调了解剖标志在手术过程中的重要性。而对于切除范围，则提出了靶向切除技术的概念。

一、靶域的概念

随着人工智能、大数据和现代影像学技术的发展，本文提出了治疗恶性肿瘤的"靶向"概念。其中，"靶"指术前检查（如超声、MRI、CT、PET 和穿刺病理检查等）明确为含有肿瘤细胞的组织，包括肿瘤本身和转移病灶；而"向"则是靶的延伸概念，根据瘤种的生物学特性和位置，可能存在肿瘤细胞侵袭和转移的区域。靶向是一个整体概念，靶是域的起源，域是靶的延伸，因此在恶性肿瘤的治疗过程中，需要将靶向视为一个整体进行综合治疗，并在手术前确定靶向的范围和边界，将其视为一个整体进行切除，以获得最佳预后。

确定恶性肿瘤的靶向范围是整个治疗过程的关键。定向寻找靶向的主要原则和方法包括以下几种。

1. 差异性原则　治疗恶性肿瘤的定向寻找靶向的核心在于瘤种本身的生物学特性。恶性肿瘤的主要特征是其侵袭和转移能力，侵袭表现为肿瘤细胞局部浸润邻近组织和器官，而转移则通过血供、淋巴、胆道、神经等途径使肿瘤细胞实现跳跃性迁移。类比于水流的流域，水流可以浸润周边土壤，也可以通过各种支流跳跃迁移至其他位置。因此，瘤种自身的侵袭和转移能力是靶向范围的决定性因素之一。

2. 动态性原则　恶性肿瘤的靶向是一个动态的概念，靶向范围会随着病情进展或治疗进行而不断变化。以胆囊癌为例，该病以局部侵犯和淋巴结转移为主。如果患者首次就诊时被诊断为单纯胆囊体部癌不伴淋巴结转移，则其靶向范围为侵犯区（包括胆囊、肝ⅣB段和肝Ⅴ段）和转移区（包括肝门区、胃小弯区和胰头后方淋巴结）。如果患者病情进展，并出现胰头后方淋巴结转移，则其靶向范围将扩大，应包括腹腔干区和腹主动脉旁淋巴结。即使经过转向治疗后，胰头后方淋巴结转移灶缩小坏死，高代谢消失，仍不能将其排除在靶向范围之外，需要将其切除。因此，在适当的时机根据病情变化选择最合适的靶向范围进行手术是至关重要的。

3. 智能化原则　随着大数据、人工智能、虚拟和增强现实以及核医学等科技的发展，现在对恶性肿瘤的靶向范围确定更加方便和直观。在确定靶向范围的过程中，主要依赖以下主要科技。①传统影像学检查：包括超声、MRI、CT 等，这些检查对于典型肿瘤的诊断敏感度较高，可以确认肿瘤主体靶位和大多数转移灶靶位。②正电子发射断层扫描（PET）检查：包括 PET/CT 和 PET/MRI 等，由于新型核素示踪剂的发展，传统影像学结合 PET 检查可以覆盖大多数恶性肿瘤。例如，^{68}Ga-FAPI 的使用可以使一些 ^{18}F-FDG 阴性的肝门部胆管癌和胆管细胞癌呈现高代谢，从而成功划定靶向范围。③细针穿刺活检：对于极少数传统影像学和 PET 无法确诊的靶向，可以进行细针穿刺活检进行金标准测定。④三维重建和增强现实技术：三维重建技术本质上是 MRI 或 CT 的三维立体版，结合 PET 结果可以更好地呈现恶性肿瘤的靶向范围和重要器官、血管等解剖标志。结合增强现实技术，可以将整个靶向范围立体呈现在医师面前，为靶向切除手术提前定位，做好术前规划。

二、恶性肿瘤的靶域切除技术

随着科技和药物研究的发展，目前对恶性肿瘤的治疗方法主要包括局部治疗（传统手术切除、放射治疗、射频消融或动脉插管化学药物治疗等）和全身治疗（化学药物治疗、分子靶向药物治疗和免疫治疗等）。每种治疗方法的侧重点和疗效各不相同。为了更好地治疗恶性肿瘤，笔者近年来提出了恶性肿瘤多维度饱和治疗理念，该理念是对大数据和人工智能医疗技术的有效融合，强调在不同的治疗阶段，充分运用多维度、多层次的治疗方案，对患者的治疗提供个体化方案。同时，在每一项治疗中，都要求在患者耐受范围内实现治疗效果的最大化。然而，对于实体性恶性肿瘤，手术切除仍然是目前治疗中的首选方案。因此，本文提出了恶性肿瘤的靶向切除技术。

1. 靶域切除与传统根治性切除术的区别　靶域切除要求仅保留靶域内维持机体功能所必需的器官和血管，而将其他组织包括靶位、神经、淋巴结、脂肪、非必要血管等一并切除。传统的根治性手术追求肿瘤周边组织的 R0 切缘，忽视了对靶域内可能存在的浸润和迁徙性肿瘤细胞的处理。靶域切除将这些因素纳入切除范围，以实现真正的机体肿瘤负荷的彻底清除。相比传统的根治性切除，靶域切除要求更为严格，切除范围更广，操作难度更大，技术要求更高。

靶域切除与整块性切除术的区别：靶域切除要求尽量保证切除标本的整体性即整体靶域的完整性，但受不同解剖位置的影响，某些标本无法实现整块切除，此时需在术前规划好靶域分离的入路，避开肿瘤的潜在传播通路切除标本。如果靶域内的某一部分切除难度太大或术后隐患太高，也可暂时不做切除，转行其他治疗并寻求二次手术的机会。

2. 靶域切除需遵循一体化原则　在靶域切除的过程中，必须将靶域视为一个整体进行手术，即使是多靶位恶性肿瘤，也应在一次手术中做到全靶域处理，不能出现靶和域分离的情况。例如结肠癌肝转移的患者，肿瘤的原发灶与转移灶起源相同，属于一个整体靶域范围内，手术时需将两部分视为一个整体进行手术，力求由多学科同时完成对结肠癌及肝转移灶的处理，不能出现各学科之间缺乏联系、各自为战的情况。

3. 靶域切除的过程需要遵循"四标"原则　这个原则强调在手术中理解解剖标志的重要性。由于解剖标志可能会随着标本切除过程中移位，因此，定标、寻标、校标、优标这4个步骤都是必不可少的。同样地，靶域切除技术也需要遵循这个原则，在手术过程中使用术中超声、荧光染色等动态手段校正解剖标志的位置，从而使切除过程顺利并保证靶域完整切除。如果把手术比作一次旅行，那么传统手术相当于按照纸质地图的路线行驶，而靶域切除手术则相当于按照卫星实时导航行驶，更换最佳路线不仅能缩短行程，而且还能保证在行程中不迷路。

三、肝动态流域理论指导下的肝恶性肿瘤靶域切除技术

恶性肿瘤手术的实施应遵循靶域切除技术。在肝动态流域理论指导下，笔者提出肝恶性肿瘤的靶域切除技术，该技术有别于解剖性肝切除或非解剖性肝切除，不强调按照人为设定的肝段解剖进行切除，而是以病灶和可能存在浸润和转移流域（动脉、门静脉、静脉、胆管、淋巴、神经）为导向，结合肝恶性肿瘤的生物学特性，确定手术切除靶域范围。

肝恶性肿瘤的生长位置不确定，可能生长在肝的任何部位。针对肝细胞癌，当位于肝段交界处时，传统的解剖性肝切除理论认为需要以肝段或亚肝段作为最小解剖单位进行手术。手术需要采用多种方法，例如结扎肝蒂产生缺血线、门静脉穿刺染色、ICG 荧光显影、全程显露主要肝静脉等，明确目标切除肝段的范围，并将肿瘤所涉及的各个解剖单位的 Glisson 系统和肝实质进行完整切除。解剖性肝切除理论认为，肝细胞癌主要沿门静脉途径播散转移，完整切除荷瘤门静脉流域能改善肿瘤学效果。如果肿瘤紧邻或侵犯肝静脉，需要联合肝静脉切除时，残余引流区域肝实质应一并切除，否则将会出现残余引流区域肝实质坏死或萎缩。Makuuchi 最早提出了该理论，但在临床实践中其实际效果一直存在争议。Eguchi 等研究发现，虽然解剖性肝切除能够延长 2 ～ 5cm 病灶的术后

无病生存，但两种手术方式的术后总体生存并无优势。后续的一系列针对解剖性肝切除能否改善肝细胞癌术后生存的荟萃分析研究中，结论不一。Famularo 等在 2020 年发表的荟萃分析中，纳入的文献限定为倾向评分配比研究或随机对照试验，分析发现，解剖性肝切除的 1 年无复发生存优于非解剖性肝切除，但两者的 5 年无复发生存无区别；两种手术方式的 1 年、3 年、5 年总体生存无差异。

为了更好地保留患者的肝实质，在规划肝恶性肿瘤的手术方案时，需要充分考虑患者是否合并肝基础疾病。在肝动态流域理论的指导下，我们可以采用肝恶性肿瘤靶域切除技术，该技术在肝段交界处或邻近主肝静脉时无法保证充足切缘的情况下，选择联合主肝静脉切除的方法，以确保肿瘤靶域的完整切除，同时尽可能地保留主肝静脉引流区肝实质。比如，可以采用联合肝中静脉切除的扩大左半肝切除、联合肝右静脉切除的扩大肝右后叶切除等方法。此外，研究表明，即使缺少主肝静脉引流，残余引流区域肝实质也不会发生淤血坏死，因此在手术中保留残余引流区域肝实质也是可行的。对于术后的恢复和治疗，保留肝实质可以起到重要的作用。

针对肝细胞癌患者预估术后残余肝体积不足的情况，目前有多种手术方案可供选择。为了在最大限度阻断肿瘤血供、控制肿瘤进展的基础上，促进残余肝快速增生，为二期肝切除创造更多机会，有学者采用门静脉栓塞、门静脉结扎或联合肝分割和门静脉结扎的分阶段肝切除术的方式。这种方式通过分阶段进行手术，不仅可以有效控制肿瘤，还可以让残余肝得到更好的恢复。

此外，也有学者采用肝静脉剥夺术同期联合肝动脉化学治疗栓塞治疗。这种方式通过阻断肿瘤供血肝动脉、门静脉及肝静脉属支进行充分彻底栓塞后，可以有效地治疗肝细胞癌。在这种方式下，患者并未出现肝脓肿或胆道损伤情况。

动物实验方面，研究者通过分别阻断入肝血流和出肝血流，对残余肝实质功能和形态的保留进行了验证，并提示阻断肝叶与正常肝叶间形成血液回流通路，从而保留更多的肝实质。

综合多个研究结果来看，对于肝功能差、残余肝体积小的患者，采用联合主肝静脉切除、保留残余引流区域肝实质的方式是安全可行的。此外，在肿瘤体积较小且紧邻肝蒂分支根部时，解剖性肝切除将切除较大范围的正常肝实质，可能导致残余肝体积不足。此时可联合切除肿瘤和相应肝蒂，保留部分缺血肝实质，在术中可给予充分时间观察，多数情况下肝可通过补偿机制恢复供血，从而达到治疗肿瘤的目的。

四、肝靶域切除技术中靶域范围的动态评估

根据肝动态流域理论，肝段之间的管道结构互相连通，形成交汇带，由周围肝段支

配血流交叉融合而形成。在生理条件下，肝段间交汇带的管道维持着各肝段之间的静态血流平衡。但在病理条件下，肝会出现缺血或淤血现象，此时肝段间交汇带的管道将会开放，用于调节各肝段之间的动态血流平衡。在肝恶性肿瘤的发生发展过程中，病灶周围的门静脉、肝动脉、肝静脉、淋巴管和胆管会成为肿瘤细胞的转移途径。同时，肿瘤的机械性压迫会导致流体动力学改变，可能进一步影响肿瘤的血行转移、淋巴转移和胆道转移，形成肿瘤转移流域。因此，在肝恶性肿瘤的靶向治疗中，需要将原发肿瘤、周围转移可能存在的区域以及相关的流域（如门静脉、肝动脉、肝静脉等）都纳入到靶域范围中，以便进行针对性的治疗。

根据不同的肝恶性肿瘤类型、个体差异及生物学行为的异质性，应采用不同的肿瘤靶域范围。比如肝细胞癌和肝内胆管细胞癌的靶域范围应有所区别。由于肝内胆管细胞癌通常无包膜且呈浸润性生长，因此其切除靶域应大于肝细胞癌；而且肝内胆管细胞癌常合并区域淋巴结转移，因此肝内原发病灶与区域淋巴结都属于靶域。另外，结直肠癌肝转移等肝继发性恶性肿瘤的靶域范围应包括各个肝转移灶和其周围极少量肝实质以及结直肠癌原发病灶。对于门静脉、肝静脉癌栓的手术切除，不论是切除原发灶或癌栓，均属于肿瘤靶域。在肝恶性肿瘤手术治疗过程中，确定肿瘤靶域范围十分重要，可以帮助医师在手术中精准地切除肿瘤，降低复发率，提高手术治疗效果。

目前，常用的影像学检查（如超声、CT、MRI 等）主要从解剖学角度提供肝恶性肿瘤的相关信息，以确定肿瘤的位置、大小和毗邻结构等，以满足传统的解剖性肝切除和非解剖性肝切除范围规划需要。然而，在肝动态流域理论的指导下，肝恶性肿瘤靶域切除范围应以病灶和可能存在的浸润和转移流域为导向，并结合肝恶性肿瘤的生物学特性。因此，应重视肝恶性肿瘤功能成像的应用，以更好地评估肿瘤的靶域范围。目前常用的 PET-CT/MRI 功能成像可以在组织解剖结构改变之前检测出肿瘤细胞的代谢水平，有助于判断具有肿瘤活性的靶域。例如，PET-CT/MRI 功能成像可以评估肝细胞癌和肝内胆管细胞癌病灶周围流域的受侵犯情况、肝内胆管细胞癌的淋巴结转移情况，以及多发肝继发肿瘤的定位等。此外，对于采用靶向联合免疫、介入等方式进行肝癌转化或降期治疗后的患者，除了常规解剖成像方法外，还应联合功能成像方法评估原发病灶肿瘤负荷的改变，以及鉴别原发灶局部和区域淋巴结炎症反应与肿瘤代谢活性，从而更好地规划手术切除靶域。随着肝靶向纳米技术、光声成像技术及人工智能等技术的发展，相信在不远的未来，我们可以找到更合适的方法动态评估肿瘤靶域。

五、肝恶性肿瘤靶域切除技术的操作方法

在肝恶性肿瘤靶域切除技术中，我们应坚持遵循肝动态流域理论的原则，以病灶和

可能存在浸润和转移流域为导向进行切除。这意味着在手术过程中，需要针对不同类型的肿瘤采取个体化的手术策略，以最大限度地切除肿瘤的同时保留足够的健康肝组织，以维持人体正常的生理功能。

与传统的解剖性肝切除技术相比，肝恶性肿瘤靶域切除技术并不一致。因为在该技术中，肿瘤位于传统肝段交界位置时，并不要求完整切除肿瘤所属肝段的所有肝实质。另外，肝恶性肿瘤靶域切除技术适用于多种恶性肿瘤，包括肝细胞癌、肝内胆管细胞癌、结直肠癌肝转移等。由于这些恶性肿瘤的浸润和转移特性不同，靶域切除范围既可能大于也可能小于传统肝段手术切除范围。

为了确切地界定手术的解剖标志，可以使用术前影像进行三维重建，以便确认肿瘤靶域切除范围边界的多个解剖标记。这些标记包括肝蒂分支、肝静脉分支、区域淋巴结周围动脉等结构。通过三维重建，还可以更好地了解肝内管道结构的变异情况，从而降低术中意外损伤的风险。

总之，肝恶性肿瘤靶域切除技术是一种个体化的手术策略，需要结合肝动态流域理论和多种影像学技术进行精确定位和定标，以便在最大程度切除肿瘤的同时保留足够的健康肝组织。

在手术过程中，需要注意肝的柔性和形变，以及微创手术时视角的变化，因为这些可能会增加寻标的困难和误损伤管道结构的风险。因此，在寻标过程中需要不断地进行校正，以避免这些问题的发生。为了解决这些问题，术中超声成像可以提供准确的肝肿瘤和管道结构信息，辅助确定解剖标志，实时调整靶域切除范围。此外，虚拟超声成像系统还可以将术中超声与术前影像融合，更真实地显示肿瘤和毗邻结构的空间位置关系。对于传统解剖性肝切除，ICG荧光显影技术可以作为寻标和校标的参考，不必完整切除肝段，也不需要优先结扎或离断目标肝蒂，更不要求全程显露主肝静脉。因此，在肝恶性肿瘤靶域切除技术中，术中超声成像和虚拟超声成像系统的应用已成为必不可少的辅助手段，有助于实现精准和安全的手术。

六、展望

随着医学的不断发展，肝恶性肿瘤的治疗也在不断地更新和进化。在过去的几十年中，外科切除手术的范围和方式也在不断地变化。但随着人们对肝解剖学和肝恶性肿瘤生物学的认识不断加深，治疗的重点也逐渐从手术技术改进转向了更综合的治疗方案。非外科治疗方式，如药物治疗、放射治疗和介入治疗，也逐渐成为肝恶性肿瘤治疗的重要组成部分。这些治疗方式能提高手术的安全性，降低复发和转移的风险，并提高患者的生存质量和远期生存率。因此，肝恶性肿瘤的治疗已不再是简单的手术切除，而是需要综合考虑多种因素和治疗手段的全身性、慢性疾病。在这个背景下，肝动态流域理论和恶性肿瘤靶域切除技术的建立，为肝恶性肿瘤的外科治疗提供了新的方法和思路。

第二节　分流补偿技术

一、概述

近年来，随着手术技术的提高和围手术期管理的进步，肝良、恶性肿瘤的切除率逐渐上升。其中肿瘤的数量、肿瘤的解剖位置（有或无血管侵犯）或残余肝功能是评估是否可以行肝切除术的重要因素。特别是，当肿瘤靠近肝动脉或预估术后残肝的动脉分支时，切除术的实施就受到极大的限制。虽然肝动脉只能将 25% 的血流输送到肝，但却提供 50% 的肝需氧量。如果肝因肝动脉切除、血栓形成或医源性损伤而形成的突然缺氧会影响接受肝切除术的患者的术后发病率和死亡率。而肝门部血管重建技术的发展，很大程度地提高了肝胆恶性肿瘤在侵犯血管时肿瘤根治性切除的机会。近年来，发现肝动脉切除后的动脉重建能有效降低患者肝衰竭、肝脓肿等术后并发症的发生率。因此可以看出，重建肝动脉血流对术后患者的胆道和肝功能的维持和恢复具有十分重要的作用。

然而，有时由于手术较为复杂而导致肝内血管切除较多，术中重建肝动脉血流不易实现。这种情况下如果动脉血流无法供给肝，会引起术后肝细胞损害严重、肝功能不全和肝衰竭。而且，血管重建也会因为术后栓塞、吻合口狭窄等问题使重建血流无法达到预期效果。此时，分流补偿术就是一种可行的保留入肝动脉血流的方法。分流补偿术的基本原理就是把动脉的血流分流入肝门静脉的血流中，用于补偿肝动脉血的不足。该方法最初是由 Cohn 等提出，分流补偿术与门腔分流术一起用于治疗肝硬化和门静脉高压患者分流后的肝性脑病。Iseki 等于 1992 年首次报道了缺失肝动脉肝中的分流补偿技术，他们对一名需要在胰十二指肠切除术后动脉破裂和出血后进行肝动脉结扎的患者进行分流补偿。在国内，黄志强院士对于分流补偿术在肝门部胆管癌和肝移植术后的应用也有进一步的探索和研究。分流补偿术的方式，多采用腹腔干分支（即肝总动脉、胃十二指肠动脉、肝动脉和腹腔动脉）与门静脉进行吻合。除此之外，使用肠系膜血管分支和移植物亦可使动脉和静脉进行吻合。分流补偿术会对肝的形态和功能产生一定的影响。分流补偿术显著提高门静脉血氧饱和度，防止肝坏死和供血不足，促进肝再生。同时，由于终末门静脉支流与胆管周围动脉丛形成吻合，分流补偿术还能缓解胆管的缺血状态。

二、分流补偿术的基础研究

1. 对肝功能的影响　分流补偿术的主要目的是防止切除动脉后的肝衰竭，使肝的血供及氧供增加，肝细胞的代谢、肝功能及肝储备功能有所改善。有研究表明，在大鼠肝切除后分流补偿组的血清谷草转氨酶和谷丙转氨酶与非分流补偿组相比 2h 内无明显差异，但是 12h 后明显降低，且 ATP 和能量负荷都有所增加。随着时间的推移，分流补偿组肝组织的病理变化程度要明显轻于非分流补偿组。陈永亮等的研究表明，在梗阻性黄疸的动物模型中，施行分流补偿术的肝功能和结构的恢复要明显快于非分流补偿组。Nardo 等的研究也表明，动物模型中的分流补偿血液能促进肝组织的再生能力，从而使肝功能恢复。在急性肝衰竭的模型中，分流补偿组的存活率要远远高于非分流补偿组。

2. 对胆道的影响　胆管周围血管丛在哺乳动物中很常见，其结构因各部位而异。据报道，胆管周围血管丛由 3 层毛细血管组成。内层的毛细血管排列有序，对上皮衬里下方的毛细血管开放。中层和外层由胆管壁或胆管周围组织中的一些毛细血管、小静脉和小动脉组成。为了维持胆管组织的正常生理功能，需要足够的灌注量和一定程度的血氧含量。早期研究表明，由于门静脉血流量低、含氧量低，门静脉内的血液不能完全充满胆管周围血管丛，局部组织处于慢性缺氧状态。Li 等的墨水灌注厚切片和透明标本表明，分流补偿术后胆管周围血管丛外层毛细血管明显增厚，但外层血管数量未减少，肝门胆管壁毛细血管形态无紊乱。这说明胆管周围血管丛失去动脉供血后，接受动脉血分流补偿的门静脉内的血液可以通过门静脉侧支反流完全满足胆管周围血管丛的需要，这可能是分流补偿术临床应用的理论基础。

3. 对门静脉压力的影响　分流补偿术后会导致门静脉内的血流动力学发生改变，是否会因此导致门静脉的高压力状态十分重要。Li 等通过对进行了分流补偿术模型的大鼠研究发现，6 个月后大鼠的门静脉横截面积有所增加，血流量和管壁的厚度也随之增加。陈永亮等建立的分流补偿动物模型也表明，6 个月后门静脉的压力会增高，但是肝的结构无显著变化。李鸾等对比分流补偿术中单纯的动静脉吻合和动脉部分限流的动静脉吻合后发现，单纯吻合的动物模型中门静脉扩张、肝血窦增宽，而动脉部分限流的动物模型则此类变化不明显。由此可见动脉限流的分流补偿术不会引起生理结构改变及门静脉高压。

三、分流补偿术的临床应用

分流补偿术适用于在肝胆胰手术中切除病灶的同时切除了毗邻肝动脉、肝动脉结扎、肝动脉血栓形成、医源性肝动脉损伤和切除后肝动脉重建失败的患者。分流补偿术常见的术式包括使用腹腔干分支、使用肠系膜血管分支和使用移植物吻合。其中使用腹腔干分支和门静脉进行吻合是常见的吻合手法。切除左、右肝动脉时可以使用肝总动脉进行分流补偿，保留左肝动脉时则可以使用胃十二指肠动脉进行分流补偿。如果因为腹腔干支阻塞、残端小或位于解剖位置深处而无法使用时，则可以考虑使用肠系膜血管分支（如回结肠动脉、回肠动脉或空肠动脉）和肠系膜静脉分支进行动脉分流补偿。再者，还可以使用移植物，连通脾动脉或主动脉和门静脉干来实现分流补偿的效果。除此之外，Nardo 等还报道了一种用于体外的装置模型，该装置可用于连通一名接受过扩大肝切除术的患者的股动脉和门静脉而进行分流补偿，术后第 7 天取出装置，患者可出院。进行分流补偿术后前 3d 的患者，其谷草转氨酶、谷丙转氨酶、乳酸脱氢酶和胆红素水平都较高。之后这些值会逐渐下降，直到 2 个月内恢复正常。这都说明进行分流补偿术的患者肝恢复的时间比较迅速，分流补偿的动脉血有利于切除肝动脉的肝再生。

分流补偿术后最常见的早期并发症是血栓形成。最常发生的部位是腹腔干支的吻合口处，而发生时间多在术后 20d 左右。血栓的形成可能与吻合后血流动力学的改变有关。血栓形成可以在分流补偿术后早期通过常规多普勒超声检查发现，并通过抗凝等手段进行治疗。关于血栓后是否需要积极手术尚有争议，笔者的观点是肝除了经典的节段性供血外，还存在段与段间的流域式血供。如果分流补偿术后的肝形成了相应的侧支循环，鉴于其具有一定的代偿供血的作用，故可以先行观察，暂不行二次手术治疗血栓。分流补偿术的其他早期并发症还包括胆道疾病（胆漏和胆瘘）、腹腔内出血、肺部疾病（肺水肿、肺炎和胸腔积液）和肝衰竭。

分流补偿术后最常见的长期并发症是门静脉高压，这与分流补偿术后吻合血管血流增加有关。门静脉高压发生时间多在术后 3 个月。为了预防门静脉高压和相关并发症，有学者建议行部分限流的分流补偿术。有研究表明，通过人工分流补偿术硅胶管束带限制分流补偿吻合口在 2mm，可以降低门静脉高压。并且在随访的部分限流的分流补偿术患者中未发现明显的门静脉高压的相关并发症。如果术后发生门静脉高压，建议关闭吻合口。然而二次开腹手术给患者带来的心理和生理创伤是巨大的。所以，有观点提出对分流补偿术患者可以行弹簧圈栓塞闭合吻合口，防止门静脉压力增加。但是，分流补偿术后的肝再生到拥有足够侧支循环血供的时间和发生门静脉高压时间的关系尚无研究，因此吻合口闭合的理想时间尚不清楚。有研究提出如果在血管造影中观察到肝动脉侧支，则在手术后 4 ~ 6 周关闭吻合口。分流补偿术后的另一个长期并发症是肝脓肿，该并发症多发生在手术后 7 个月。

动脉侧支的形成在分流补偿术中较常见。它们来自预先存在的血管，包括膈下动脉、胃十二指肠动脉和胰十二指肠动脉。肝动脉侧支的形成是由于血管通道扩大以改善正常血流受限或中断的肝区域的血液和氧气供应。侧支血管形成是由多种血管生成因子诱导的，例如血管内皮生长因子、一氧化氮合酶、血小板衍生生长因子和肝细胞生长因子。在由于慢性血栓形成或肿瘤的压力效应而导致慢性肝动脉阻塞的患者中，侧支动脉可为肝提供足够的含氧血液。在这些情况下，肝可以耐受慢性缺氧，有些患者甚至可以不用进行分流补偿术。肝动脉急性阻塞或切除的患者，没有足够的时间形成侧支动脉，因此肝更容易受到缺氧损伤。在这些情况下，分流补偿术可能是一种对患者受益更大的手术，可在无法重建肝动脉时使侧支动脉循环得以发生和发展。

四、分流补偿术的展望

目前，当无法实现肝动脉重建时，分流补偿术是一种可供选择的补救技术，以恢复无动脉血供的肝的动脉血流，防止肝坏死的发生。在肝、胆道和胰腺的局部晚期恶性肿瘤中，分流补偿术的实施在一定程度上可以增加手术的切除范围，从而使一些本来无法实施的手术达到 R0 切除。同样，分流补偿术也可以是一些紧急情况下的治疗手段，例如无法进行动脉修补的术中损伤肝动脉、肝动脉栓塞或动脉破裂。虽然分流补偿术从提出到发展已有不短的时间，但是受限于适应证、手术技术、围手术期管理等各种因素，应用的范围还有所受限。此外，分流补偿术尚缺乏长期、系统、翔实的资料，关于分流补偿术的一些争议还没有定论。①分流补偿术的远期受益：现已发表的研究大多集中于分析分流补偿术的围手术期受益和是否引起门静脉高压及肝的病理生理改变，而对于伴有门静脉高压的患者实施分流补偿术是否可行和分流补偿术是否对肿瘤患者的远期预后有明显改善，尚缺乏研究予以证实。②分流补偿流量的标准：有研究报道在犬的实验中，流量以 100ml/min 较为理想，而超过 200ml/min 时反而引起肝损害。然而，在不同病情下实行分流补偿术，需要多少的分流补偿流量才能够既满足肝的生理需求又不会引起严重并发症，此类的研究尚缺乏，需要进一步探讨。随着肝门部肿瘤手术的日益增多，分流补偿的研究将进一步展开和深入，它将为分流补偿提供充足的理论支持，并更进一步证实其理论的可操作性和可应用性。

第三节　肝流域限流技术

手术后肝衰竭是肝术后较为严重的一种并发症，主要是因为手术创伤或残余肝体积不足所致。据报道，术后肝衰竭的发生率为 1.2% ～ 32%，死亡率为 1.6% ～ 2.8%。与之类似的术后并发症还有小肝综合征，是指活体肝移植后或扩大肝叶切除后出现的临床综合征，表现为术后肝功能障碍、高胆红素血症伴胆汁淤积，主要是由于残余肝体积没有达到人体需求，使得整体门静脉血流在分流情况下供养小肝，肝急速肿胀，最终发展为肝衰竭。这些并发症都是由于肝出入血流不受限制，而患者的残余肝体积和质量均不理想，肝动态流域理论指导下的限流技术能够从根源上控制并减少此类并发症的发生。

一、Couinaud 肝分段的理论与问题

Couinaud 在 1957 年依据肝大体模型提出肝分段法，将肝分为左外叶、左内叶、右前叶、右后叶和尾状叶，以入肝的门静脉和出肝的肝静脉为标识，将肝分为 8 个自然肝段。其中左外叶、左内叶、右前叶和右后叶都是沿门静脉分段的，在临床中能够观察到，左外叶和左内叶的分段是符合理论的，即左门静脉先分出左外静脉，然后沿脐窝走行变为左内静脉，向左分出供应 III 段肝、向右分出供应 IV 段肝。但右肝的分段并非按 Couinaud 分段法中门静脉分段，V 段与 VIII 段肝及 VI 段与 VII 段肝并没有像肝左、右静脉或肝镰状韧带明显的解剖标志，更多是想象中的理论标志，因此在右叶分段上，Couinaud 分段法对手术切除范围指示并不如左肝直观，例如 V 段作为右前叶尾侧，按照 Couinaud 分段法在肝中静脉及肝右静脉之间，靠近右门静脉区域，但在肝解剖中此段门静脉既发出前叶分支，也有后叶分支，这种情况下如果仍按照肝段切除的方法就有可能出现阻断效果不满意、出血多等风险，给手术带来一定的困难。

二、肝动态流域理论中的限流技术

肝动态流域理论是结合肝手术临床实际对 Couinaud 分段法的解剖再认识，强调区域而非肝段的概念。我们在肝手术中发现，肝段并非独立的响应单位，当出现入肝血流或出肝血流变化时，毗邻的肝段往往会出现交通关联。如果按照肝段切除的观点行手术治疗，术中及术后出血量有时会很难控制。肝切除术后并发症的发生主要在残余肝的血流阻断区。很多经验丰富的医师在处理肝左叶时往往相对稳定，但在中肝或肝右后叶区域的处理上，有时会发生胆瘘或出血的状况。此时通过流域理论来解释这种现象更能让临床医师明白原因，并选择相应的限流技术来解决问题。

三、限流技术在肝血流阻断上的应用

临床中常用的肝血流阻断方法主要包括全肝门阻断法和选择性血流阻断法，全肝门阻断法可完全阻断第一肝门的肝动脉与门静脉的入肝血流，能够有效控制术中出血，理论上全肝门阻断时间可达 1h 之久，但长时间的肝门阻断会造成肝缺血损伤和缺血再灌注损伤，术后肝衰竭概率增加，因此常使用间歇式全肝门阻断法，阻断时间控制在 30min 左右，其间可复流 5min，若合并肝硬化的肝切除，则应将时长控制在 15min 以内，以减

少肝坏死、肝衰竭等并发症的发生。此外，在复杂肝手术中，长时间或多次全肝门阻断会造成门静脉淤血及术后胃肠道感染。而选择性血流阻断切除患侧肝则避免了保留侧肝的缺血再灌注损伤，阻断时间可以适当延长，已成为半肝切除患者的首选阻断方式。

肝出肝血流阻断即无血肝切除术也有部分中心使用。除阻断全肝血流外，还需阻断肝区下腔静脉。下腔静脉在阻断时间过长时容易造成肾淤血，导致术后肾功能障碍。并且术中血流动力学控制极为困难，风险较高。

在临床工作中，我们发现肝左叶切除时使用半肝血流阻断往往出血较少，特别是半肝血流阻断加肝静脉阻断，这和肝解剖密切相关。但是在肝右叶切除时半肝血流阻断的效果不佳，并且随着阻断时间增加，肝缺血线变得模糊，这可能与流域内肝段形成交通支相关，在切肝过程中则体现为断面渗血增多。这时可以采用半肝血流阻断联合肝静脉阻断，预先打通肝后隧道，解剖第二肝门，在切除侧肝静脉处设置悬吊带。这样在切除患侧肝时先阻断患侧入肝血流，随后收紧切除侧肝静脉悬吊带以阻断切除侧肝的出肝血流，在半肝血流完全阻断下完成半肝切除手术。这样不仅能显著减少出血量，尤其是减少肝静脉回流出血，减少术后并发症的发生风险，同时能有效保护好保留侧肝的血供，减少肝缺血再灌注损伤，提高手术的安全性。需要注意的是，如果肿瘤侵犯下腔静脉壁或是合并腔静脉癌栓，则不能使用半肝血流阻断法联合肝静脉阻断法，有发生静脉破裂和肿瘤医源性种植转移的风险，需使用全肝血流阻断法。

从组织胚胎学的角度看，肝静脉作为肝内回流静脉，起着收集门静脉血液的作用，而在左、右肝叶分界线走行的肝中静脉发育最晚，在尾侧作为 V 段肝和 V a 段肝的回流静脉。因此，术中根据情况可选择不保留肝中静脉，在肝流域的背景下，保留侧肝的入肝血流可通过肝左静脉或肝右静脉回流，因此保留侧肝发生坏死或衰竭相对较少。

四、限流技术在 ALPPS 手术中的应用

在中国，肝病患者往往合并有肝炎和较为严重的肝硬化。在治疗慢性肝炎患者时，医师要做到术前注意营养、保肝，判断肝储备能力，选择安全的手术方式。联合肝分割和门静脉结扎的分阶段肝切除术（associating liver partition and portal vein ligation for staged hepatectomy，ALPPS）2012 年由德国 Schnitzbauer 等提出，采用选择性门静脉结扎联合原位肝实质劈离诱导预留肝叶增生，待保留侧肝生长体积满意后，随即进行第二次根治性肝切除手术，给术前判断残余肝体积不足的患者带来新的治疗手段，但即使在今天，ALPPS 手术的高难度以及术后较高的并发症发生率及死亡率使其应用受到限制，很少有中心能够开展大样本的 ALPPS 手术。

ALPPS 一期包括术中结扎切除侧门静脉，保留切除侧肝动脉，离断肝实质。Albert

Chan 等的一项临床研究表明，门静脉压力在门静脉结扎后持续上升，保留侧肝门静脉流量几乎增加了 3 倍，但实质分裂的增加与实质的流量增加无关。此外，增加的肝动脉血流量亦会为阻塞侧肝叶内肿瘤提供更为丰富的血供，促使肿瘤生长，特别是动脉供血为主的原发性肝细胞癌，因此，ALPPS 手术有潜在的刺激肿瘤生长的风险。同时，阻塞侧的肝坏死引发的感染也是患者 ALPPS 手术无法按期进行甚至死亡的原因之一。

根据肝动态流域理论，肝内血液的流入和流出会根据周围循环的血流情况适时变化。当单支血流流出受阻时，区域内残余血流将优先通过毗邻流出道流出。通过流域理论，我们可以建立一个限流手术模型：对阻塞侧门静脉行限流手术而不是结扎，理论上能达到与 PVE／PVL 相同的效果。Bilodeau 等的一项动物实验表明，限制门静脉血流能够减轻阻塞侧肝叶的损伤和坏死，同时能够诱导对侧肝叶代偿性增生，增生肝叶会随门静脉限流程度增强而增加，同时阻塞侧的肝细胞坏死相应减少。这提示限流技术在 ALPPS 手术中是潜在可行的。

姚立彬等的一项动物实验结果显示，选择性门静脉限流时，联合肝动脉结扎或离断肝实质均有利于肝再生，肝再生率随门静脉限流程度增强而呈升高趋势，但离断肝实质只有在门静脉限流达到一定强度时其对肝再生才起促进作用。因此，在流域理论指导下的门静脉限流＋肝实质离断对术前肝功能不理想的患者可以提高手术术中及术后安全性，理论上减少术后肝坏死感染的发生率，减少 ALPPS 手术等待期的肿瘤潜在生长。

五、限流技术在预防小肝综合征的应用

小肝综合征主要发生在活体肝移植或扩大肝切除术后，因为术后肝体积无法达到人体需求，从而发生术后肝功能障碍，高胆红素血症伴胆汁淤积和凝血功能紊乱，门静脉高压，严重的出现腹水。小肝综合征的组织学特征为肝细胞气球样变，脂肪变性，胆汁淤积成胆栓，缺血性斑片状坏死区和增生区并存。肝移植后小肝综合征发生率和死亡率较高，因此限制了肝移植的发展。同时，小肝综合征作为无法预计的扩大肝切除术后并发症，是临床医师急切需要解决的问题之一。

肝血流动力学是小肝综合征发生、发展过程中比较重要的因素，主要包括门静脉压力过高和门静脉超灌注。门静脉血流量与残余肝体积容积的不匹配会导致门静脉压力升高，门静脉压力升高使肝窦内充血、内皮细胞的形态结构异常、脱落引起窦内线性结构破坏、肝细胞与内皮细胞之间的窦周隙塌陷、肝细胞内线粒体发生肿胀。同时，门静脉血流异常会引起肝动脉的负反馈调节。当门静脉血流和流速超过正常水平后，肝动脉流入会发生代偿性减少。肝动脉运输着入肝血流中一半的氧气，由于肝动脉血流减少，肝细胞缺血、缺氧，也会影响肝再生，最终发生肝衰竭。同时肝动脉血流流速变缓，容易

形成血栓，发生肝动脉栓塞。

基于肝动态流域理论，我们认为，当控制并限流残余肝的入肝血流即门静脉血流时，并不会进一步加大门静脉的压力，而是会发生门静脉向周围相邻流域肝代偿供血，因此在扩大肝切除术中，我们可以通过门静脉适量限流从而达到减少小肝综合征的发生率。

六、限流技术在肝门部胆管癌根治术中的应用

当肝门部胆管癌侵及门静脉或肝动脉时通常需要联合动 / 静脉切除。但肝动脉负责肝一半的氧气供应，若是肝动脉无法重建或重建血管阻塞时极易发生胆肠吻合口瘘，严重者发生肝坏死或肝衰竭。

临床上有学者使用门静脉动脉化来促进肝供氧并取得很好的效果，根据术中情况可以选择肝右动脉、肝左动脉、肝固有动脉或胃十二指肠动脉与门静脉进行端侧吻合。但门静脉动脉化后随着时间延长会发生门静脉高压，这时限流技术可以有效减少门静脉高压的形成。通过对门静脉动脉化的吻合口或分流的动脉进行一定程度的限流，控制血流量，通过物理方法限制肝动脉随时间延长而可能造成的扩张，限制流入门静脉的肝动脉的血流量。通过这种方法，可以解决肝门部胆管癌侵犯动脉、静脉的情况，既提高手术的根治性，又有效改善了患者术后的生存质量。

七、总结

以上应用均是通过限流入肝、出肝血流来实现减少术后并发症的发生，在肝动态流域理论中，肝内血液的流入类似于河流流经区域内河水灌溉，各区域由周围的河流共同灌溉，因此限流技术不仅能改善局部血液供应情况，同时也能从全体进行调整。在以往的肝切除手术中，往往会强调血流的刻板划分，在部分情况下有可能对患者造成更大的损伤。通过肝动态流域理论，我们把肝血流视为动态的整体变化，进行手术方案规划和实施，这样不仅能够达到手术的根治性目的，同时也提高了手术的安全性。

第四节　小肝综合征的处置

小肝综合征是一种常见的肝功能障碍，常出现在小体积肝移植或扩大的肝切除术后。由于残余肝体积不足，患者可能出现高胆红素血症、胆汁淤积等临床综合征。SFSS 的发生和预防是目前临床研究的热点。除了残余肝体积过小这一原因，门静脉压力及血流流速升高、肝动脉低灌注、流出道受限也是引起 SFSS 的重要原因。

为了预防 SFSS 的发生，术前评估患者肝功能、肝体积、门静脉压力等因素是必要的。

在手术中，合理的手术方案和技术操作也很关键。例如，使用肝动脉灌注、选择性门静脉栓塞等技术可以减轻 SFSS 的发生风险。同时，密切监测患者的生命体征和肝功能指标，及时发现和处理 SFSS 的症状和并发症也是非常重要的。最近的研究还表明，干细胞移植和细胞治疗也有可能成为治疗 SFSS 的新方法。

一、从"小肝综合征"到"过流量综合征"

1975 年，Starzl 等报道了一位接受扩大肝切除术的女性手术后出现 SFSS 症状，即持续高胆红素血症、顽固性腹水和凝血功能障碍。在肝肿瘤切除术中，肝切除的可行性主要取决于是否可以获得阴性切缘（R0 切除）及能否保留足够的残余肝体积。对于健康患者来说，75% 的肝切除是安全的。对于化学治疗或综合治疗后的肝肿瘤患者，残留肝体积至少应达到 30%。对于合并肝硬化的患者，残留肝体积至少应达到 40% ～ 45%。随着肝移植技术的发展，Emond 等首次报道了小体积供肝（small-for-size graft，SFSG）引起的受体严重肝功能不全，症状包括持续高胆红素血症、凝血功能障碍、肝性脑病及大量腹水等临床综合征。目前大部分肝移植中心采用供肝重量与受体体重比（graft-to-recipient weight ratio，GRWR）和供肝体积（graft volume，GV）与受体标准肝体积（standard liver volume，SLV）之比（GV/SLV）来衡量移植物大小。小体积供肝的 GRWR $\leqslant$ 0.8% 或 GV/SLV $<$ 40%。为了避免 SFSS 等不良后果，应根据患者实际情况评估手术可行性，合理选择手术方式并严格控制残留肝体积。

对于肝切除后肝衰竭和移植后 SFSS 的生理学和血流动力学研究显示两者的病理生理过程相似，因此目前将两者均纳入 SFSS 这一概念。除了残余肝体积不足的原因，近年来大量研究关注残肝的血流灌注问题。术后残肝血管床急剧减少，但门静脉灌注量无明显变化，遂引起门静脉压力升高，门静脉血流流速加快，对肝内小静脉和微循环结构产生巨大的正弦剪切应力，直接引起肝血窦的充血及出血、富营养血液灌注、内皮细胞激活及肝窦周围网状纤维支架破坏等。过高的灌注压也会引起细菌异位，导致菌血症和术后并发症。同时，由于肝的缓冲效应，门静脉高流量会引起肝动脉收缩，导致继发性的缺血损伤。从肝动态流域理论的角度来看，由于残留肝体积较小，肝有效血管床明显减少，但灌注的门静脉直径及血液量无变化，这就导致了高流速和高灌注压力，从而造成肝淤血，即需要灌溉的土地减少，但河水水量却没有变化，大量水流冲击灌注此片土地，引起洪涝灾害。同时，门静脉与肝动脉可视为两条并行灌注的河流，门静脉灌注量过大也会反应性地下调肝动脉的流量，这符合流域理论动态临床潜能的特点。基于这一理念，笔者认为"小肝综合征"这一概念仅关注了残余肝体积过小这一问题，而"过流量综合征"的内涵则更为全面，过流量既是小肝的后果，也是一系列临床综合征的直接诱因，既准确描述了病理生理改变，也符合生物体动态的生理变化规律。

二、肝动态流域理论视角下的入肝血流调节

多项研究表明，控制入肝血流可以减少过高血流量对肝的直接损伤。将门静脉视作一条河流，控制流量的方式包括减少上游水流、分流上游水流和缩窄河道等。在此基础上，门静脉限流技术被设计用于治疗 SFSS。

（一）门静脉限流技术

1. 脾动脉结扎或脾切除　脾是门静脉血流的重要来源，多项研究表明自体肝移植过程中联合行脾切除有利于降低门静脉压力，改善移植后血管顺应性，提高移植肝的存活率，并降低术后并发症发生率。Yoshizumi 等完成了 113 例活体肝移植手术，其中联合脾切除 44 例，GV/SLV ＜ 40% 患者 50 例，同期行脾切除的患者中未出现高胆红素血症和顽固性腹水，其中大部分患者的门静脉压力及流量均明显降低。未行脾切除是术后出现 SFSS 的独立危险因素。Yao 等回顾了 10 年 319 例活体肝移植，发现对于血型不匹配和捐献者年龄 ＞ 45 岁这类高危情况，门静脉压力 ＞ 15mmHg 是术后出现 SFSS 的独立危险因素，其团队通过脾切除的方式将门静脉压力控制在 15mmHg 以下，显著减少了高危患者术后出现 SFSS 和早期移植物失功能的情况。

Wang 等提议在活体肝移植手术中实施脾动脉结扎，旨在减轻术后顽固性腹水的问题，同时提高肝动脉的血流量。然而，Ishizaki 等的后续研究发现，在接受脾动脉结扎治疗的肝移植患者中，移植物存活率低于进行脾切除治疗的患者。因此，现有观点认为，脾动脉结扎对于调节门静脉血流的效果有限。

Moon 等尝试采用脾断流术（包括结扎和离断脾动脉、胃网膜右动脉及胃短动脉），结果显示术后 SFSS 的发生率与脾切除组相比无显著性差异，但门静脉血栓、胰瘘和脾血管断端出血的发生率显著下降。

通过脾动脉结扎或脾切除来调节门静脉血流和压力的方法在活体肝移植手术中得到广泛应用。近年来，部分研究者在进行肝切除术时也尝试对门静脉血流进行调节。Sato 等和 Schwartz 等的研究报道表明，在扩大肝切除手术中同时进行脾动脉结扎，患者围手术期的并发症发生率明显降低。然而，这一领域的研究文献较少，所涉及的病例数有限，因此还需要进一步研究。

2. 门静脉口径控制　从流域理论的角度出发，可以将其类比为通过缩小河道来减少水流量。如果能够控制门静脉的口径，就可以调整门静脉的血流量。2005 年，Saner 等完成一例活体肝移植手术，患者的 GRWR 为 0.8%。为了减少门静脉血流量，他们尝试使用具有止血功能的再生氧化纤维素网片包绕门静脉。然而，该患者术后仍出现肝衰竭症状，

且未进行门静脉血流监测，因此该方法的有效性尚未确定。

Kohler 等采用聚四氟乙烯止血带捆扎猪门静脉建立动物实验模型。结果显示，该方法可将门静脉血流量降低至基线水平的 70%，并测量了扩大肝切除术后肝损伤指标。实验组肝损伤指标明显降低。然而，这种方法在临床应用中的报道较少。主要的挑战在于门静脉口径控制物需要具备可调节、可移除或可吸收的特性，并且在手术过程中和术后需要便捷地监测门静脉血流量。为寻求突破，可能需要进行更多的动物实验。

（二）门静脉分流技术

约 40% 的肝硬化患者伴随着自发代偿性的门体分流，且随着肝硬化的严重程度而增加。在部分具有自发性门体分流的患者中，肝移植术后由于流出道不畅等原因可能导致分流量增加，即所谓的"窃血效应"，从而增加术后移植物缺血性损伤和门静脉血栓的发生率。对于自发门体分流的处理目前仍存在争议。

对于常规肝移植和肝切除术，通常认为应尽可能地结扎分流。也有研究尝试采用经静脉球囊逆行栓塞分流的方法，以减少窃血效应导致的移植物缺血。部分专家认为，对于 GRWR < 0.8%、移植术后门静脉压力 > 20mmHg 的患者应保留自发分流，以减少门静脉高压对肝的剪切力损伤。Yoshizumi 等指出，约 75% 未进行分流结扎的患者并发症并不明显，而分流手术本身可能增加胰腺损伤、术后胰瘘、结扎血管再出血等风险。

为了限制过高的门静脉压力，提前进行门静脉血流分流也是一种有效方法。动物实验发现，建立门体分流或肠系膜上静脉 – 体循环分流可以显著降低门静脉压力并减轻剪切力对肝的损伤。在临床实践中，Boillot 等最早于 2002 年尝试进行肠系膜上静脉与上腔静脉吻合，术后移植物生存状况良好。随后，部分研究者也尝试了门体分流、限制性门体半分流、肠系膜下静脉与左肾静脉分流等方法，显示出有效控制门静脉压力的潜力。

正如肝动态流域理论所提倡的，对于过流量综合征的理解不应局限于静止的解剖观念，而应从功能代偿和动态变化的角度加以理解。目前，门静脉分流技术面临的主要问题包括以下几点：①选择手术适应证的困难。决定患者是否需要进行分流手术需综合考虑术前肝硬化状况、残余肝体积大小、切除或移植后门静脉压力、移植后肝流出道是否通畅等因素，在"过流量综合征"与"窃血效应"之间寻找平衡点。②分流直径确定方法尚无统一标准。目前，分流直径的确定往往依赖于医师的个人经验，而且一旦分流完成，调整难度较大。③动物实验发现，由于肝再生和一些潜在流出道的开放，术后 48h 左右，门静脉压力基本可以降至正常水平。在这种情况下，分流可能会导致灌注不足。因此，在应用门静脉分流技术时，需要充分考虑这些问题，以确保患者术后的安全和恢复。

（三）药物控制门静脉血流

通过药物调节门静脉血流的优势在于它既便捷又可逆，可以根据患者的状况随时停止用药。普萘洛尔和生长抑素在肝硬化失代偿期食管静脉曲张出血治疗中得到了广泛应用，其作用原理即降低门静脉压力。部分研究者在小体积肝移植的动物模型中尝试输注生长抑素，发现它能减轻术后早期肝血窦所承受的剪切力，从而保护肝血窦上皮细胞。

在 Troisi 等最近的一项随机对照研究中，他们发现生长抑素可以降低门静脉压力梯度并维持肝动脉血流。另外，前列腺素 E1 是一种具有肝保护作用的血管扩张药。多项研究表明，通过门静脉输注前列腺素 E1 可以预防小肝综合征，其机制在于减轻门静脉微循环障碍。这些药物在调节门静脉血流方面展示出了潜在的应用前景。

（四）围手术期血容量控制

通过对围手术期血容量的综合管理，包括控制入量和适当利尿，可以有效地降低中心静脉压和门静脉压力，从而减少术中肝静脉出血和控制术后门静脉高灌注。此外，对于已经出现小肝综合征症状的术后患者，采用积极的血容量控制策略，结合大剂量人血白蛋白治疗，可以有效地控制顽固性腹水并减轻残余肝的负担。

血容量控制的关键是密切监测患者的血容量状态，确保患者在术前、术中和术后得到适当的液体管理。此外，还可以考虑使用药物治疗（如利尿药和血管活性药物）来调节门静脉压力，进一步改善术后肝功能。总之，通过综合措施进行围手术期血容量控制，可以在一定程度上改善肝移植和肝切除术后患者的预后，降低并发症发生率。

三、展望

在肝动态流域理论的视野中，肝解剖学理论得到了丰富，进一步拓展了传统的 Couinaud 分段解剖理论，并提出了肝内血流互相连接和动态平衡的看法。在肝移植和极限肝切除手术中，当移植物较小、残肝体积过小时，肝血管床急剧减少，阻力增加，导致门静脉超灌注和肝动脉代偿性低灌注。随着肝再生和手术、麻醉引起的应激反应减轻，肝动脉收缩得到缓解。这一病理生理过程充分展示了实时动态的特性，因此，旨在调节门静脉灌注的方法都应充分关注在这一动态过程中实时调整的重要性。

例如，对于接受扩大性肝切除的患者，我们需要考虑是否需要联合脾切除或脾动脉结扎，如何把握患者的适应证；是否有手段进行术后持续的门静脉压力监测，能否根据门静脉压力和流量在术后实时调节门体分流量；是否可以找到合适的材料或方法对门静脉直径进行实时调整，例如可调控的门静脉包裹或捆扎方法等。这些问题迫切需要我们在未来的研究工作中予以解决。

主要参考文献

曹君，王宏光，梁霄，等，2022. 门静脉流域解剖性肝切除治疗肝细胞癌的理论与技术实践. 中华消化外科杂志，21(5), 591-597.

陈永亮，黄志强，周宁新，等，2007. 门静脉动脉化在肝门部胆管癌根治性切除术中的应用. 中华普通外科杂志，22(6): 404-406.

程树群，陈敏山，蔡建强，等，2020. 肝细胞癌合并肝静脉或下腔静脉癌栓多学科诊治中国专家共识 (2019 版). 中华消化外科杂志，1: 21-27.

国际肝胆胰协会中国分会，中华医学会外科学分会肝脏外科学组，中国临床肿瘤学会 (CSCO) 肝癌专家委员会，2021. 基于免疫节点抑制剂的肝细胞癌免疫联合治疗多学科中国专家共识（2021 版）. 中华肝脏病杂志，29(7): 636-647.

侯昌龙，王继洲，宋瑞鹏，等，2022. 术前肝静脉剥夺术同期联合精准肝动脉化疗栓塞在原发性大肝癌二期切除中应用价值研究. 中国实用外科杂志，42(6): 667-671.

李相成，江王杰，2020. 解剖性肝切除的沿革. 外科理论与实践，25(1): 20-24.

刘荣，胡明根，2010. 腹腔镜解剖性肝切除若干问题的探讨：中国人民解放军总医院 10 年经验. 中华腔镜外科杂志 (电子版)，3(6): 466-473.

刘荣，贾宝庆，2014. 结直肠癌肝转移腹腔镜一期联合切除专家共识. 中华腔镜外科杂志 (电子版)，7(1): 1-3.

刘荣，刘渠，2022. 肝胆胰外科应努力达到"四标". 中华医学杂志，102(18): 1323-1325.

刘荣，汪洋，2022. 恶性肿瘤的靶域切除技术. 中华肿瘤杂志，44(7): 725-727.

刘荣，王悦华，周宁新，等，2003. 完全腹腔镜解剖性左半肝切除 3 例报告. 中国实用外科杂志，23(9): 556-557.

刘荣，赵国栋，2018. 肝脏解剖：从尸体静态解剖学下的树干理论到临床潜能形态学下的流域学说. 中华腔镜外科杂志 (电子版)，11(5): 257-260.

区庆嘉，周修静，陈积圣，等，1991. 肝静脉阻断后循环代偿机制的探讨. 中国肝胆外科杂志，8(1): 25-26.

区庆嘉，周修静，何天骐，1985. 选择性肝部分切除术：结扎肝静脉保留所属肝段的临床应用. 中山医学院学报，6(2): 36-40.

石磊，田昊，张希恬，等，2019. 光声成像技术在早期肝癌诊断和治疗中的应用. 分子影像学杂志，42(2): 145-150.

宋天强，2018. 肝脏解剖分区及命名的历史演变与展望. 中国实用外科杂志，38(4): 470-472.

王晓颖，2022. 腹腔镜解剖性肝切除术中荧光染色意外及对策. 中国实用外科杂志，42（9）：1001-1004.

姚立彬，2015. 选择性门静脉结扎 / 限流联合原位肝劈离诱导预留肝脏再生的实验研究. 山东大学.

张修平，徐帅，赵之明，等，2021. ICG "四区三相" 荧光显像法在机器人解剖性肝切除术中的应用. 中华肝脏外科手术学电子杂志，10(2): 191-196.

中国医师协会肝癌专业委员会，2022. 中国肝细胞癌合并门静脉癌栓诊疗指南 (2021 年版). 中华医学杂志，102(4): 243-254.

周伟平，李爱军，傅思源，等，2006. 肝静脉阻断技术在肝切除术中的应用. 中华普通外科杂志，21(8): 573-576.

Al Bandar M H, Kim N K, 2017. Current status and future perspectives on treatment of liver metastasis in colorectal cancer (Review). Oncol Rep, 37(5): 2553-2564.

ATHANASIOU A, PAPALOIS A, KONTOS M, et al., 2017. The beneficial role of simultaneous splenectomy after extended hepatectomy: experimental study in pigs. J Surg Res, 208: 121-131.

BELL R, PANDANABOYANA S, UPASANI V, et al., 2018. Impact of graft-to-recipient weight ratio on small-for-size syndrome following living donor liver transplantation. ANZ J Surg, 88(5): 415-420.

BILODEAU M, AUBRY M C, HOULE R, et al., 1999. Evaluation of hepatocyte injury following partial ligation of the left portal vein. J Hepatol, 30(1):29-37.

CHAN A, ZHANG W Y, CHOK K, et al., 2021. ALPPS versus portal vein embolization for hepatitis-related hepatocellular carcinoma: a changing paradigm in modulation of future liver remnant before major hepatectomy. Ann Surg, 273(5): 957-965.

CHEN X P, QIU F Z, WU Z D, et al., 2011. Long-term outcomes of simultaneous liver-kidney transplantation for liver transplantation candidates with renal dysfunction. Hepatobiliary Pancreat Dis Int, 10(3): 234-239.

CHEN Y L, HUANG Z Q, HUANG X Q, et al., 2008. Effects of portal venous arterialization on acute occlusion of hepatic artery in rats. National Medical Journal of China, 20(14): 1302-1306.

CHENG Z, YAN X F, SUN X L, et al., 2016. Tumor molecular imaging with nanoparticles. Engineering, 2(1): 132-140.

COHN R, HERRD C, 1952. Some effects upon the liver of complete arterializations of its blood supply. Surgery, 32(2): 214-219.

COUINAUD C, 1994. Intrahepatic anatomy. Application to liver transplantation. Ann Radiol (Paris), 37(5):323-333. French. PMID: 7993018.

EGUCHI S, KANEMATSU T, ARII S, et al., 2008. Comparison of the outcomes between an anatomical subsegmentectomy and a non-anatomical minor hepatectomy for single hepatocellular carcinomas based on a Japanese nationwide survey. Surgery, 143(4): 469-475.

EMOND J C, GOODRICH N P, POMPOSELLI J J, et al., 2017. Hepatic hemodynamics and portal flow modulation: the A2ALL experience. Transplantation, 101(10): 2375-2384.

EMOND J C, RENZ J F, FERRELL L D, et al., 1996. Functional analysis of grafts from living donors. Implications for the treatment of older recipients. Ann Surg, 224(4): 544-552; discussion 552-554.

FACCIUTO M E, SINGH M K, ROCHON C, et al., 2011. Splenectomy as treatment for refractory ascites after liver transplantation. Liver Transpl, 17(7): 847-849.

FENG B, MA X H, WANG S, et al., 2021. Application of artificial intelligence in preoperative imaging of hepatocellular carcinoma: current status and future perspectives. World J Gastroenterol, 27(32): 5341-5350.

FENG Y H, HAN Z J, GU B H, et al., 2020. A novel method for the prevention and treatment of small-for-size syndrome in liver transplantation. Dig Dis Sci, 65(9): 2619-2629.

GAVRIILIDIS P, SUTCLIFFE R P, ROBERTS K J, et al., 2002. No difference in mortality among ALPPS, two-staged hepatectomy, and portal vein embolization/ligation: a systematic review by updated traditional and network meta-analyses. Hepatobiliary Pancreat Dis Int, 19(5): 411-419.

GOLRIZ M, MAJLESARA A, EL SAKKA S, et al., 2016. Small for Size and Flow (SFSF) syndrome: an alternative description for posthepatectomy liver failure. Clin Res Hepatol Gastroenterol, 40(3): 267-275.

HALLDORSON J B, BAKTHAVATSALAM R, FIX O, et al., 2009. D-MELD, a simple predictor of post liver transplant mortality for optimization of donor / recipient matching. Am J Transplant, 9(2): 318-326.

HIDAKA M, EGUCHI S, OKUDA K, et al., 2020. Impact of anatomical resection for hepatocellular carcinoma with microportal invasion (vp1): a multi-institutional study by the Kyushu study group of liver surgery. Ann Surg, 271(2): 339-346.

HIROKAWA F, KUBO S, NAGANO H, et al., 2015. Do patients with small solitary hepatocellular carcinomas without macroscopically vascular invasion require anatomic resection? Propensity score analysis. Surgery, 157(1): 27-36.

HYUN S H, EO J S, SONG B I, et al., 2018. Preoperative prediction of microvascular invasion of hepatocellular carcinoma using 18F-FDG PET/CT: A multicenter retrospective cohort study. Eur J Nucl Med Mol Imaging, 45(5): 720-726.

ISEKI J, TOUYAMA K, NOIE T, et al., 1992. Partial portal arterialization for the prevention of massive liver necrosis following extended pancreatobiliary surgery: experience of two cases. Surg Today, 22: 568-571.

ISHIZAKI Y, KAWASAKI S, SUGO H, et al., 2012. Left lobe adult-to-adult living donor liver transplantation: should portal infl ow modulation be added? Liver Transpl, 18(3): 305-314.

JAIN A, MAZARIEGOS G, KASHYAP R, et al., 2003. Comparative long-term evaluation of tacrolimus and cyclosporine in pediatric liver transplantation. Transplantation, 75(4): 534-539.

KOHLER A, MOLLER P W, FREY S, et al., 2019. Portal hyperperfusion after major liver resection and associated sinusoidal damage is a therapeutic target to protect the remnant liver. Am J Physiol Gastrointest Liver Physiol, 317(3): G264-G274.

KUBAL C, MANGUS R, FRIDELL J, et al., 2011. Early outcomes of liver transplantation for portopulmonary hypertension in the model for end-stage liver disease era. Transpl Int, 24(9): 888-895.

LI C X, MAN K, LO C M, 2017. The impact of liver graft injury on cancer recurrence posttransplantation. Transplantation, 101(12): 2665-2670.

LI S Q, HUANG T, SHEN S L, et al., 2017. Anatomical versus non-anatomical liver resection for hepatocellular carcinoma exceeding Milan criteria. Br J Surg, 104(1): 118-127.

LI W G, CHEN Y L, CHEN J X, et al.,2008. Portal venous arterialization resulting in increased portal inflow and portal vein wall thickness in rats. World Journal of Gastroenterology, 14(43): 6681-6688.

LIU R, WANG Y, ZHANG X P, 2021. Revisiting human liver anatomy: dynamic watershed theory. Hepatobiliary Surg Nutr, 10(1): 139-141.

MAKUUCHI M, HASEGAWA H, YAMAZAKI S, 1985. Ultrasonically guided subsegmentectomy. Surg Gynecol Obstet, 161(4): 346-350.

MOON D B, LEE S G, HWANG S, et al., 2019. Splenic devascularization can replace splenectomy during adult living donor liver transplantation - a historical cohort study. Transpl Int, 32(5): 535-545.

MORIS D, TSILIMIGRAS D I, KOSTAKIS I D, et al., 2018. Anatomic versus non-anatomic resection for hepatocellular carcinoma: a systematic review and meta-analysis. European Journal of Surgical Oncology, 44(7): 927-938.

MULLEN J T, RIBERO D, REDDY S K, et al.,2007. Hepatic insuffi ciency and mortality in 1,059 noncirrhotic patients undergoing major hepatectomy. J Am Coll Surg, 204(5): 854-862; discussion 862-864.

NARDO B, VACCARISI S, PELLEGRINO V, et al., 2011. Extracorporeal portal vein arterialization in man after extended hepatectomy to prevent acute liver failure: a case report. Transplant Proc, 43: 1193-1195.

QADAN M, GARDEN O J, CORVERA C U, et al., 2016. Management of postoperative hepatic failure. J Am Coll Surg, 222(2):195-208.

SAKON M, NAGANO H, NAKAMORI S, et al., 2002. Intrahepatic recurrences of hepatocellular carcinoma after hepatectomy: analysis based on tumor hemodynamics. Arch Surg, 137(1): 94-99.

SATO Y, MARUBASHI S, SENMARU N, et al., 2015. Small-for-size syndrome after living donor liver transplantation using a left lobe graft: a propensity score analysis. World J Surg, 39(10): 2551-2557.

SCHLEGEL A, LINECKER M, KRON P, et al., 2017. Risk assessment in high- and low-MELD liver transplantation. Am J Transplant, 17(4): 1050-1063.

SCHNITZBAUER A A, LANG S A, GOESSMANN H, et al., 2012. Right portal vein ligation combined with in situ splitting induces rapid left lateral liver lobe hypertrophy enabling 2-staged extended right hepatic resection in small-for-size settings. Ann Surg, 255(3): 405-414.

SHINDOH J, MAKUUCHI M, MATSUYAMA Y, et al., 2016. Complete removal of the tumorbearing portal territory decreases local tumor recurrence and improves disease-specific survival of patients with hepatocellular carcinoma. J Hepatol, 64(3): 594-600.

STARZL T E, PUTNAM C W, GROTH C G, et al., 1975. Alopecia, ascites, and incomplete regeneration after 85 to 90 per cent liver resection. Am J Surg, 129(5): 587-590.

SUGAWARA Y, MAKUUCHI M, KANEKO J, et al., 2001. Correlation between optimal tacrolimus doses and the graft weight in living donor liver transplantation. Liver Transpl, 7(11): 943-945.

TROISI R I, RICCIARDI S, SMEETS P, et al., 2005. Effects of hemi-portocaval shunts for inflow modulation on the outcome of small-for-size grafts in living donor liver transplantation. Am J Transplant, 5(6): 1397-1404.

TROISI R I, SAINZ-BARRIGA M, 2012. Successful transplantation of small-for-size grafts: a reappraisal. Liver Transpl, 18(3), 270-273.

TROTTER J F, OSGOOD M J, 2004. MELD scores of liver transplant recipients according to size of waiting list: impact of organ allocation and patient outcomes. JAMA, 291(15): 1871-1874.

UCHIDA Y, FREITAS M C, ZHAO D, et al., 2010. The protective function of neutrophil elastase inhibitor in liver ischemia/reperfusion injury. Transplantation, 89(9): 1050-1056.

UMEDA Y, YAGI T, SADAMORI H, et al., 2008. Effects of prophylactic splenic artery modulation on portal overperfusion and liver regeneration in small-for-size graft. Transplantation, 86(5): 673-680.

WANG H L, IKEGAMI T, HARADA N, et al., 2015. Optimal changes in portal hemodynamics induced by splenectomy during living donor liver transplantation. Surg Today, 45(8): 979-985.

WANG T L, GONG J L, CHEN Z T, et al., 2021. The role of spontaneous portalsystemic shunts in liver transplantation: case report and literature revie. Ann Palliat Med, 10(7): 8365-8370.

WU T J, DAHIYA D, LEE C S, et al., 2011. Impact of portal venous hemodynamics on indices of liver function and graft regeneration after right lobe living donor liver transplantation. Liver Transpl, 17(9): 1035-1045.

YAO S Y, KAIDO T, UOZUMI R, et al., 2018. Is portal venous pressure modulation still indicated for all recipients in living donor liver transplantation?. Liver Transpl, 24(11): 1578-1588.

YOSHIZUMI T, IKEGAMI T, BEKKI Y, et al., 2014. Re-evaluation of the predictive score for 6-month graft survival in living donor liver transplantation in the modern era. Liver Transpl, 20(3): 323-332.

YOSHIZUMI T, TAKETOMI A, SOEJIMA Y, et al., 2008. The beneficial role of simultaneous splenectomy in living donor liver transplantation in patients with small-for-size graft. Transpl Int, 21(9): 833-842.

ZHANG E L, CHENG Q, HUANG Z Y, et al., 2021. Revisiting surgical strategies for hepatocellular carcinoma with microvascular invasion. Front Oncol, 11: 691354.

ZIMMERMANN A, 2016. Invasion patterns and metastatic patterns of hepatocellular carcinoma. In Tumors and Tumor-Like Lesions of the Hepatobiliary Tract. Cham: Springer International Publishing: 91-119.

ZHOU Y M, XU D H, WU L P, et al., 2011. Meta-analysis of anatomic resection versus nonanatomic resection for hepatocellular carcinoma. Langenbeck's Archives of Surgery, 396(7): 1109-1117.